中国优生科学协会·倡导优生育儿科普读物

U1007074

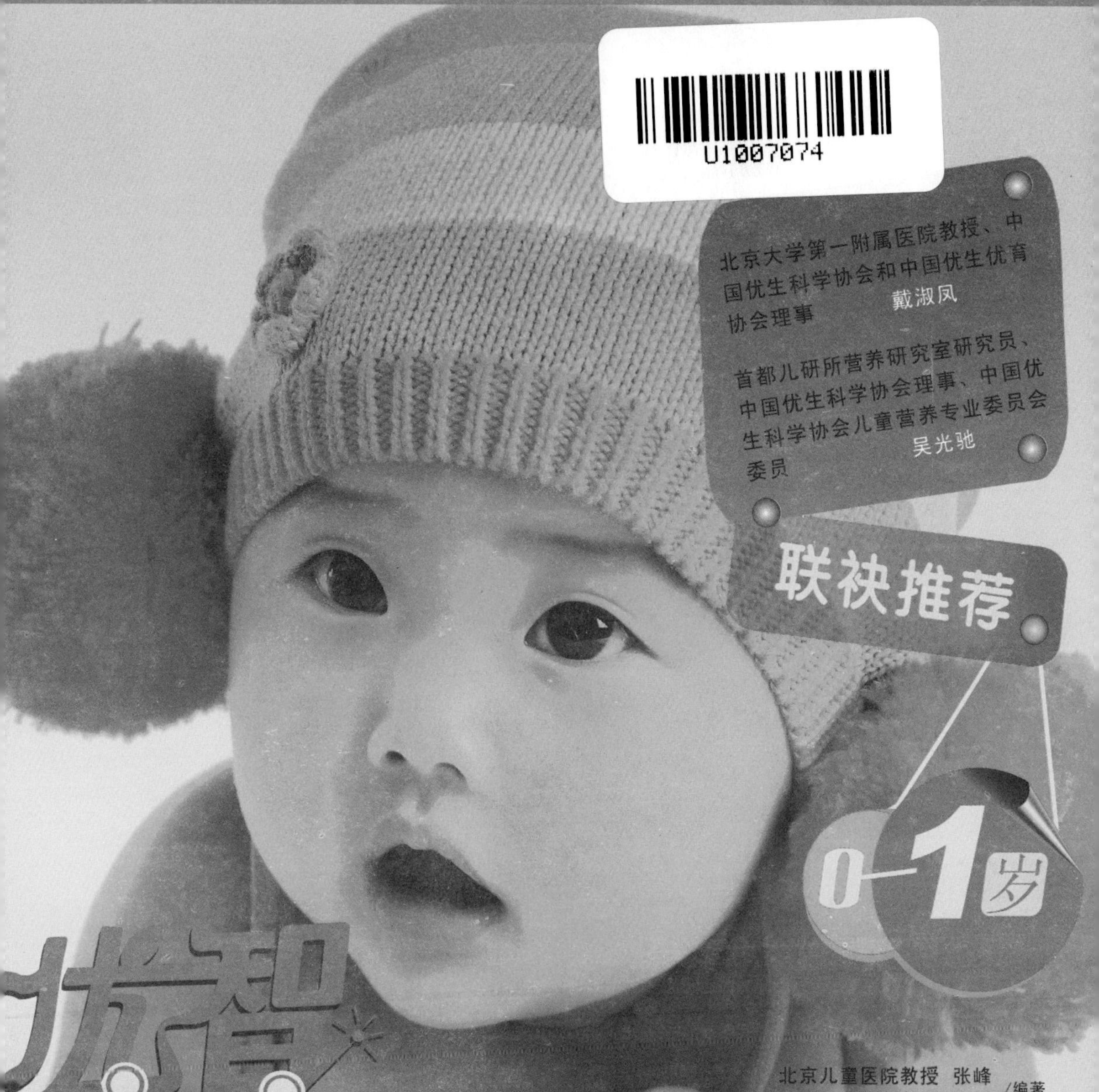

北京大学第一附属医院教授、中国优生科学协会和中国优生优育协会理事 戴淑凤

首都儿研所营养研究室研究员、中国优生科学协会理事、中国优生科学协会儿童营养专业委员会委员 吴光驰

联袂推荐

0-1岁

优智宝宝完美养育手册

北京儿童医院教授 张峰
北京妇产医院教授 王琪 /编著

哈尔滨出版社
HARBIN PUBLISHING HOUSE

图书在版编目（CIP）数据

优智宝宝．0～1岁完美养育手册/张峰，王琪编著．—哈尔滨：哈尔滨出版社，2011．5
ISBN 978－7－5484－0459－0

Ⅰ．①优...Ⅱ．①张...②王...Ⅲ．①婴幼儿－哺育－基本知识Ⅳ．①TS976.31

中国版本图书馆CIP数据核字(2011)第001499号

书　　名：优智宝宝．0～1岁完美养育手册

作　　者：张　峰　王　琪　编著
特约编辑：周俊宏
责任编辑：李晓梅　李金秋
责任审校：陈大霞
装帧设计：冠之道书装设计

出版发行：哈尔滨出版社(Harbin Publishing House)
社　　址：哈尔滨市香坊区泰山路82－9号　邮编：150090
经　　销：全国新华书店
印　　刷：北京朝阳新艺印刷有限公司
网　　址：www.hrbcbs.com　www.mifengniao.com
E－mail：hrbcbs@yeah.net
编辑版权热线：(0451)87900272　87900273
邮购热线：(0451)87900345　87900299　87900220(传真)　或登录蜜蜂鸟网站购买
销售热线：(0451)87900201　87900202　87900203

开　　本：787×1092　1/16　印张：18　字数：190千字
版　　次：2011年5月第1版
印　　次：2011年5月第1次印刷
书　　号：ISBN 978－7－5484－0459－0
定　　价：28.00元

凡购本社图书发现印装错误，请与本社印制部联系调换。　服务热线：(0451)87900278
本社法律顾问：黑龙江佳鹏律师事务所

别让你的宝宝输在起跑线上

全家人的好几双眼睛，齐刷刷地盯着这个新降生的小生命，他发出第一声响亮的啼哭，这也意味着，年轻的爸爸妈妈要开始承担起养育他的责任。其实，宝宝就是爸爸妈妈精心“打造”的一件“艺术品”，宝宝接受着父母无微不至的呵护。同时，父母也接受着宝宝的“考核”，“艺术品”“质量”的好坏，完全取决于父母“考核”的成绩：如果“考核”不及格，那么宝宝可能在身体健康、智商或是情商上有缺陷；如果“考核”及格，宝宝可能只是芸芸众生中的一员；只有“考核”成绩达到优秀，宝宝才能在众多的同龄宝宝中出类拔萃。

现如今，新生宝宝的父母大多是“80后”，他们连自己都还是父母眼中的孩子，怎么能照顾好自己的孩子？有的“80后”追求自己的事业，有着独立的个性和人格，他们不愿意被任何人或事物所拖累，因此将刚出生的宝宝交给父母来照顾，而自己过着无牵无挂的生活；有的“80后”了解早教的重要性，但却将早教推迟到了3周岁以后；有的“80后”愿意亲自养育宝宝，但完全是个“门外汉”，根本不知道该从何“下手”。

我曾亲眼看到一对父母，在宝宝出生后连抱他一下都不敢，生怕弄疼了他，这不得不让人担心他们能否养育好自己的宝宝。小宝宝从出生的那一天开始，就应当受到理想教育，这是非常重要的。宝宝在0~1岁这一阶段，相当于建筑物打地基的阶段，如果地基打得不好，整座建筑物下再多的工夫，也会出现这样或那样的瑕疵。宝宝长大后的多数行为，都能够从0~1岁这一阶段的教育中找到根源。

因此，我决定写这样一本书，让年轻的父母不再坚持错误的育儿观念；在照顾宝宝时不再感到束手无措；在如何教育宝宝的问题上不再迷茫。

本书从身体指标、饮食营养、生活起居、安全急救、疾病防治、情商培养、益智练习、亲子游戏等八个方面展开叙述和说明，让年轻的爸爸妈妈能够为自己的“艺术创作”找到依据，从而更好地陪伴在宝宝成长的每一个阶段。同时，我反对将知识过于理论化，反对照本宣科和生硬说教。我只想和各位年轻的爸爸妈妈聊聊天，让你们知道如何培养出一个优秀的宝宝。当然，一切知识都要运用于实践当中才会有效果，否则只是纸上谈兵，毫无意义。

目　录

Part 1 新生儿

——大家好！看我新生宝宝闪亮登场！

妈妈日记

身体指标

饮食营养

生活起居

安全急救

疾病防治

情商培养

益智练习

亲子游戏

Part 2 1～3个月

——世界如此美妙，我却如此渺小！

妈妈日记

身体指标

饮食营养

生活起居

安全急救

疾病防治

情商培养

饮食营养

生活起居

安全急救

疾病防治

情商培养

益智练习

亲子游戏

Part 4 7~9个月

——燃烧吧！我的成长小宇宙！

妈妈日记

身体指标

饮食营养

生活起居

安全急救

疾病防治

情商培养

益智练习

亲子游戏

Part 5 9~12个月

——全能无敌霹雳小超人来也！

妈妈日记

身体指标

饮食营养

生活起居

安全急救

疾病防治

情商培养

益智练习

亲子游戏

妈妈日记册

很多人说，每个新生的宝宝都是一个折翼的天使降落到了凡间。那么他们的双翼到哪里去了呢？原来，是送给了保护他们的人——我们姑且先叫做“那个人”。天使们要在“那个人”的肚子里等上近10个月。经过大约280天的等待，小天使们终于来到了人世间，并亲眼见到了保存他们羽翼的“那个人”。

从此以后，“那个人”每天给小天使喂奶、洗衣、做饭，哄着小天使睡觉，睡觉之前还要唱一首小天使熟悉的歌，小天使感到那么安全，那么幸福。好温馨啊！就像自己的双翼无微不至地呵护着自己！

小天使忽然想给“那个人”取一个好听的名字，于是决定叫“那个人”——妈妈。小天使一天天长大了，不再需要妈妈的呵护了，此时已两鬓斑白的妈妈把她的双翼还给了天使，让天使能够自由地翱翔。其实，即使没有那一双羽翼，小天使也能够自由自在地飞翔了，因为那双羽翼早就扎根在了他们的心里。

身体指标

指标 \ 月龄	出生	1周	2周	3周
体重(kg)	男 3.39 ±0.45	男 3.39 ±0.39	男 3.55 ±0.43	男 3.87 ±0.46
	女 3.28 ±0.35	女 3.28 ±0.36	女 3.40 ±0.38	女 3.71 ±0.40
身长(cm)	男 50.8 ±2.0	男 51.0 ±2.0	男 51.8 ±1.8	男 53.0 ±2.1
	女 49.8 ±1.8	女 50.1 ±1.8	女 51.2 ±1.8	女 52.3 ±1.8
头围(cm)	男 34.5 ±2.8	男 34.7 ±1.0	男 35.5 ±1.1	男 36.2 ±1.2
	女 33.4 ±1.4	女 33.5 ±1.1	女 34.2 ±1.3	女 35.4 ±1.4

表1

饮食营养

1. 初乳是我的“防护网”

由于妈妈产后体内的激素水平发生了变化，乳房开始分泌乳汁。我们一般把产后7天内的乳汁称做初乳，产后7~30天间的乳汁称为过渡乳，产后1~9个月间的乳汁称为成熟乳。初乳量少，较黏稠，颜色有些发黄，蛋白质含量多而脂肪含量少，同时富含微量元素、必需氨基酸以及多种免疫活性物质。有些妈妈认为初乳脏，并且颜色有些不好看，所以将初乳弃之不用，这样做是十分可惜的。

初乳对新生儿的肌体免疫功能有很大的增强作用，可大大提高宝宝的免疫力。人体的免疫系统就像一个“国防部”，当免疫力达到一定强度的时候，就能将病菌阻挡在“国门”之外。妈妈将初乳喂给宝宝，等于给“国防部”又建立了一道牢固的“防护网”，能够使宝宝免受很多疾病的侵害。

英国剑桥大学的一项研究表明，及时得到母亲初乳喂养的宝宝不仅在刚出生时就比其他宝宝的免疫力强，并且长到8岁左右时，也比其他没有得到初乳的同龄宝宝智商高，而且比他们更健康。没有得到初乳喂养的宝宝，容易患上呼吸系统、消化系统等方面的各类感染性疾病，到中老年时，还易患老年痴呆症。由此可见，妈妈的初乳会影响宝宝的一生。因此，妈妈们千万要把宝宝身体的这第一道“防护网”建立起来。

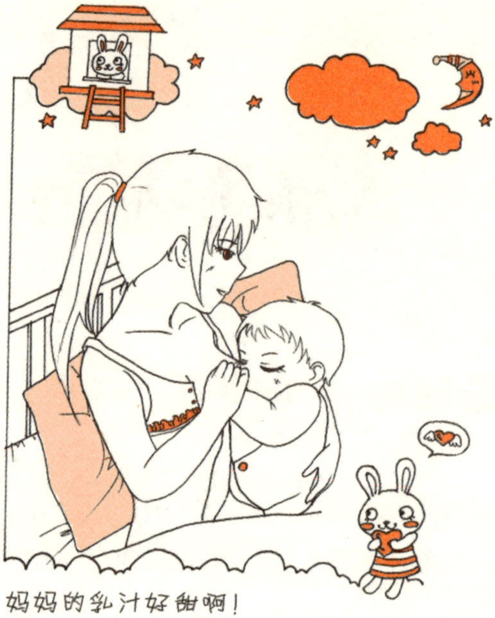

妈妈的乳汁好甜啊！

另外，初乳中含有大量的生长因子，尤其是上皮生长因子，可以促进宝宝上皮细胞的生长，促进肝脏及其他组织上皮细胞的迅速发育，还参与调节胃液的酸碱度。同时，初乳中的脂肪量没有成熟乳的高，这正好与新生宝宝的胃肠道对脂肪的消化和吸收能力差相适应。所以妈妈们千万不要把初乳挤出扔掉，即使不打算母乳喂养的妈妈，也要将初乳喂给宝宝。

很多妈妈担心初乳量少会使宝宝挨饿，其实大可放心，新生儿的胃容量小，只要正常哺乳就可以满足宝宝的需求。宝宝的吮吸也可以增加对乳腺的刺激，从而增加妈妈的产奶量，因此随着宝宝食量的增加，奶水也会逐渐增多。

2. 妈妈，我要吃母乳

很多妈妈担心母乳喂养会使乳房松懈、下垂，为了产后身材的恢复而不打算用母乳喂养宝宝。其实，采取母乳喂养的宝宝有80%的能量源于妈妈平日所摄取的食物，其余20%的能量则源于妈妈体内储存的脂肪。因此，母乳喂养不但不会改变妈妈的体形，反而有利于妈妈体形的恢复。而且，大量的事实表明，母乳喂养的宝宝与人工喂养的宝宝相比要健康许多。

宝宝的免疫系统较弱，很容易受到各种病菌的“侵袭”，来自妈妈体内的抗体可以提高宝宝的免疫力。当“敌人”进入宝宝的身体时，宝宝就会通过吮吸妈妈乳汁的过程将“敌情”传递给妈妈，妈妈的身体觉察后，迅速“生产”对付这种“敌人”的“武器”，再通过母乳传回到宝宝体内，让宝宝有足够的抗体对抗各种病菌，使宝宝不易感染消化系统及呼吸系统等方面的各类疾病，让宝宝从一生下来就能健康成长。

世界卫生组织曾明确表示，新生的宝宝一定要喂满六个月的母乳，除非由于妈妈有疾病或其他原因才能人工喂养。市场上所售的配方奶虽然富含各种营养成分，但没有一种可以与母乳相媲美。母乳的营养最全面、最均衡，其成分完全满足宝宝身体发育的各种需求，可以说母乳是为宝宝“量身定制”的。

★母乳中所含的脂肪颗粒小，宝宝身体的吸收率可达到96%，而配方奶只能达到80%左右。

★母乳中含有丰富的生长因子，能促进宝宝体内各组织、器官的发育。

★母乳中的蛋白质有一半以上是乳白蛋白，是宝宝成长发育所需的最重要的营养物质，它在胃中会形成软的絮状凝乳，容易被宝宝消化和吸收。

★母乳中所含的糖分都是乳糖，能完全溶化在乳汁当中，宝宝很容易就能消化和吸收，不会引起腹泻。

★母乳能提供较多的胃动素和胃泌素，对宝宝肠胃结构和功能的完善以及整个肌体的生长发育都有重要意义。

★宝宝的大脑发育、神经传导以及视觉的发育完善需要一种不可缺少而又非常重要的物质，那就是牛磺酸，而母乳是宝宝获取牛磺酸的来源之一。

★母乳中所含的维生素 A、维生素 C 是牛奶中含量的两倍，维生素 E 的含量是牛奶中含量的三倍。

★母乳中所含的营养成分的浓度，可随着宝宝的成长而发生变化，这刚好满足了宝宝各阶段的成长需要。

综上所述，母乳是宝宝最丰盛的营养大餐，是任何配方奶都无法替代的。所以，妈妈不可以为了自己的美丽而放弃对宝宝进行母乳喂养，母乳喂养将使宝宝受益终生。

如果妈妈放弃母乳喂养，那么放弃的不仅仅是宝宝的健康，还有作为妈妈所特有的益处。比如宝宝每天喝母乳，增强了对妈妈乳头的刺激，可大大降低妈妈患乳腺癌与卵巢癌的概率。同时，母乳喂养的过程也是宝宝和妈妈亲密接触的过程，妈妈的爱抚、拥抱以及对宝宝说话，都可以增进母子（女）之间的感情。母乳喂养的好处还在于它不但方便、省时，而且还可以省下一大笔奶粉钱，更为经济、实惠，这对精打细算的妈妈来说，也是一个不小的诱惑吧！

当这个幼小的生命依偎在你的怀里，小嘴用力地吮吸着你的乳头，你的乳汁流进他的身体，他就是你生命里最重要的一部分。相信当你用心体验时，即使给你全世界，你都不会愿意去交换这幸福的时刻。

3. 妈妈喂奶的姿势不对，重喂

一个新生命降临到妈妈的身边，他那么小，那么依赖你、信任你，所以在护理宝宝的时候，各方面你都要无比专业。如果始终当一个“业余选手”级别的妈妈，不但不能给宝宝无微不至的呵护，小宝宝也会出现各种状况来对你提出“抗议”！

宝宝刚刚来到人世，最迫切需要解决的问题就是“吃饭”。所以，已经荣升为妈妈的你，第一步要学的就是“专业”的喂奶姿势：

§坐姿I

妈妈要以一个舒服的姿势坐稳，最好坐在有靠背和扶手的软式椅子上。将宝宝用双手托住，让宝宝枕在妈妈的臂弯处，把宝宝的头贴近自己的乳房，让宝宝的嘴能够找到妈妈的乳头，宝宝的胳膊要从妈妈的腋下绕到后背处。如果椅子腿上有一根支撑的横梁，妈妈可将脚踩在横梁上，让一只脚踮起一定的高度，使宝宝的重量作用在腿上而不是手臂上，这样妈妈会感觉轻松些。

§坐姿II

用枕头或者棉被等柔软的物品将宝宝的身体垫起来，妈妈用手掌托住宝宝的头并轻轻送到自己的乳房处，同时用前臂支撑宝宝的身体。此时，宝宝身体的大半部分在妈妈的腋下，腿在妈妈的后背或者后腰处。这种姿势有一个便利之处，就是可以将宝宝的身体横过一侧的乳房去吮吸另一侧。如果你有一对双胞胎宝宝，可以用这种姿势同时喂两个宝宝。

要提醒妈妈注意的是，无论你采取哪种姿势给宝宝喂奶，都不要用手按住宝宝的头并强迫其贴在你的乳房上。当你将乳房贴近宝宝的脸时，宝宝会自己去寻找你的乳头。

当宝宝含住你的乳头时，注意要让宝宝将乳头和大部分的乳晕含在嘴里，宝宝吮吸时要用小嘴压迫乳晕才能挤出乳汁，只含住乳头不能使宝宝进行有效的吮吸，一方面会影响到下一次的乳汁分泌量，另一方面还会增加宝宝吐奶的概率。

如果宝宝只咬住了乳头，你可以将手指轻轻伸到宝宝的口中，让他放开你的乳头，重新再来。喂奶时要让宝宝把一侧乳房吸空后再吸另一侧，10分钟左右交换一次，让两个乳房均匀受到刺激，可使妈妈的产奶量达到稳定。

妈妈要选择一种自己感觉最舒服的姿势，给宝宝哺乳是一项“旷日持久”的“大工程”，如果找不到一个最佳姿势，你会觉得无比辛苦。

生活起居

1. 我用的东西都准备好了吗

准妈妈们在享受着孕育宝宝过程的同时，也在为宝宝来到这个世上以后的生活作着积极的准备。可别做个不紧不慢的妈妈——等宝宝出生了，才临时“抱佛脚”，指挥爸爸去买这买那，这样一定会手忙脚乱。好妈妈“不打无准备之仗”，宝宝快来了，以下物品你都准备好了吗？

§婴儿床

婴儿床是一定要准备好的物品。宝宝刚生下来后，几乎每天都在睡觉，和床在一起的时间比和你在一起的时间还多，所以妈妈要为宝宝选择一张合适的婴儿床。现在婴儿床的设计都很新颖、时尚，有的上面带一个小摇篮，供新生的宝宝使用，等宝宝长大一点后可以将摇篮拆下来，让宝宝睡在床里。这种婴儿床能一直用到宝宝6岁左右。

选择婴儿床要检查好质量，把安全性放在第一位。摇篮一般悬挂在婴儿床板的上方，购买时妈妈首先要检查悬挂的接合处是否牢固，会不会在宝宝睡觉时忽然掉下来。其次还要检查婴儿床的材质及做工，木制的婴儿床要检查是否有粗糙毛刺的地方，还要用鼻子闻一闻是否有异味，甲醛超标的危害相信妈妈们都知道，所以婴儿床不能有一点异味。婴儿床四周围栏的高矮应适度，围栏上要有软套，以免宝宝被撞伤。婴儿床的外表不应有掉漆、生锈等现象。

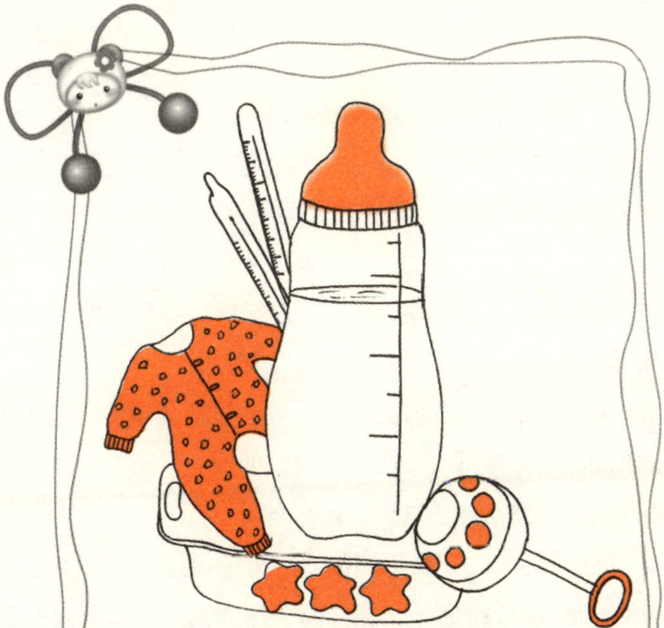

我用的东西都准备好了吗？

为了方便携带，大多数婴儿床都是买回家后自行组装的，这时你要检查组装后婴儿床的稳固性，特别是接缝处有无松动现象，以免宝宝摸到接缝处时夹到手。婴儿床的边缘处应做成圆角形状，不能出现尖锐、突出的部分，床的围栏应该是圆柱体而不是立方体设计，围栏之间的缝隙要小于6厘米，以免卡住宝宝的肢体而发生意外。

§床上用品

宝宝的小床要布置得温馨舒适，最好选择柔软性好、手感光滑细腻的被褥。褥单要准备2~3条，宝宝尿床时，可能会更换得比较频繁。一床较厚的被子是宝宝不可缺少的保暖之物。薄、厚的毛毯各准备1~2条，以供换季时使用。新生的宝宝是不需要枕头的，但是你可以先准备好，等宝宝长大后使用。

§澡盆、脸盆

刚出生的宝宝几乎每天都要洗一次澡，所以澡盆是一个必不可少的物件。为新生宝宝准备的澡盆不必过大，只要够宝宝“容身”就好，太大的澡盆一来用水过多，二来不方便挪动，给宝宝洗澡时还容易发生溺水的危险。

澡盆的底部最好不要有任何粘贴或喷漆的图案，因为长时间的浸泡会使图案脱落，溶入水中可能会产生有害物质，对宝宝造成伤害。另外还要检查澡盆内壁是否光滑，澡盆底部有无凸起、尖锐的地方。给宝宝洗澡时，最好在盆底铺上一个柔软的防滑垫，这样比较安全。

除了澡盆，还要准备2~3个不同的盆。为了保持宝宝的卫生，他的手和脸要每天清洗，需要单独的脸盆；给宝宝换尿布的时候，要用温水清洗他的小屁股，需要一个专用的洗屁股盆；另外，给宝宝清洗尿布也需要一个单独的盆。

§各种温度计

不要小看这些不起眼的温度计，它们可是大有用处。你至少需要一支室温计、一支体温计和一支水温计。为了使测温更加准确，最好不要“三计合一”，也不要过分相信你的感觉，你的感觉往往和新生的宝宝是不一致的，用温度计测温才会更准确。家里的温度最好保持在24℃～26℃之间，洗澡时室温应保持在26℃～28℃之间，洗澡水的温度在38℃～41℃之间最合适，而宝宝的正常体温应在36℃～37℃之间。

2. 我是健康时尚的小靓仔

年轻的妈妈有着初为人母的喜悦，因此在宝宝来到这个世上以前就早早地选好了宝宝的衣服。走在街上，看到琳琅满目的婴儿服装，每一件都是那么的漂亮，想象一下穿在自己宝宝身上那可爱的小模样，相信每一位妈妈都会动心。可是，先别忙，不要因为它们的可爱而急于购买，结果却忽视了衣物的安全问题。

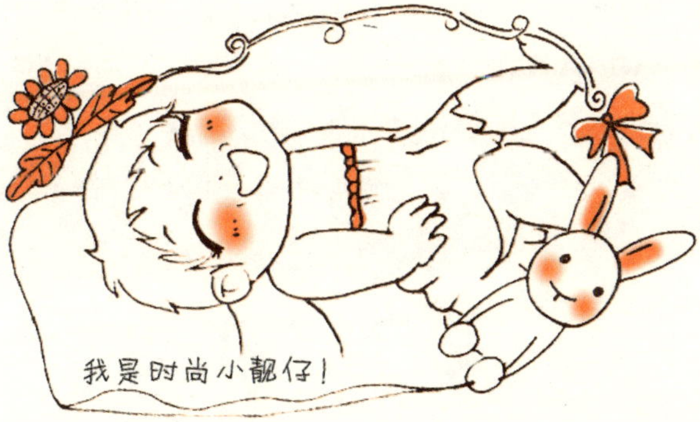

§ 质量

刚出生的宝宝皮肤娇嫩，一定要选择纯棉的布料，柔软舒适，并且易清洗，不易退色。衣服的颜色要尽量柔和，不要太明亮，也不要太压抑，因为颜色能对人的心理产生很大影响，选择不当可能会使宝宝烦躁不安。

妈妈在对衣服进行“质检”时，可要记得五官并用：

首先发挥作用的是鼻子，它能够识别衣物是否含有添加剂——过量的甲醛会释放出一股刺鼻的怪味儿，类似机油的味道告诉你衣服正在被污染，而香味则是化学药剂或有害成分的“余毒”，一样也不能姑息。

宝宝贴身穿的衣服更要特别检查，以免造成宝宝的皮肤过敏。这时手当然要充分发挥“主观能动性”：挑选衣服时摸一摸，如果觉得粗糙或有颗粒感，说明面料不过关；假如有硬邦邦的感觉，那可能是甲醛含量超标造成的。用手摸过之后，再放在脸上轻轻地摩擦一下，感受衣物是否会划到皮肤，因为手上的皮肤和脸上的皮肤对衣物的感受会有所不同。

最后用嘴在布料上吹几口气，检查衣服的透气性和吸水性。

市场上有不少小毛衣的样式很好看，可手感不好，含毛量大，容易刺激皮肤。尽量不要给宝宝选择毛衣，宝宝穿上会感到不舒服。刚出生的宝宝每天大部分时间都躺在床上睡觉，盖上薄厚适当的小被子或毛毯就可以，不要穿太厚的衣服。还要给新生的宝宝多准备几套内衣，不仅可以防止宝宝的胳膊、腿因裸露在外面而着凉，还会使宝宝感到很舒适。

时尚靓丽的妈妈给自己买衣服自然喜欢名牌产品，可是在给宝宝选购衣服时则不要只相信品牌，还要相信自己的五官感受。

§ 款式

款式简单的婴儿装应该是妈妈的首选，比如“和尚服”，就是衣襟用两根带子系上的那种衣服。这种衣服领口宽松，便于给宝宝脱换。尽量不要买套头的衣服，换起来会很麻烦。宝宝穿的衣服不宜有大纽扣、拉链、扣环、别针之类的装饰物，这些装饰物可能会伤到宝宝的皮肤。在购买有装饰物的外衣时，妈妈一定要仔细检查装饰物是否牢固。

有些老人喜欢给宝宝穿别的孩子小时候穿过的旧衣服，认为旧衣服更加舒服。建议妈妈还是要给宝宝买新衣服穿，一方面因为旧衣服放久了可能会产生细菌，对宝宝的健康不利；另一方面，衣物的清洁程度也不确定是否过关。所以，还是让你的宝宝由内而外地焕发“新”光彩吧！当然旧衣服也有它的优势，如柔软贴身。但若让宝宝穿旧衣服，一定要先经过消毒、洗净、晾晒后再给宝宝穿。

建议不要给宝宝穿裤子，因为他经常会把裤子弄脏。给刚出生的宝宝换裤子也是一件比较麻烦的事情，所以妈妈可以用一条宽大而柔软的毛巾代替裤子：用毛巾在宝宝的腰部围一圈，下面开口处轻轻向上折叠即可。提醒妈妈：无论是毛巾还是上衣，一定要保护好宝宝的腹部，如果腹部着凉可能会使宝宝腹泻。

3. 我的小屁股不要变成“猴屁股”

刚出生的宝宝最离不开的一样东西就是尿布了。无论你给宝宝使用自制的尿布还是一次性的纸尿裤，都要慎重选择，严格把关。如果宝宝患上尿布疹，他光滑细嫩的小屁股就要变成红红的“猴屁股”了。自制尿布和一次性纸尿裤各有利弊，妈妈可以根据需要给宝宝有选择地使用。

§ 自制尿布

自制尿布的面料应选用柔软、吸水性强、耐洗的棉织品，旧布更好，例如旧棉内衣裤、棉床单等都是很好的备选材料。也可用新棉布制作，但要充分揉搓，并彻底清洗后再使用。

尿布的颜色以白、浅黄、浅粉色为宜，最好不要选用深色尿布，尤其是蓝、青、紫色，因为浅色尿布更便于“新手”父母观察宝宝的大小便是否存在异常，深色的尿布不仅不易观察宝宝的排便情况，而且更易掉颜色，会影响宝宝的健康。

尿布不宜太厚或太长，太厚的尿布长时间夹在宝宝两腿间容易造成下肢变形，而太长的尿布会使宝宝感到很不舒服。宝宝的尿布在第一次使用前应该经过消毒处理，每次使用后也要及时清洗并定期消毒，在阳光下、通风处自然晾干。

§一次性纸尿裤

妈妈一定要选择透气性好、吸湿性强且大小适合于宝宝的纸尿裤。有研究表明，带有高分子吸水珠的纸尿裤更适合宝宝的皮肤。购买纸尿裤的时候要检查好黏合的部位是否能够粘贴牢固，避免出现由于粘贴不牢固而造成渗漏现象。给宝宝使用自制尿布还是纸尿裤，妈妈可根据自己的实际情况进行选择。通常情况下，绝大多数妈妈会在家里给宝宝使用自制尿布，因为自制尿布的透气性更好，更有利于宝宝的身体健康；出门在外或夜间给宝宝使用纸尿裤，因为纸尿裤方便更换。

无论选择自制尿布还是纸尿裤，妈妈都要记得给宝宝及时更换，特别是在宝宝大小便之后，如果更换不及时，尿布上氨的成分就会对宝宝的皮肤产生刺激作用，同时还有可能滋生细菌，导致皮肤感染，出现“红屁股”。以自制尿布为例，一个宝宝一昼夜需更换20块左右的尿布。

妈妈在给宝宝喂奶前、后都应检查尿布是否已经弄脏，只要用手指摸摸宝宝大腿根部就知道了。妈妈在帮宝宝换尿布前，最好先用温水清洗一下宝宝的小屁股，然后将屁股擦干，再换上干净的尿布。记住一定要将宝宝的屁股彻底擦干，如果屁股潮湿，即使换上新尿布也会使宝宝感到不舒服。

提醒妈妈，不要在宝宝的屁股上擦爽身粉，因为宝宝尿湿后，擦在屁股上的爽身粉容易阻塞汗腺，使皮肤受到感染。

在给宝宝换尿布时，可在宝宝身下铺一个垫子或小被子，防止在换尿布期间宝宝突然发生“状况”，把床单弄脏。换好尿布后，妈妈要检查尿布是否合身。以纸尿裤为例，腰部的魔术贴松紧以两个手指能放进去的程度为宜，再检查大腿根部的松紧是否合适，过松会造成尿液侧漏，过紧则会影响宝宝的活动。

4. 不冷不热才适合我

新生宝宝刚刚离开妈妈温暖的身体，因此对周围环境的要求非常高。宝宝的身体对温度的变化特别敏感。新生宝宝的体表面积是成年人的2～3倍，他的产热能力较差，但是散热的能力却较强。因此，室内温度不易过热也不易过冷，过热宝宝易发生脱水，而过冷则会使宝宝患上感冒。家里的室温应控制在24℃～26℃之间，最佳相对湿度为50%。

宝宝的手脚是很好的“测温器”。妈妈应多摸一摸宝宝的手脚，如果手脚温暖而不出汗，说明温度适宜，不必给宝宝添加衣物；如果手脚发凉，宝宝大哭大闹，脸色发青，这时的体温在35℃左右，说明宝宝过冷，应多加衣物或再盖一层被子；如果宝宝烦躁不安，手脚乱动，同时常常会将手脚伸到被子外面，脸上还有细小的汗珠或额头潮湿，这说明宝宝体温过热，要减少衣物。

新生宝宝躺在床上的姿势比较特殊，喜欢“四仰八叉”，特别是在睡觉的时候，因此身体裸露的面积比较大。很多妈妈喜欢把宝宝的胳膊和腿伸直，将宝宝紧紧地裹在被子里，被子外面还要再加上几道“绳索”，生怕宝宝会自己跑掉似的。看着被妈妈“打包”后的宝宝，就像一个活生生的“大粽子”。这样做是不对的。虽然“捆”得紧能防止宝宝因四肢外露而着凉，同时“大粽子”抱起来也很方便，但这样限制了宝宝四肢的活动，宝宝的肌肉、关节都失去了活动与锻炼的机会，不利于宝宝体格与智力的发育。宝宝的天性就是好动，如果他稚嫩的身体被牢牢地“捆”在厚厚的“粽子皮”里动弹不得，脑神经就得不到良好的刺激，这样不利于宝宝大脑的发育。而且捆得过紧还会影响宝宝的正常呼吸，也不利于肺部的发育。

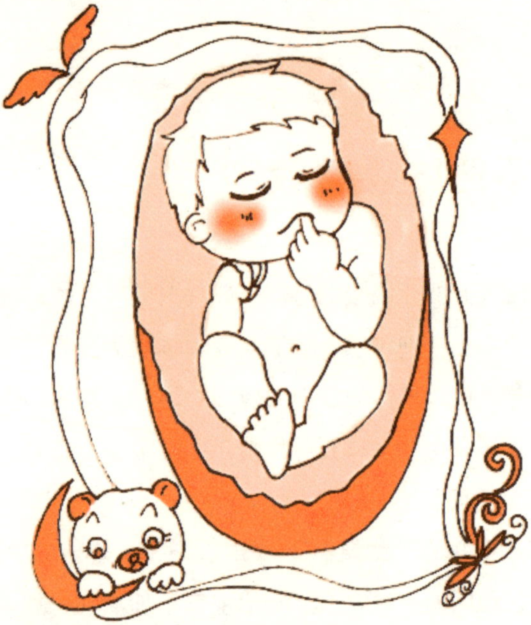

我不是一个“大粽子”

其实没有必要把宝宝变成一个“大粽子”，冬季时，可以给宝宝盖上厚一点的棉被，这样宝宝不仅有了足够的活动空间，尿床时也方便换尿布。

有的妈妈喜欢在冬天给宝宝穿上好几层衣服，看上去是很暖和，其实保暖效果不一定好。宝宝在内衣外面穿一件背心和棉袄就可以了，要保证身体与衣服之间有一定间隙。间隙的温度在30℃ ~34℃之间最适宜，可防止身体散热，维持宝宝的体温。

如果冬季室温较低，可在宝宝的被窝里放上热水袋。但需注意热水袋的温度不可太高，更不可直接接触宝宝的皮肤，要在热水袋的外面包一层软毛巾，放在离宝宝双脚 20～30 厘米处。要记得及时给热水袋更换热水，如果热水袋中的水温下降或者变凉，反而会使宝宝着凉。

切忌给宝宝使用电热毯，即使绝缘电阻完全合格的产品也会有感应电压作用于人体，虽然电流很微弱，但是对新生儿却是潜在的安全隐患。成人长时间使用电热毯都会感到干燥、上火，更何况是宝宝。而且宝宝经常会尿湿床，如果电热毯的电线老化，对宝宝来说也是十分危险的。

如果家里使用空调或其他取暖设备，要记得定时通风，让屋里的空气保持流通、新鲜。如果室内空气过于干燥，可使用空气加湿器进行调节，但是要注意，最好不要在空气加湿器内添加香水等有味道的物质，以免刺激到宝宝。

夏季的室内温度不宜过热，要保持通风，可以在地板上洒水或在屋内放一盆冷水，以达到降温的效果。不可长时间使用空调，这样不利于宝宝的身体健康。

5. 我睡得好，才能长得好

刚出生的宝宝，生活中只有两件事——吃饭、睡觉。你看这个小人儿，可真无忧无虑，吃饱了，就呼呼大睡。未满月的宝宝每天的睡眠时间在 20 个小时左右，一个月之后逐渐减少到平均每天 15 个小时左右，但一般不少于 12 个小时。睡眠质量的好坏直接影响宝宝的生长发育。随着宝宝身体的不断生长，各组织、器官也在发育，他对周围环境的感觉也就会更加敏感。所以，妈妈要从以下几个方面入手，为宝宝营造一个良好的睡眠环境。

★很多妈妈喜欢将婴儿房装饰得五彩缤纷，建议房间尽量不要装饰得太花哨，色调要以柔和的暖色系为主。太花哨的环境会分散宝宝的注意力而使他难以入睡。

★宝宝的小床要尽量布置得舒适，不能太软也不能太硬。太软的床不利于宝宝骨骼的生长发育，严重的会使脊柱变形；太硬则会使宝宝睡得不舒服而容易醒来。

★新生宝宝可以不用穿睡衣睡觉，因为这时他的活动能力有限，即使感到热了也很难将被子踢开，只要给他穿好纸尿裤，再根据室内温度盖上薄厚适中的小被子就可以了。被子不要太沉或太厚，稍微轻薄一点儿会使宝宝睡得更安稳。

★不要让宝宝含着奶嘴睡觉，这样会影响他的呼吸；睡前让宝宝排空大小便，可使他香甜入睡；睡前不要逗宝宝玩耍，以免宝宝过于兴奋而难以入睡。

★室内的光线要尽量柔和，不要有强光刺激。光线的照射也要尽量均匀，如果明暗差距较大，宝宝会本能地将脸转向较亮的一侧，久而久之会形成斜颈。

★宝宝睡觉的地方要尽量远离家用电器，如冰箱、空调、电脑、电视等。特别是冰箱，在制冷的时候会发出“嗡嗡”的响声，影响宝宝的睡眠。电脑就更不用说了，辐射的危害可不是闹着玩的。

★宝宝晚上睡觉的时候不要开灯，让宝宝在完全黑暗的环境中睡觉，可以让他分清楚白天和黑夜的差别。有的妈妈担心宝宝怕黑，因此喜欢点上一盏小夜灯，也方便夜里起身照顾宝宝。建议妈妈不要这样做，灯光也会使宝宝产生压力。

只要为宝宝营造出一个良好的睡眠环境，相信宝宝就能安稳入睡。睡眠好的宝宝在清醒时的精神状态也非常好，不仅活泼好动，食欲也很好。相反，如果睡眠不足，宝宝的大脑得不到充分的休息，身体各部分机能调节得不好，食欲不佳，进而会严重影响宝宝的身体发育。因此，好的睡眠质量是宝宝健康成长的基本保障。

6. 我的好头形是睡出来的

每位家长都希望自己的宝宝将来是“帅哥”、“美女”，可是宝宝出生后，你会发现他长得并不好看，甚至有点“丑”，身体的比例也不协调。其实这都是正常的，不能要求宝宝刚一生下来就能参加“选美”比赛。宝宝出生前，在妈妈的肚子里以“蜷缩”的姿势生活了近十个月，刚刚接触到外面自由的空间，他的身体能完全舒展开吗？妈妈分娩的时候宝宝还要在狭窄的产道内待上十几个小时，头会被“挤”得有些变形，但是妈妈们不必担心，只要宝宝保持良好的睡眠姿势，他的身体就能渐渐“有形”。

刚出生的宝宝囟门还没有完全闭合，因此睡觉的姿势是决定宝宝头形的关键。经常听到有些妈妈说自己的孩子“偏头”，其实就是宝宝的“头形”不正，从侧面看，有点偏向一侧，不是圆圆的，这和宝宝睡眠的姿势有很大关系。

宝宝通常有以下三种睡姿：

§ 仰卧

中国妈妈喜欢让宝宝仰卧，认为这样不会让头颅偏向一侧，还能够观察到宝宝面部表情的变化，宝宝的四肢也不会受到任何力量的压迫，可以自由地伸展。但是仰卧却会让宝宝的头形变得扁平，从侧面看没有立体感，这就是人们常说的“没有后脑勺”。另外，仰卧睡觉的宝宝在吐奶时，奶液容易呛入气管，进而发生危险。

§ 俯卧

也就是让宝宝趴着睡觉。欧美的妈妈喜欢让宝宝俯卧，这种姿势有一定的科学道理，它有助于宝宝胸廓和肺部的生长发育。宝宝趴着的时候，胸部与床面的接触会受到来自床的一个反作用力，可以提高宝宝的肺活量，促进宝宝呼吸系统的发育。这种姿势与宝宝在妈妈体内的姿势大致相同，容易让宝宝获得安全感，从而提高睡眠质量。即使宝宝出现呕吐现象，也不会使呕吐物倒流。但是，如果宝宝采用这种睡姿，身边一定要有人照看，否则稍有不慎就会造成宝宝窒息死亡。

§侧卧

宝宝生病时最好采用侧卧的姿势，因为这种姿势不会压迫身体的重要器官，能够使全身的肌肉得到充分放松，进而提高宝宝的睡眠质量，呕吐时也不会使呕吐物呛入气管。采用这种姿势睡觉的宝宝不会打鼾，但是经常侧卧会导致宝宝的脸部肌肉发育不匀称，头形也不好看。另外，宝宝侧卧时还要把耳朵抚平，不要压住耳廓，否则容易使耳朵变形。

以上三种睡姿各有利弊，应经常变换，既有利于宝宝健康成长，又可以让宝宝的头颅变得圆圆的，既漂亮又可爱。

7. 妈妈，我要洗澡

新生的宝宝大小便的次数多，并且容易出汗，如果不经常洗澡，一些脏东西留在宝宝的皮肤上会滋生细菌，不仅让宝宝感到不舒服，还可能会感染皮肤方面的疾病。经常洗澡可加速血液循环，促进新陈代谢。

不过，给宝宝洗澡可不是一件简单的事情，刚刚成为人母的妈妈一定要做好功课。

§下水前的准备

给宝宝洗澡的时间最好在上午10点或者下午2点，这是一天当中最暖和的时候。不要在喂奶前后给宝宝洗澡，时间间隔应在30分钟左右。

在宝宝下水前，妈妈要充分作好准备，把物品准备齐全，不要等宝宝浑身都弄湿了才发现“缺东少西”。

洗澡水的水温应控制在38℃~41℃之间，室温应保持在26℃~28℃之间。妈妈可以用手背或手臂的内侧来试水温，因为这两个部位对温度比较敏感，如果用水温计测量则更加准确。千万不要做一个粗心的妈妈，无论是忘记放凉水还是忘记放热水，都会给宝宝造成严重的伤害。所以在宝宝下水前一定要将洗澡水的水温调匀，并切记一定要先放冷水后放热水。

洗澡水准备好后，迅速地将宝宝的衣服脱下，然后用一条大浴巾将宝宝包好，以备随时让宝宝“下水”，此时要注意将宝宝脐带的防水工作做好。

§下水后“速战速决”

新生的宝宝根本无法依靠自己的力量坐在水里，如果有必要，爸爸妈妈可以“齐上阵”，毕竟人多力量大，两个人更能保证宝宝的安全。这里教给妈妈一个小窍门：不要把宝宝的澡盆放在地上。如果澡盆的位置较低，你的“操作”会很有难度，你将和宝宝同时“受罪”。妈妈可以将澡盆放在一张较大的桌子上，有了一定的高度，你可以站着“干活”，“出手”就会更容易，宝宝也会更舒服。为了不使宝宝着凉或感到疲劳，给宝宝洗澡应“速战速决”，最好在10分钟之内“结束战斗”。

§“分段”沐浴的方法

想让新生的宝宝配合你洗澡是不可能的，所以，洗澡过程中的主力一定是你，宝宝只是任凭你“摆布”。宝宝下水之后不要手忙脚乱，越是慌张越容易出差错，要有条不紊地进行。先从宝宝的脚开始入水，然后一点一点地将屁股“顺”到盆底，水位要保持在宝宝的肩部上下。这时先不要急着“动手”，可让宝宝在水里适应一两分钟再开始洗澡。

洗澡时要用手掌或手臂将宝宝的头托住，用纱布或者小毛巾轻轻擦拭宝宝的小脸，要仔细清洗，不可敷衍了事。然后将婴儿皂涂在手上，轻轻地揉搓，待轻微起泡之后开始给宝宝洗头，洗头的时候要小心护理宝宝的耳朵和眼睛，不要让水或肥皂泡进到宝宝的耳朵或眼睛里，接下来用水轻轻将肥皂泡冲干净，再用拧干的小毛巾将水擦去。

洗完头发后，盆里的水可能已经脏了，这时最好换一盆清水给宝宝清洗全身。将婴儿皂用手充分揉搓后先清洗宝宝的上身，洗好后将宝宝的上身伏在你的身体或手臂上，开始清洗下身。上身离开水后要裹好浴巾。

全身都清洗干净后，宝宝就可以“出水”了，这时要马上用浴巾将宝宝包裹好。待宝宝的全身都擦干而且不再潮湿后，再给宝宝穿纸尿裤，让他舒舒服服地躺在婴儿床上。

夏天在宝宝沐浴后，可在他的屁股上或腋下适量地擦些痱子粉。注意仔细擦拭宝宝的耳朵、鼻子等部位以及带有褶皱的皮肤。这里建议妈妈尽量少给宝宝使用浴后的护肤品，新生的宝宝皮肤光滑细嫩，只要注意清洁和保护就好。

8. 妈妈，太阳公公在吻我

宝宝在刚出生的第一个月里，去户外的机会可能非常少，妈妈正在“坐月子”，需要好好保养自己，不能经常到户外走动，宝宝也就和妈妈一起“闷”在家里了。这里建议妈妈们，在室外空气清新、阳光灿烂的时候，要适当地抱着宝宝到外边转一转，让宝宝感受一下外面温暖的阳光，对宝宝的身心健康都有好处。宝宝天生就喜欢在户外活动，如果你带他出去晒晒太阳，他会高兴得手舞足蹈。室内和室外的差别，宝宝分得非常清楚呢！

§ 日光浴的好处

日光浴能促进宝宝的血液循环和新陈代谢，也可以使宝宝获得维生素D，促进身体对钙和磷的吸收，可以预防佝偻病。

阳光中的紫外线具有很强的杀菌作用，一般的细菌和病毒在阳光下曝晒半个小时左右均可被杀死。

适当的阳光照射，可促进宝宝皮肤和鼻黏膜功能的发育以及预防感冒。对于经常在夜间啼哭的宝宝，还可促进睡眠。

§ 日光浴的时间

晒太阳的时间过长是导致皮肤癌的原因之一，所以妈妈一定要把握好宝宝晒太阳的尺度。

宝宝第一次出门，只要在阳光下待5分钟左右就好，可只晒宝宝的脚部和膝盖，大腿和上半身暂时不要直接接触阳光。

晒过两三次以后，就可以将宝宝整个大腿以下的部分裸露在阳光下了，但是时间不要过长，10分钟左右即可回屋休息。这样晒过一周左右，就可以让宝宝的肚皮也接受来自太阳公公的亲吻了，这时时间可以增加到15～20分钟。

当宝宝已经在外面晒过2～3周，就可以让宝宝的背部也晒晒太阳了。

在夏季天气晴好的时候，可以在宝宝洗完澡并将身上的水完全擦干后带着宝宝出来，让他沐浴在温暖的阳光下，还可以将尿布解开，晒晒他的小屁股。

§ 日光浴的注意事项

不要让宝宝的全身都裸露在阳光下，宝宝的头部和脸部不要直接接受阳光照射，特别是眼睛。如果室外光线过于强烈，可抱着宝宝到阴凉处“躲一躲”。

切记不要带着宝宝站在风口处，以免风直接吹到宝宝身上。

不要带宝宝去人多的地方，只在自家的门口或者所住小区的空地上转转就好了，宝宝还太小，容易受到病原微生物的感染。

晒太阳之后要及时补充水分，因为皮肤在阳光的照射下会失去一部分水分，妈妈可以选用婴儿专用的补水润肤品。

有的妈妈认为不必带宝宝到室外去，在屋里晒太阳也是一样的。这种想法是不对的，紫外线无法全部穿透玻璃，宝宝隔着玻璃晒太阳起不到接受紫外线照射的作用。

安全急救

1. 我吐奶了，妈妈要护理好

张女士说，她的宝宝吐奶现象特别严重，奶液从鼻子往外流，看上去特别吓人，可宝宝却浑然不觉，照样能够健康成长。

吐奶是每个新生宝宝都会出现的现象，妈妈不必太担心。一般宝宝在

5 个月以后，吐奶现象就会渐渐消失。

出现吐奶的现象往往是由于妈妈的喂养方法不当，使宝宝胃里的奶液倒流所致。同时喂奶量过多也会引起宝宝吐奶。一般宝宝胃部的奶液会在 2.5 ~4 小时之内排空，因此，母乳 2.5 ~3 小时喂一次就可以，人工喂养 3.5 ~4 小时喂一次即可，不可过于频繁。有的妈妈看到宝宝吐奶量较大，认为宝宝把刚才吃过的奶都吐出来了，怕宝宝会饿肚子，所以吐奶后马上再给宝宝喂奶，其实大可不必，宝宝吐出来的液体很大一部分是胃液，所以宝宝是不会感到肚子饿的。

人工喂养的宝宝，吐奶的“罪魁祸首”很可能是奶瓶。将奶瓶倒置后，如果奶液不能充满整个奶嘴，里面会产生真空气泡，气泡可能夹在奶液中间，宝宝吸入后，如果气泡未能排出，就会造成宝宝吐奶。所以，为了防止宝宝吐奶，妈妈每次喂奶后，都要给宝宝“拍嗝”。正确的“拍嗝”方法是：将宝宝竖着抱起来，轻轻地拍打宝宝的后背约 5 分钟即可。

宝宝吐奶时，要将宝宝竖直抱起，然后将头偏向左右任意一侧，千万不要让宝宝的头向后仰，以免奶液倒流发生危险。宝宝在平躺时吐奶，也要将他的头偏向一侧，以免奶液呛入气管。如果宝宝出现胸闷气短，甚至窒息的现象，很可能是奶液已经呛入气管，这时应快速让宝宝俯卧在妈妈的大腿上或床上，轻轻拍打宝宝的背部，直到宝宝将吸进去的东西吐出来为止。

吐奶并不会对宝宝造成多大困扰，妈妈不必惊慌失措。但是，如果宝宝吐奶情况异常，经常大量吐奶，甚至呕吐物中带有血色或有奶块出现，那么宝宝很可能是生病了，要及时带宝宝到医院检查。

2. 睡我自己的小床更安全

很多妈妈喜欢让宝宝和自己同床睡，认为这样照顾宝宝会方便些，但是考虑到宝宝的安全问题，建议妈妈还是和宝宝分床睡。不要认为宝宝小，任何事情都不能自理，新生宝宝有一件事是应该“独立”的，那就是睡觉。让宝宝睡在自己的小床上，不仅有助于宝宝心肺功能的发育、骨骼的生长、抵抗力的增强，还可以从小培养宝宝的独立能力。

更重要的是，分床睡更安全。如果宝宝和妈妈睡在一起，妈妈熟睡后很容易将被子盖在宝宝的头上，影响宝宝呼吸。妈妈翻身时也会不小心压到宝宝，使宝宝发生危险。而且大人的床单不经常清洗，会有一些皮屑、毛发等污染物，这对于大人来说无所谓，但是对于皮肤十分娇嫩的宝宝来说，可能就会出现皮肤过敏等情况。

宝宝在一岁之前，最好和爸爸妈妈住在同一个房间，婴儿床放在爸妈床的旁边，在夜里更方便照顾。如果宝宝饿了，妈妈可将他抱到自己的床上，待哺乳后再抱回到婴儿床里。在这个过程中，要给宝宝盖好被子，以免在换床过程中着凉。

宝宝睡在独立的小床上，要有自己专属的被褥。宝宝被褥清洗的周期要比大人短，并且要分开清洗。宝宝会经常尿床，所以更要保持宝宝的被褥清洁，最好定期消毒。

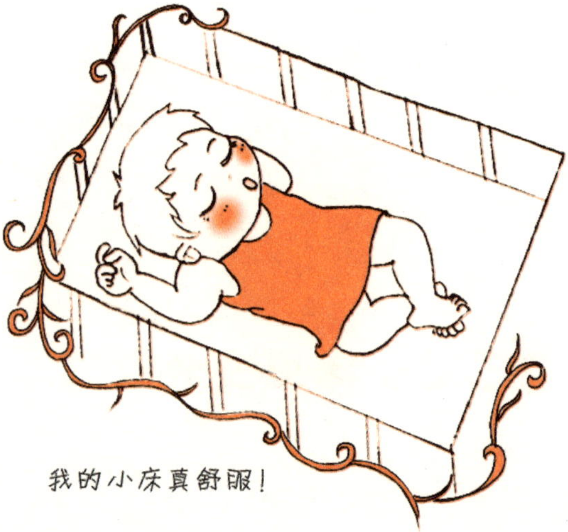

如果让宝宝单独睡在自己的婴儿房内，妈妈要记得经常去照看宝宝，以免宝宝发生意外而你却没能及时发现。

如果你的家庭没有条件给宝宝购置婴儿床，至少不要让宝宝与妈妈同盖一条被子，并且要与妈妈之间保持一定距离，但不要让宝宝睡在床的边缘处。宝宝的两侧都要有防护措施，以防宝宝不小心滚落到地上。

3. 不要让我的玩具伤害我

很多妈妈喜欢在婴儿床的上方挂一些五颜六色的玩具，这样可以提高宝宝的视觉能力，还可开发智力。提醒妈妈要注意，这些悬挂的玩具一定要系牢，不要忽然掉下来砸到宝宝。那些悬挂的玩具，如果砸到成年人可能连皮毛都伤不到，但是新生的宝宝却可能因此而丧命。

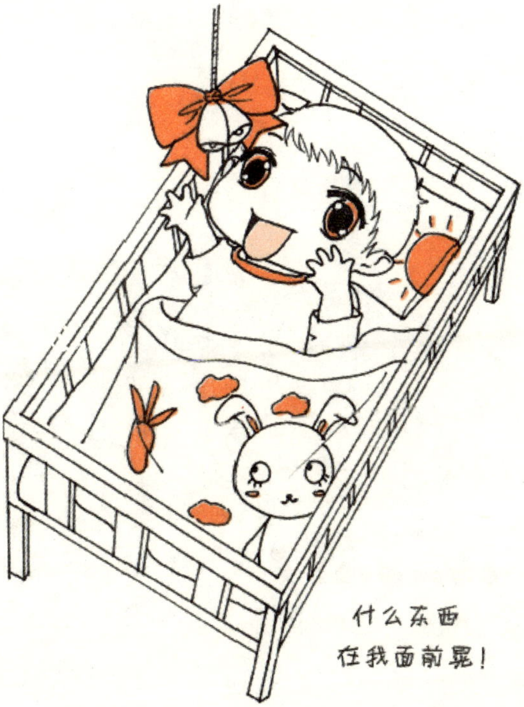

不要将较硬的玩具直接放在宝宝的床上，宝宝睡醒后喜欢乱动，那些材质较硬的玩具很可能会伤到宝宝的皮肤。特别是体积较小的玩具，被宝宝压到身下，会使妈妈不易察觉。有些玩具做工粗糙，一些尖锐的突出部分，可能会划伤宝宝的皮肤，如果处理不当，还容易感染破伤风，后果十分严重。

柔软的毛绒玩具可以放到宝宝身旁，但玩具的毛绒一定要干净，并且不能掉毛。妈妈要经常到宝宝的身边去看一看毛绒玩具有没有压在宝宝的头上，以避免任何因此而给宝宝带来的危险。

4. 长命锁可能会让我短命啊

很多妈妈喜欢在宝宝出生后给宝宝戴上长命锁，上面刻着“吉祥”、“如意”、“平安”等字样，给予宝宝美好的祝福。你是否想过，给宝宝佩戴这种长命锁反而会使宝宝“短命”？

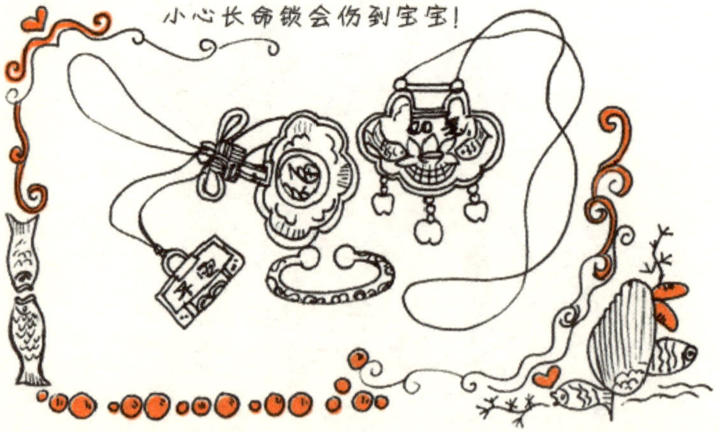

长命锁大多是由金银等材料制成的，十分坚硬，宝宝如果不小心将其压在身下，会伤到皮肤，严重时还会损伤骨骼。宝宝皮肤娇嫩，长命锁长

时间地接触皮肤，可能会引起局部皮肤红肿、发炎。

宝宝喜欢把东西往嘴里面放，那些金银制成的长命锁被宝宝含在嘴里，可能会发生金属中毒。如果饰物体积较小，宝宝不慎吞到胃里，后果会更加严重。

这些诸如长命锁之类的配饰，大多是用一根红绳挂在宝宝的脖子上，这是十分危险的，一来红绳可能会缠绕在宝宝身体的某个部位上，时间过长可能使被缠绕部分的皮肤不过血，导致肌肉组织坏死；二来红绳还可能刮到其他东西，当妈妈抱起宝宝时，如果没有觉察就会勒到宝宝的颈部，这会发生致命的危险。

有的配饰质量不过关，表面打磨得不光滑，还带有毛刺等尖锐部分，也可能使宝宝处于危险中。宝宝还太小，稍有不慎就可能发生意外。所以，妈妈最好不要给宝宝佩戴任何配饰。

5. 让我有生命危险的突发状况

新生宝宝夭折的事件时有发生，那些鲜活的小生命还没来得及感受人间的喜怒哀乐，就匆匆结束了他极其短暂的一生。其实，很多意外事故都是由于家长的粗心大意引起的，这里列举出几种容易出现的突发状况，希望能给各位爸爸妈妈敲响警钟。

★妈妈抱着宝宝一定要格外小心，要稳，抱着宝宝走路时要看清脚下是否有障碍物。如果你摔倒了，宝宝很可能会因此受伤，甚至送命。

★给宝宝洗澡的时候，要将宝宝扶好，宝宝身上的沐浴露一定要冲洗干净，留在身上不仅会导致皮肤过敏，还会打滑，妈妈的手就很难抓住宝宝，这会让宝宝有溺水的危险。

★谨防“高空”坠物，千万不要隔着宝宝扔东西，你不能保证自己可以百分之百“瞄准”，一旦失手，宝宝就可能被“殃及”。

★妈妈不要抱着宝宝烧水、做饭，哪怕只是去看一下锅里的水是否烧开也不要抱着宝宝，如果你不小心失手，后果不堪设想。

★宝宝趴着睡觉可以睡出好头形，但是他在以这种姿势睡觉的时候，身边一定要有人看护，这阶段的宝宝颈部转动不灵活，长时间保持这种姿势，可能引起呼吸不畅，甚至窒息死亡。

★如果宝宝生病了，妈妈不要妄下结论，很多疾病的症状十分相似，如果妈妈判断错误，后果会十分严重。最正确的方法就是带宝宝去看医生，否则，你的“误诊”很可能让医生也无回天之术。

疾病防治

1. 大胖子小瘦子，不是健康好孩子

妈妈正在分娩，宝宝马上就要出生了。产房内，妈妈辛苦地努力着；产房外，亲人们焦急地等待着……伴随着第一声啼哭，宝宝终于诞生了。“恭喜您，生了个健康的宝宝，六斤六两……”医生如是说。

宝宝在出生之后，医生会为宝宝称体重。体重往往代表了新生宝宝的健康程度 。有的妈妈认为，宝宝的体重只会影响宝宝婴儿期的发育，随着年龄的增长，身体的免疫力不断加强，即使出生时体重不正常，也不会影响宝宝的健康。但大量研究表明，成年人的身体健康问题源于婴儿期。新生宝宝的体重无论过轻还是过重都不好。那么，宝宝的体重要达到什么标

准，才算健康呢？

足月新生宝宝的体重正常应在2.5～4千克之间，女宝宝会比男宝宝的体重轻0.11千克左右，医学上将体重低于2.5千克的新生宝宝定义为“低出生体重儿”，而将高于4千克的新生宝宝定义为“巨大儿”。宝宝出生3～4天后，会出现生理性体重下降，这属于正常现象。如果母乳喂养及时，可以减轻体重下降的程度，7～10天之后体重会慢慢恢复，逐渐呈上升状态。

影响宝宝体重的原因有很多，比如妈妈的年龄、身体状况、营养状况等，怀孕周期也是因素之一，一般早产宝宝的体重都比较轻。

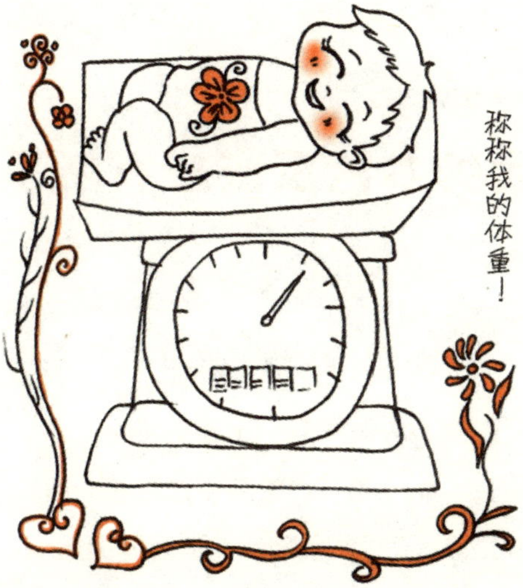

如果新生宝宝的体重过重，不但妈妈生产时会比较困难，而且在分娩过程中还容易造成宝宝锁骨断裂。体重超标还是成年以后引发糖尿病、肥胖症及心血管疾病的一个诱因。如果女宝宝体重超标，则会影响以后的身材，以致将来很难变成“窈窕淑女”。如果妈妈生下了一个“胖娃娃”，那就要在饮食方面进行调理，为宝宝以后能够拥有一个健康的体质打下良好基础。

低体重的宝宝皮下脂肪较少，自身保温能力差，一般早产宝宝在保温箱中的时间会比较长。并且低体重宝宝大多都存在发育不成熟、功能不健全、消化吸收能力有限、营养储备不足、生活能力较弱等问题。低出生体重宝宝的呼吸以及代谢机能比较弱，容易感染各类疾病。同时低出生体重宝宝夭折的概率会比正常宝宝高。对于这样的宝宝，一定要及时补充营养。出生后均衡的营养调理，可以使宝宝的体重呈现追赶生长的态势。母乳是宝宝最佳的营养品，体重不足的宝宝，妈妈更要坚持母乳喂养。

家里需要常备一个测量体重的人体称，定期称量宝宝的体重是否发生了变化。在宝宝出生半个月后要给宝宝称一次体重，如果体重超过出生时的体重，说明宝宝发育得很好；如果低于出生时的体重，说明妈妈可能喂养得不好，宝宝或许经常吃不饱。如果还伴有其他异常状况，妈妈要及时带宝宝去看医生。

2. 妈妈对我的本能反应应有所了解

宝宝某些方面的疾病，症候不很明显，以致爸爸妈妈不能及时发现，错过了最佳的治疗时机。如大脑方面的疾病，在宝宝的生理特征上是很难觉察到的。妈妈可以在宝宝出生不久后观察一下他的本能反应，健康正常的宝宝在你做一些动作时，他会本能地随着你的动作作出相应的反应。

下面来做做小测试，观察一下你的宝宝是否健康吧。

§ 视力

眼睛是心灵的窗口，妈妈要仔细观察宝宝的眼神，新生的宝宝虽然视力较弱，但是他的眼神中充满灵性。刚出生的宝宝会有光感，在强光的刺激下会闭起双眼。他虽然具备了视觉能力，但视力却很差，视力范围只有 60 厘米，一旦超出这个范围，物体就会在他眼中“消失”。他只能看清 20 厘米以内的物体，并且看到的物体只是一个轮廓，如果妈妈出现在宝宝面前，他看到的只是一张模糊的人脸，而看不清你长什么样子。尽管宝宝看到的只是一个轮廓，他也会将这个轮廓熟记于心。所以，妈妈要经常“出现”在宝宝的面前，这样他才会对你有亲切感。如果有一天你在给宝宝喂奶的时候戴上了口罩，他会因为你的变化感到好奇而不停地看你的脸，在吃奶的时候也会“心神不安”，他可能会边吃边想：这个人是谁呢？怎么换人了？

妈妈拿一个物体在宝宝眼前20厘米左右的地方慢慢晃动，如果宝宝的目光可跟着物体移动一段距离，这证明宝宝的视力正常。如果无论拿什么东西在宝宝眼前晃他都毫无反应，并且目光呆滞、眼神暗淡，那么宝宝很可能在视力方面出现了问题，要及时就医。刚出生的宝宝有时会将目光定在某一处，好像在凝视某种东西，这是正常现象，但是如果宝宝持续几周处于凝视状态，你就要带宝宝去医院检查大脑是否有问题。

§听力

刚出生的宝宝已经具备了很好的听力。他能分辨出声音是从哪个方向发出的，如果你在距离宝宝不远的地方发出声音，宝宝的头会转向发声的一侧，眼睛甚至会搜索声源。但是如果你的声音过大，形成噪音，宝宝的头就会转向与声源相反的方向，甚至会用哭声表示抗议。

宝宝对于经常听到的声音会感到非常亲切。所以，妈妈要经常跟宝宝说话，这样可以让他熟悉妈妈的声音，当他再次听到这个声音的时候，会增加他的安全感。宝宝喜欢听到妈妈温柔的声音，当他大哭的时候，妈妈的声音可以暂时止住他的哭泣。

令人惊奇的是，宝宝在没出生以前就能在妈妈体内听到各种声音，他能听出成年人所听不到的频率极高或极低的声音。如果宝宝对于家里任何响声都毫无反应，说明他在听力上可能出现了问题，要及时带他就医。

§反射反应

宝宝身体的某个部位忽然受到刺激的时候，他会出现一些本能反应，你可以适当地测试一下，以便掌握宝宝各部分身体机能的情况。

当你的手指触碰到宝宝手掌的时候，他会本能地握起小手，如果你想把手抽走，他会将你的手握得更紧。

你将宝宝竖直抱起，让他的身体成站立姿势，当他的脚接触到地面的时候，他的腿会向前弯曲，表现出要向前走的姿势；当他的身体悬空，脚要碰到桌面的时候，他会把脚抬起，做出攀登的姿势。

如果宝宝忽然受到惊吓，或者你将宝宝扔起来再接住，他在腾空的瞬间会展开双臂，十指分开，做出想要被抱的姿势。

妈妈给宝宝喂奶时，当你的乳房凑近宝宝的脸，他会本能地用嘴去寻找你的乳头，并张开小嘴，做出要吮吸的动作。宝宝吃奶的时候，如果他还没吃饱你就要把乳头移开，他会下意识地将乳头咬紧，不让你走。

这些测试都有助于更好地观察宝宝。在你和宝宝相处的过程中，由于人的本能反应，他会出现许多条件反射现象，这些现象有助于了解宝宝的健康状况。宝宝在脑神经方面的疾病不易被觉察，但是如果你经常和宝宝亲密接触，总能发现一些问题。不要因为你的疏忽大意而让宝宝发生危险，那样将使你遗憾终生。

3. 保护好我和妈妈身体的纽带

宝宝在出生前是通过脐带完成与母体之间废物代谢和物质交换的。宝宝出生后，医生将脐带剪断并包扎，宝宝就正式离开了母亲的身体，成为一个独立的小生命。从此以后，他要在父母和亲人的呵护下，独自面对生活中的各种困难和挑战。脐带剪断处的直径大约是1厘米，也就是说，剪断的脐带是宝宝身上的一个“大伤口”，如果处理不当，细菌会通过脐带传入宝宝的体内，使宝宝感染破伤风、败血症，甚至腹膜炎等疾病。

在脐带没有脱落之前，不能使其受到污染。如果这时给宝宝洗澡，要用75%的酒精消毒洗澡液。洗澡时要避免水流入脐凹，如果沾到水，要用柔软的纱布轻轻将水拭净，然后消毒。与脐带剪断处接触的衣物、尿布等一定要保持清洁，如果衣物潮湿，要及时更换，不得污染脐带。特别要注意的是大、小便时脐带的保护，尽量避免摩擦脐带。纸尿裤的大小要适当，纸尿裤的腰际不要在肚脐处，不要磨到脐带口，那会导致脐带口发红破皮，甚至出血。如果妈妈在宝宝洗澡后要给宝宝涂抹护肤品的话，要格外小心不能抹到脐带口处，否则脐带不仅会受到感染，还会因为闷热不透气而发生危险。同时妈妈在护理宝宝脐带的时候一定要先洗手。

宝宝出生7天之后，脐带会自然脱落。因不同宝宝的身体发育情况会有所差异，也有在两周左右脱落的。在宝宝的脐带没有完全脱落之前，局部不能使用紫药水。从前的老人都是用紫药水擦拭宝宝的脐带，但医学上不提倡这种方法。因为紫药水的干燥效果只是停留在表面，它易将脓液掩盖于结痂之下而掩盖病情。只有酒精的干燥效果才是从里到外的。用医用棉签擦拭宝宝脐带的时候，一定要及时更换棉签，不可以用一根反复擦拭。

4. 我是黄种人，但皮肤并不黄

虽说我们中国人是黄色人种，但黄颜色并没有那么明显。健康宝宝的皮肤还是嫩滑白皙的。如果你发现宝宝的皮肤发黄，一定要让医生检查一下是否存在病理性黄疸的问题。

黄疸是新生宝宝较为常见的疾病之一，这是由于胆红素代谢异常引起的血中胆红素水平升高进而出现皮肤、黏膜及巩膜黄疸。如果宝宝在出生2~3天后出现黄疸，在7~10天左右自然消失，这属于生理性黄疸，妈妈不必过于担心。早产儿黄疸持续的时间可能会长一些，还会出现轻微的食欲不振现象，但没有其他不良反应。新生宝宝出现黄疸，应加强临床观察，避免病理性黄疸。

如果宝宝在出生后24小时内出现黄疸，并发展得较快，较为严重，或在生理性黄疸消失后再次出现黄疸，这种状况可视为病理性黄疸。病理性黄疸可能会导致宝宝患肝炎、败血症等疾病，妈妈要及时请医生进行检查，尽早找出发病原因，以便及时治疗。

在日常护理中，妈妈要密切观察宝宝的病情，发现异常立即请医生处理。同时还要观察宝宝的精神状态、食欲是否正常，皮肤黄染（皮肤黏膜发黄）的程度是否更加严重，在哺乳时是否能正常吮吸等等。还要注意保护宝宝的皮肤、脐带不要因破损造成感染，特别是宝宝的小屁股，妈妈给宝宝更换尿布一定要及时，小心不要弄破宝宝屁股上的皮肤，否则破损的皮肤会受到感染，加重黄疸病情。

5. 妈妈救我，肺炎让我好难过

新生宝宝肺炎是由于宫内感染或分娩感染造成的，是新生宝宝的多发病之一。患上肺炎的宝宝，起初没什么特别的反应，只是感到有些不舒服，有的会影响饮食和睡眠。但如果治疗不及时，会导致宝宝缺氧，引发心脏、大脑等方面的疾病。情况严重时，会危及宝宝的生命。

§新生宝宝肺炎的症状

两周内的宝宝，发生肺炎时一般很少出现发烧、咳嗽、咳痰等现象，如何才能判断宝宝已经患上肺炎了呢？出现以下症状时，妈妈需要提高警惕：

★宝宝忽然拒绝喝奶，无论是母乳还是配方奶，他都表现得有些抗拒，喝完奶后还会有严重的呕吐现象。

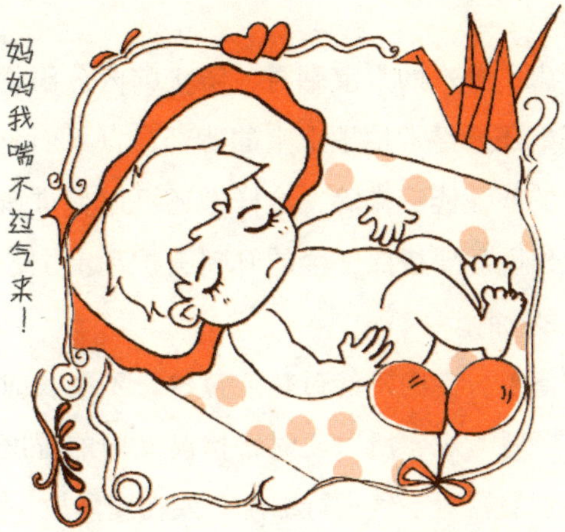

★宝宝看上去总是没精神，喜欢睡觉，睡眠时间很长，即使清醒的时候也显得委靡不振，有时会烦躁不安、多动易怒、面色苍白。

★出现呛咳、口吐白沫现象。

★体温低于正常值，在35℃~36℃之间，体格较为强壮的宝宝可能会发烧。

★宝宝呼吸不规则甚至出现暂停，妈妈仔细观察后会发现，宝宝的小鼻子不停地翕动，随着气息加重，他的头似乎一点一点的，有时候能听到细微的鸣响。

★如果宝宝开始连续不断地咳嗽，呼吸的频率明显加快并达到每分钟60次以上，食欲不振，进食越来越少，胸廓凹陷，鼻翼翕动，嘴唇发紫，这些症状说明宝宝已经患上严重肺炎，要赶紧带宝宝去医治，不能有丝毫延误。

§ 新生宝宝肺炎的日常护理

宝宝患肺炎有轻有重，无论轻重都应引起家长的重视，如果高烧不退，呼吸困难，并明显感到宝宝的精神委靡不振，那么这时宝宝需要住院治疗。

妈妈要经常帮患了肺炎的宝宝翻身，防止肺内分泌物堆积，改善受压部位的肺扩张。妈妈还要经常拍拍宝宝的背部，自下而上、由外向内进行拍击，以保证宝宝的痰液能够排除，这样做还可以促进血液循环。如果宝宝已经住院治疗，出院后要按照医生的叮嘱去护理宝宝，吃奶的时间及次数等都要听从医生的嘱咐。

妈妈还要调节室温，室内不能过热或过冷，不要长时间开空调。空气干燥也会造成宝宝呼吸困难，所以要时常检测室内的湿度，如果室内空气过于干燥，可使用加湿器对空气进行加湿，或在屋内放一盆冷水。

宝宝生病也会影响到他的食欲，但越是生病的时候就越应该保证充足的营养和水分的摄入。如果宝宝实在不爱吃奶，不要勉强，可静点葡萄糖来补充体力。如果宝宝是人工喂养，在宝宝喝奶时就不要用奶瓶，因为肺炎会影响宝宝的呼吸，而奶瓶会使宝宝的吮吸过于急促而造成呛奶、吐奶，应改用小汤匙喂奶。宝宝因为发烧、出汗、呼吸困难等会造成大量的水分流失，妈妈还要经常给宝宝补充水分。

宝宝患上了肺炎，妈妈一定非常心疼，但不必太过担心，只要治疗及时，护理周到，一般都可以痊愈，并且不会留下后遗症。为了宝宝能够更好地抵御各种病毒和细菌的侵袭，有必要注意提高宝宝的免疫力，可以在宝宝痊愈后，给他补充一些能够提高免疫力的营养剂。

对于母乳喂养的宝宝，妈妈可以给他补充牛初乳，牛初乳中所含的IgG（免疫球蛋白G），对于抵抗病毒侵袭可起到一定的作用，能够减少感冒、腹泻、呼吸道感染等病症发生，0～6岁的儿童均可选用。在选择牛初乳的时候要考虑四个方面：

一是要看有没有国家食品药品监督管理局颁发的保健食品批号，只有拥有批号的保健食品才能保证牛初乳的免疫功效；

二是要看牛初乳的原料来源，目前牛初乳最好的来源是北纬47度世界三大顶级优质奶源地中的呼伦贝尔大草原及小兴安岭腹地；

三是要看生产工艺，目前国际领先的牛初乳制取工艺是全程低温冻干技术，牛初乳冻干粉具有其他同类产品不具备的优势，利用冻干技术生产的牛初乳冻干粉，在阳光下呈现出闪动的效果，是可用视觉直接识别的最优质的牛初乳产品；

四是要看生产企业，现在生产牛初乳的企业比较多，同时还有一些药品生产企业也开始生产牛初乳。通常情况下，药品生产企业都具有高技术的净化车间，如有的知名药品生产企业的车间可达到10万级净化标准，这样能使牛初乳的产品质量达到制药标准，从而更进一步保障了牛初乳对增强宝宝免疫力的效果。

§ 新生宝宝肺炎的预防

新生宝宝肺炎的预防应从妈妈怀孕的时候开始，妈妈要防止宝宝出现宫内缺氧，这就需要定期到医院进行检查，让医生诊断宝宝是否健康。妈妈在怀孕期间要作好孕期保健，处理好个人卫生。家里要经常通风，让新鲜空气能够流通。

宝宝出生后所处的环境也不容忽视，妈妈要为宝宝创造一个舒适、干净的成长环境，不能有烟尘污染。宝宝的衣服、被褥，甚至“尿不湿”都应该是非常干净的，妈妈在护理宝宝时还要勤洗手。

尽量避免亲朋好友频繁的探视。如果家里有人感冒了，最好不要接触宝宝。如果妈妈感冒了，在给宝宝喂奶的时候，最好戴上口罩，避免形成交叉感染。妈妈还要经常给宝宝洗澡，不要让宝宝的皮肤出现破损，时刻保持小屁股的清洁。

6. 我得了鹅口疮，什么也吃不下

对待新生宝宝的所有用品最重要的一点就是要保持干净卫生，稍有粗心，疾病就会找上宝宝。俗话说，“病从口入”。宝宝用的奶瓶、小碗、小汤匙等一定要经常消毒。特别是奶瓶，仅仅用水清洗是不够的，如果不经常消毒，很可能使宝宝患上鹅口疮。

§鹅口疮的症状

口腔疾病是最难忍受的疾病之一，轻微的口腔溃疡甚至会让一个成年人“茶饭不思”，更何况是刚刚出生的小宝宝。鹅口疮是口腔溃疡的一种，就像粘上了一小块奶皮，斑斑点点的，严重的可能会连成片。患上鹅口疮后，宝宝可能不愿意吃奶，易哭闹，会严重影响宝宝的食欲。如果发现宝宝患上鹅口疮，一定要及时治疗，不要让宝宝难受太久。

§鹅口疮的预防

新生宝宝患这种病的很大一部分原因来自于母体，妈妈在怀孕期间生活习惯及饮食上的不当，都可能对宝宝的健康产生影响。鹅口疮发病的原因之一就是妈妈在孕期不注意个人卫生。妈妈在宝宝出生后需要注意的情况更多，具体如下：

★很多宝宝喜欢吮吸自己的手指，如果不勤给宝宝洗手，手上的细菌会通过宝宝的口腔进入宝宝体内。

★宝宝抓到东西总喜欢放在嘴里“尝一尝”，这“东西”也是宝宝患鹅口疮的病源之一。

★妈妈每次给宝宝喂奶之前应该先洗手，然后用消毒棉签将自己的乳头擦拭干净后再让宝宝吮吸。

★宝宝的餐具要经常消毒，一周至少消毒两次，每天必须清洗。宝宝每次喝完奶之后，要马上把奶瓶刷干净，晾干之后用干净的手巾盖好。特别是奶嘴，不可以受到任何细菌的污染。

★在宝宝每次吃完奶或者睡觉之前，妈妈应该用干净的医用纱布轻轻擦拭宝宝的口腔及牙龈，这样既有利于口腔清洁，也有利于宝宝牙龈的护理。

★如果妈妈服用了抗生素药物，可能会引起乳头酵母菌感染，细菌会在哺乳时传染给宝宝，使宝宝患上鹅口疮。所以妈妈在哺乳期，一定要谨慎用药，如果生病了，最好在医生的指导下进行治疗。

§鹅口疮的日常护理

浓度为2%的小苏打水可治疗鹅口疮。但是让一个还未满月的婴儿含住小苏打水是一件比较困难的事情，他极有可能将苏打水咽下去，这就需要妈妈用纱布蘸上苏打水帮助宝宝清洁口腔。在宝宝吃完奶以后，过一段时间再用药，以免引起宝宝呕吐。

每次给宝宝喂奶后，再喂几口温开水，可有效清除喝奶后残留在口腔中的奶渍。

不要给宝宝乱用药物，用药要在医生的指导下进行，特别是在给宝宝治疗鹅口疮期间，应该停用抗生素。

7. 需要给我接种的疫苗

按照国家免疫规划，刚出生的宝宝必须接种乙肝疫苗和卡介苗（《国家免疫规划程序时间表》见附录）。

§乙肝疫苗

乙肝病毒具有传染性，占病毒性肝炎发病总数的45%～60%。我国大多数乙肝病毒携带者都是婴儿。这是因为婴儿自身的免疫系统并不完善，对乙肝病毒没有免疫力。如果妈妈是乙肝病毒携带者，直接传染给宝宝的概率则更大，宝宝一旦受感染，病毒会很难清除，因而就成为了乙肝病毒携带者。所以，给宝宝注射乙肝疫苗是非常必要的。

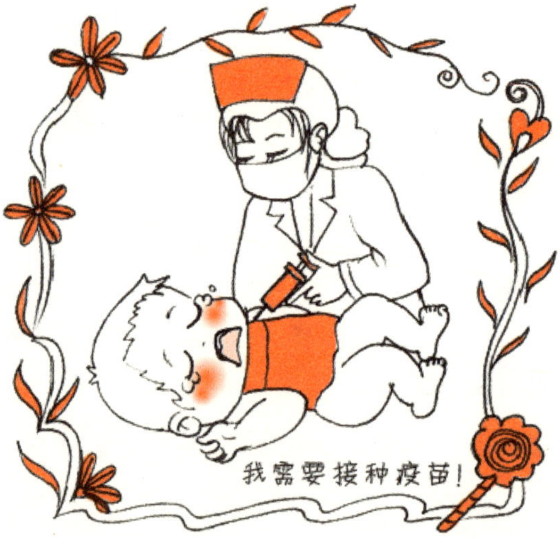

宝宝在出生24小时之内要注射第一针乙肝疫苗，满月之后注射第二针乙肝疫苗。注射之后，宝宝可能会出现局部红肿、疼痛的现象，有的宝宝还会表现出轻度的发烧、食欲不振，这些都属于正常现象，2～3天之内就能消失。不要认为接种疫苗之后就一劳永逸了。宝宝身体的免疫系统还不成熟，没有足够的抵抗力去对抗各种细菌的侵扰，疫苗只能起到预防的作用。对小宝宝而言，日常生活中无微不至的呵护才是最重要的。

对于已经及时接种了乙肝疫苗的宝宝，家长要注意让家里吸烟的人远离宝宝。宝宝被动地吸烟，会使身体的免疫系统遭到破坏，乙肝病毒很可能再次找上宝宝。体重严重超标的肥胖宝宝患乙肝的概率是正常宝宝的3.5倍，所以不能让宝宝吃得太多。另外，偏食、挑食的宝宝由于营养不良也容易使身体免疫力降低，体内的抗体受限，容易再次传染上乙肝病菌。

人体为了抵御细菌和病毒的侵袭，每天都要消耗一定量的免疫球蛋白，正常人每天要消耗500～1 000毫克的免疫球蛋白，宝宝在免疫不全期或免疫力下降时，大量有害病菌入侵，宝宝的主动防御功能减弱，导致感染上各种疾病。只有提高免疫力、主动防御才是根本的解决之道。

有的家长为了提高宝宝的免疫力，会让宝宝多吃鸡蛋黄，因为蛋黄中含有免疫球蛋白，但是新生的宝宝是无法食用蛋黄的。这时，妈妈可以给宝宝选择天然、安全、不添加任何化学成分、复水性好的活性免疫球蛋白。现在最新的科学技术是从优良的美国罗曼鸡免疫后的卵黄中，用膜分离技术萃取出活性免疫球蛋白，这样的免疫球蛋白更适合婴幼儿服用。

§卡介疫苗

卡介疫苗能够预防结核病的感染。宝宝如果感染结核病，可能会因此患上脑膜炎，并留下后遗症，后果十分严重。在宝宝出生24小时之内就应接种卡介疫苗。接种两周后，局部会出现红肿现象，这时不要用手摸，也尽量不要让宝宝的手碰到注射部位，注意保持针孔部位皮肤的清洁，以免发生感染。在接种卡介疫苗3～4周之后，接种部位会出现一个黄豆大小的包，中间有硬块，8～12周后结痂脱落，留下一个有些凹陷的圆形疤。患有结核病、急性传染病的宝宝不宜接种卡介疫苗。

如果妈妈是结核病患者，宝宝在出生后应作结核菌素试验，如果呈阳性则不应给宝宝接种，以免发生不良反应。如果宝宝患有肾脏病、心脏病、腹泻等症，也不宜给宝宝接种。宝宝接种卡介疫苗3个月后，也应到当地相关机构作结核菌素试验，检查疫苗接种是否成功，如果检查结果呈阳性，说明接种成功，阴性则说明没有成功，需再次补种。

情商培养

1. 真郁闷，怎么没人理我呢

妈妈们知道吗，宝宝从出生的第一天起，就已经在用哭声与你进行交流了。宝宝刚刚来到人间，还没缓过神儿来，就被医生重重地拍了一下，他立即用哭声表示："谁呀？打了我一巴掌！不能轻点吗？这是哪里？我是谁？人家都哭成泪人儿了，可你们却笑个不停！"于是，他哭得更厉害了……

从那以后，宝宝在不会说话之前，每天都会用哭声和妈妈对话，妈妈要学会听懂宝宝这种特殊的"语言"。记住，宝宝不会无缘无故地大哭，当他哭的时候，妈妈一定要给予足够的重视。否则，宝宝就要用生病来表示抗议了。

经常在网上看到有妈妈发帖子求助，说自己的宝宝总是在固定或者不固定的时间大哭，又找不到哭的原因，体温、饮食都正常，所以经常感到束手无策。求助于网络不如求助于自己。当宝宝哭的时候，妈妈一定要懂得用心聆听。宝宝有任何需求都要用哭声来表达，有的时候，宝宝的哭声可能仅仅是需要妈妈的爱抚或者拥抱，可是妈妈听不懂，在查看后发现宝宝没有大小便，就认为宝宝是饿了，于是每次宝宝一哭妈妈就喂奶，这样不仅会使宝宝消化不良，更没有解决宝宝为何而哭这一根本问题。人家明明不饿，可你非让他吃东西，人家能不哭吗？如果你总也听不懂宝宝的“诉说”，久而久之，宝宝对你的亲切感可能会一天一天地减退。

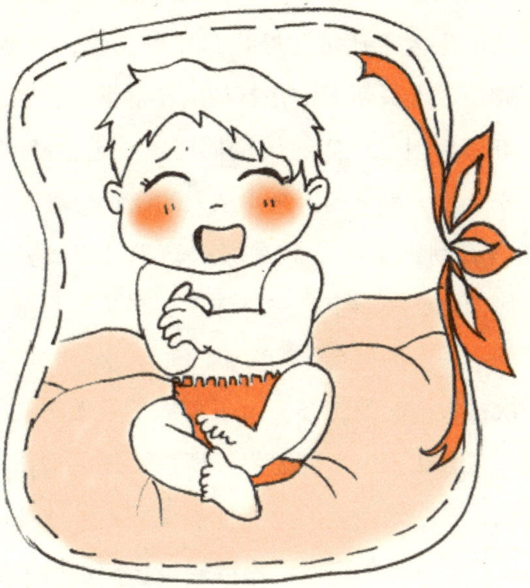

好无聊啊！没人理我！

有经验而又细心的妈妈能够根据宝宝哭声的长短和抑扬顿挫来判断宝宝的需求。事实上，宝宝不同需求的哭声也确实不同。有的书中对宝宝各种需求的哭声有详细描述，这是有科学依据的，但却不可完全采纳，每个宝宝都有自己不同的特点，妈妈不可以照搬定义，要学着分辨自己宝宝的心声。

无论如何，对于宝宝的哭声都不可置之不理，即使你找不到原因，也要把宝宝抱在怀里，给他温柔的目光和爱抚，这样宝宝才能得到安全感。如果宝宝的哭声异常，脸上还有痛苦的表情，他很可能是生病了，你要及时带宝宝去看医生。

2. 把微笑送给最爱我的人

宝宝离开了妈妈温暖而又安静的身体来到这个世上，面对陌生的环境会有些不适应，而医生为了让宝宝吐出口中的羊水，使他能够自主呼吸，还会拎住他的双脚使宝宝头朝下，并打他的小屁股。虽然大人们的行为都是为了确保他的健康，但是宝宝大哭的同时，一定会感到疼痛而又委屈。此时的宝宝缺乏安全感，十分需要来自亲人的温暖与呵护。

很多爸爸妈妈看到宝宝出生后是那么幼小、那么脆弱，以至手足无措，不知道该如何抱自己的宝宝。这时你就要尽快学会抱小宝宝的正确姿势了。来自父母的第一次拥抱会影响宝宝的一生。

当宝宝第一次被人抱起的时候，由于身体柔软而头又较大，他会产生一种下坠的感觉，这会让宝宝感到恐惧。所以，你的动作一定要轻柔，还要用眼神去安抚他，在抱起他之前，和他说说话来分散他的注意力。宝宝在子宫里就已经记住了妈妈的声音，当妈妈再次对他说话时，他会有一种莫名的亲切感。此时你抱起宝宝，让他尽可能地贴近你的身体，你也可以将宝宝的头靠在你的胸膛，让宝宝能够听到你的心跳。

你还可以用微笑与宝宝进行面对面的交流。妈妈与宝宝之间有一种天然的联系。有科学研究表明，刚出生不到20个小时的宝宝，就可以跟着妈妈做出一些动作或者表情。妈妈在给宝宝喂奶的时候，也要和宝宝进行交流，不要认为你的乳汁只解决宝宝饥饿这一生理需求，你的安抚、你的眼神、你的温柔的语言，都会在宝宝的内心产生共鸣。当宝宝吃饱后，你会在宝宝的脸上寻觅到一丝微笑。很多人也许不相信刚出生的宝宝是会笑的，但他只肯把最甜的笑容送给最爱他的人。

很多妈妈因为工作或其他原因而将宝宝交给了母亲或者婆婆照看，自己很少和宝宝接触。那么很遗憾，你失去了太多和宝宝亲密交流的机会。

不要认为宝宝小就没有记忆力，等宝宝长大了再和他沟通也不晚。这样想就错了，妈妈是宝宝的第一任启蒙教师，从宝宝出生的第一天起，你就要时时刻刻和宝宝保持交流。你要了解宝宝每一个成长的细节，了解他的内心世界。只有这样，宝宝在慢慢长大之后才能把你当成朋友，对你也不会产生抗拒情绪。你们之间没有任何代沟，宝宝才愿意把他心里所有的秘密告诉你，以便你能正确进行引导。

3. 爸爸，你该刮胡子啦

这里首先要问爸爸几个问题：你给宝宝洗过几次尿布？给宝宝喂过几次奶？你亲吻过宝宝几次？抱过宝宝几次？可能有的爸爸要惭愧地低下头说，一次也没有。当你做这些事情的时候，不仅是为妻子分担了一份劳累，也为你的父爱打下了几个红红的“100 分”。在宝宝成长的岁月里，爸爸妈妈的爱缺一不可，任何人都可以缺席，唯有父母必须伴随在宝宝成长的每一天。很多爸爸因为工作繁忙而没有时间与宝宝亲近，特别是在宝宝婴儿时期，总觉得男人应该以事业为重，照看孩子是女人的事情。殊不知，爸爸宽阔的胸膛和妈妈甘甜的乳汁加在一起，才构成了宝宝健康成长的幸福港湾。

新生宝宝会本能地与妈妈比较亲近，所以他对妈妈和对爸爸的态度可能会有所不同，爸爸通常会感到失落。这时，你要放下架子，主动去和宝宝多说话，多和宝宝一起玩耍。爸爸在宝宝出生后的第一天就要学会怎样抱他，不要因为他太小而不敢碰他，你的拥抱给宝宝带来的感觉是和妈妈完全不同的。

宝宝虽然只有模糊的视觉，但是你也要经常在他的眼前“出现”，让他对你的面孔感到熟悉。在妈妈怀孕的时候，如果你经常隔着妈妈的肚皮和宝宝说话，那么宝宝出生后就会对你多几分好感。很多宝宝在长大以后都是跟妈妈比较亲近，特别是男宝宝，反而跟爸爸有些疏远，这是由于爸爸很少与宝宝进行交流的缘故。

实际上，爸爸的爱能够给宝宝更多的力量和安慰，你会让他觉得，在这个世界上有你的保护他很安全。男宝宝多跟爸爸接触，会增加他的阳刚之气，使他身上更多地具有“男子汉的魅力”。即使工作再繁忙，爸爸也要抽出时间来和宝宝亲近，你抱抱他，和他玩耍一会儿，都会让他感到非常兴奋。

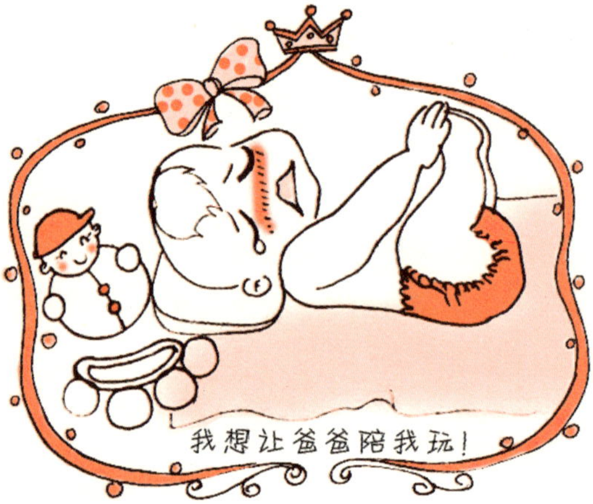

当你的嘴唇贴上宝宝那粉嫩的小脸蛋时，他会用哭笑不得的表情告诉你：“爸爸，你该刮胡子啦！”此时，你的幸福感会从心底冒出来。

益智练习

1. 妈妈对我的教育要趁早啊

张爱玲曾有一句名言："出名要趁早啊！"才女张爱玲早就意识到要趁着年轻赶快成功，如果大器晚成，即便成功了，快乐也来得不那么充分了，总觉得有些"打折"。其实对宝宝的教育也是同样的道理，大脑被开发得越早，宝宝就越聪明，被开发出来的潜能也就越多。

目前，早期教育已经在国际上达成共识：早教能够造就人才。那么要早到什么时候？抛开胎教这部分不谈，确切地说，早教应该从宝宝出生的第一天就开始了。如果一个一出生就受到理想教育的人，他的能力是100分的话，那么在5岁时才受到理想教育的人，能力就是80分，而一个10岁才开始理想教育的人，能力仅仅达到60分。并不是有天赋就有了一切，人所有的能力都不是天生的，教育可以改变人的一生。

有的妈妈认为，反正和小宝宝说话他又听不懂，所以就很少与他沟通。确切地说，宝宝在妈妈的腹中就对语言有了感知能力。语言对宝宝的教育起着至关重要的作用。虽然宝宝对爸爸妈妈经常说的话还没有记忆，但是这仍会对他的脑细胞产生影响。宝宝从呱呱坠地的那一瞬间起，就开始贪婪地向周围索取信息，但他所吸收的信息是没有选择的，真、善、美，假、恶、丑，他都"来者不拒"，而教育的目的就是帮助宝宝挑选出其中美好的事物，通过爸爸妈妈的语言进行反复刺激，使脑细胞彼此产生联系，从而相互作用，逐渐让宝宝明白是非曲直。

据科学家研究表明，新生宝宝已经具备三种能力：感觉能力、动作能力和交往能力。如果能够针对这些能力进行培养，那么对宝宝智力的开发将起到事半功倍的效果。

有这样两个病例：

病例一：

阳阳出生时患有缺血缺氧性脑病，导致她脑功能发育不全而使智力发育的水平偏低，正常婴儿的智商应在85分以上，但是阳阳的智商只有70分。在阳阳出生不到一个月的时候，爸爸妈妈带她到医院通过早期教育以及康复训练进行矫正。早教专家针对阳阳的情况制订了一套早期教育以及康复训练的方案。在医生、专家和爸爸妈妈的共同努力下，阳阳在各方面的能力已经接近于正常儿童的水平了。如今阳阳已经11岁了，不但身体、智力的发育和正常的同龄孩子没有任何区别，而且还是一个品学兼优的好学生。

病例二：

天潼在出生时也患有缺血缺氧性脑病，但由于爸爸妈妈的疏忽，未能带天潼进行早教及康复训练。随着天潼年龄的增长，爸爸妈妈发现他的智力水平与其他宝宝的差距越来越大。当天潼长到6岁的时候，爸爸妈妈发现他的行为也出现了异常，具体表现是比别的孩子行动慢，目光呆滞，说话较晚。这时爸爸妈妈带天潼去看医生，检查后发现，婴儿时期的缺血缺氧性脑病导致天潼的大脑中形成一个较大的空洞，已经严重阻碍了他的智力发育。天潼已经6岁了，脑神经细胞已完全长成，教育也无法使其恢复，已经没有治愈的希望了，天潼的爸爸妈妈后悔莫及。

这两个病例充分说明了早教的重要性。在宝宝出生后的第一个小时内，教育行为就应该开始，并且伴随他的一生。即使宝宝有轻度的智力缺陷，只要加强早期教育，智力水平等都可以在原有的基础上有所提高。

2. 别看我小，我也需要玩具呢

宝宝成长的过程是一个慢慢苏醒的过程。当他来到这个世界的第一天，他的第一个天赋——哭就随即苏醒了。然后，随着家人的引导和教育，其他的天赋和功能也开始苏醒，直到所有的功能全部苏醒，包括精神和物质两个方面，他才成长为一个“完整”的人，一个有着优秀品质和人格魅力的人。

新生宝宝需要的不仅仅是充足的乳汁、清洁的尿布和温暖的睡床。他有自己的喜怒哀乐，有自己感兴趣的东西。在宝宝的成长阶段中，玩具也是他必不可少的伙伴，就像一个玩偶娃娃对于女孩子的重要意义。几乎每一个女孩儿在她童年的时候都有一个玩偶娃娃，这个娃娃伴随着女孩儿走过幼年、童年、少年，甚至当女孩儿长成女人的时候，也舍不得丢掉那个玩偶娃娃。

有的妈妈认为宝宝才刚刚出生，整天都在呼呼大睡，又不会玩儿，所以暂时不需要玩具。妈妈这样想就错了。刚出生的宝宝最需要安全感，这种安全感一方面来自父母，另一方面则来自于玩具。一个毛茸茸、手感细腻、造型可爱、体积较大的玩具可以让宝宝感到很温暖。而一个滑稽可笑、有着好几种玩法的小人偶，可以让宝宝开怀大笑。

用适当的玩具带给宝宝安全感，对宝宝的心理健康十分有益。并且玩具是你送给宝宝的，他能感受到妈妈的爱饱含在玩具中，当你不在宝宝身边时，他会暂时将情感转移到毛绒玩具上，就不会感到孤独和无助。当宝宝一点一点长大之后，自然就不需要这种玩具了。婴儿床上悬挂的五颜六色的玩具，可以带给宝宝不一样的感受，当宝宝从睡梦中醒来，他的目光就会定格在玩具上，高兴时还会伸出小手去抓。

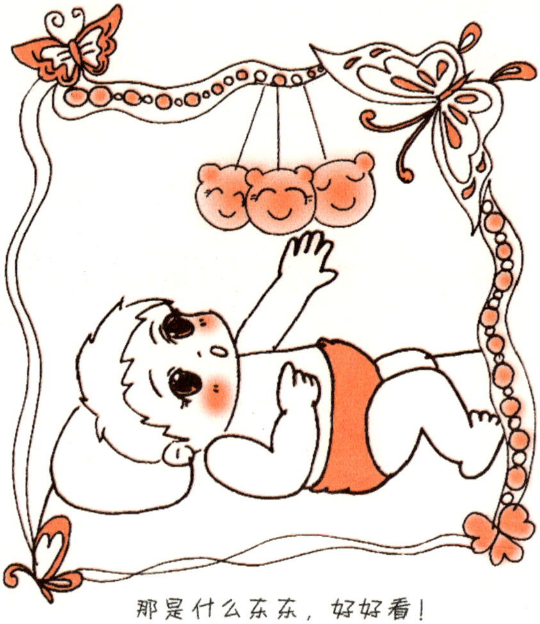

那是什么东东，好好看！

玩具不仅是宝宝儿时的好“伙伴”，还是对宝宝进行教育的“工具”，因为很多玩具都具有开发智力的功能。你可以选择适合宝宝这一阶段的玩具，在宝宝清醒的时候和他一起玩耍，既能够增进与宝宝之间的感情，又达到了益智的目的，何乐而不为呢？

3. 我是一只小鸭子，咿呀咿呀呦

开发人潜在的本能是早期教育的目的之一。有些本能应及早开发，否则随着时间的推移就会慢慢消失，比如游泳。妈妈怀孕的时候，宝宝被羊水包围长达9个月之久，这9个多月里，宝宝是不呼吸的，所以宝宝具有先天的屏气能力，将宝宝放在水里，他会本能地暂停呼吸，这是人类学会游泳的重要先决条件之一。新生宝宝身上的脂肪较多，在水里的浮力也就较大，对学习游泳更加有利。如果这些本能没有被开发，3 个月以后就会消失。这也正是很多早教机构都设立游泳项目的本意。

宝宝出生以后，离开妈妈体内的羊水而忽然接触到新鲜的空气，他会感到有些不适应。因此，将宝宝放到温暖的水里，宝宝会感觉仿佛又回到了妈妈的腹中，那熟悉的感觉会让宝宝觉得很安全。人与水有着天然的联系，如果没有出现过“溺水”事故，一般人是不会怕水的。

在水里，宝宝的四肢活动会带来水流对皮肤的刺激，能大大提高宝宝触觉和平衡感的发育。游泳是一种全身配合的运动，可以使宝宝的骨骼、肌肉、关节都得到锻炼，水温和室温的温差使皮肤的调节能力也得到了锻炼，有利于增强宝宝的体质，提高抗寒能力。全身运动使肠蠕动增强，有利于消化系统的发育，并可有效避免宝宝消化不良以及黄疸的发生。同时，肌体的活动会直接给大脑以良性的刺激，促进大脑的发育。

虽然训练宝宝游泳有益于身心的发展，但并不是所有新生的宝宝都适合游泳。早产和体重不达标的宝宝不可以游泳。妈妈第一次训练宝宝游泳最好不要在家里，如果不专业可能会使宝宝发生危险。游泳的水温应保持在 37℃ ~40℃之间，室温应保持在 38℃左右。

4. 补充 DHA，我要赢在未来

初为人父人母的爸爸妈妈除了注重宝宝身体营养的同时，也格外想培养出聪明的宝宝。为宝宝的智慧打下坚实的基础是宝宝赢在未来的关键！

我们提倡母乳喂养，这是对宝宝的健康最有益的一种喂养方式，但是母乳中 DHA 的含量较少，而 DHA 又是决定宝宝是否聪明的重要物质。DHA 学名为二十二碳六烯酸，又称“脑黄金”，是一种对人体非常重要的多不饱和脂肪酸，在大脑神经细胞中的含量高达 20%，是生长及维持神经细胞的重要物质，它是构成人脑皮层细胞膜、视网膜的主要脂肪酸，DHA

对于大脑和视网膜的发育是否完善起着至关重要的作用。

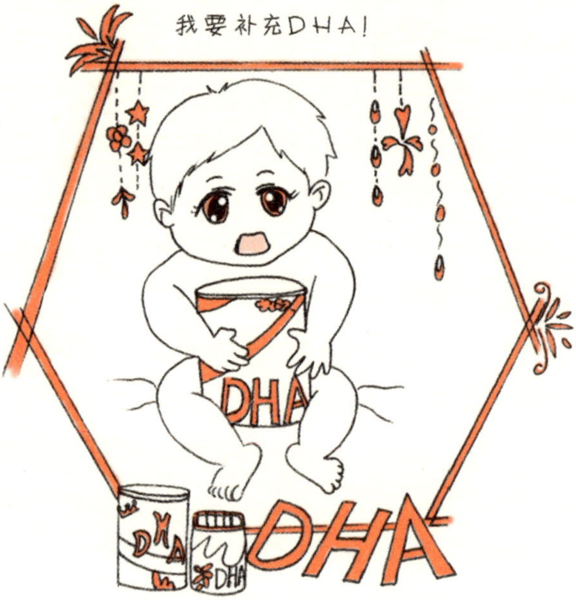

在1990年日本东京举办的“国际DHA研讨会”上，英国营养学家Crawford揭示了DHA与脑发育之间的关系。他认为若DHA含量不足，可引起胎儿与婴幼儿的脑神经发育不全。出生后的前三年是中枢神经系统发育的关键时期，此时的营养状况对脑的形态、生理功能及神经分化产生着永久性的影响。由美国儿童健康及人类发展协会资助的“贝氏婴儿智力测试”（Bayley Scales Of Infant Development）表明，DHA能显著提高儿童智力的发育水平。DHA补充组儿童的反应灵敏度、记忆力明显提高；儿童语言发展的指数提高；骨骼生长发育加速；后天学习的能力增强；儿童成长期的视觉发病率大大下降。

胎儿和婴幼儿时期是脑发育的重要阶段，在这一阶段中，充足的营养物质和正确的教养方法相互搭配是至关重要的。而且，没有“营养”这一“物质基础”，早教这类“上层建筑”也就成了“无本之木”。如果营养在这一关键时期提供不足，将会对宝宝大脑的发育造成不可挽回的损失。

日本政府曾总结经验并提出："一杯牛奶强壮一个民族。"而如今日本又开始大力推广 DHA，这也是日本下一代儿童智商较高的主要原因。根据世界卫生组织（WHO）对各国孕产妇母乳进行的调查中可以看出，每 100 毫升母乳中 DHA 的含量各有不同，美国大约 15 毫克，南非 11 毫克，而日本则为 22 毫克，因此日本儿童的智商普遍高于各国儿童。由于饮食习惯和科技水平的落后，我国产妇乳汁中的 DHA 含量平均仅为 13.5 毫克，所以我国孕产妇及婴幼儿更缺乏 DHA，更应充分补充。

世界卫生组织和国际脂肪及类脂研究协会建议，孕妇和哺乳期女性每日的 DHA 补充量应为 300 毫克，对于断奶期及非母乳喂养的婴幼儿，每天要根据婴幼儿的体重摄入 DHA，约为 20 毫克／千克。既然母乳中的 DHA 含量"先天不足"，就只能后天补充。如果是母乳喂养，妈妈服用 DHA 可以让宝宝和妈妈同时受益。对 DHA 的补充越早越好，确切地说，在妈妈怀孕期间就应该开始补充。如果妈妈在孕期没有意识到补充 DHA，也要在宝宝出生后及时补充。近几年我国也开始重视对 DHA 营养素的宣传教育，特别是奶粉生产企业都将 DHA 作为必备 A 级营养素添加到奶粉当中，然而奶粉中 DHA 的含量是远远不够的。因此，为了不让宝宝输在起跑线上，妈妈要给宝宝选择合适、足量的 DHA。

目前最好的 DHA 应该具备三大标准：第一，必须要从植物中提取不含 EPA（二十二五烯酸，是人体所需的一种多不饱和脂肪酸）的 DHA，目前以藻油 DHA 最为广泛；第二，纯度高，最好在 40% 以上，如果选择具有"DHA + 牛磺酸 + 锌"三合一功效的完美配方进行高效补充，效果会更完美；第三，吸收好，在提取过程中使用乳化的技术会使 DHA 更利于宝宝吸收。

亲子游戏

1. 给宝宝按摩

目的：增进妈妈和宝宝之间的感情，让宝宝对妈妈产生依恋感。

方法：在宝宝睡醒或者给宝宝换尿布的时候，可以给宝宝做按摩操，当妈妈温柔的手滑过宝宝皮肤的时候，他会感到无比快乐。具体方法是妈妈先将手搓热，并将适量的润肤油涂抹在手上，从下至上按摩宝宝的全身，每按摩完身体的一个部位后，将手搓热继续按摩下一部位。动作要轻柔，一边

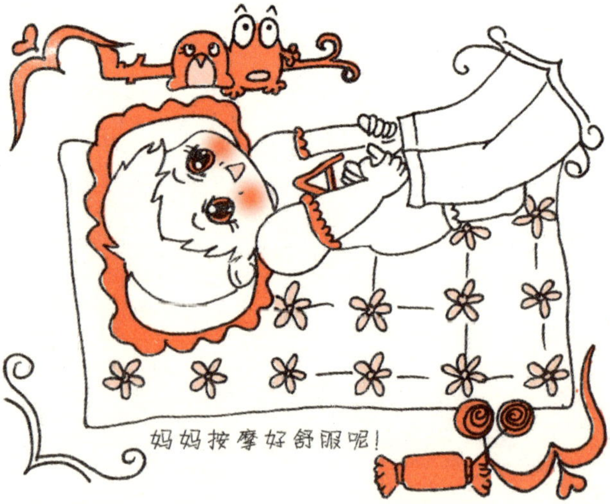

按摩一边轻轻地和宝宝说话或者给宝宝念一段儿歌，每天按摩5～6次，每次3～5分钟。给宝宝按摩时要记得给他盖上一条被子，以免着凉。

妈妈在给宝宝喂奶的时候，可以一只手托住宝宝的头，另一只手轻轻按摩宝宝的手指，或者让宝宝紧紧握住妈妈的手，这样可以刺激宝宝的末梢神经，有助于增强宝宝的大脑发育及手指灵活度。这种按摩方法可以增进妈妈和宝宝之间的感情，让宝宝逐渐对妈妈产生依恋的感觉，让他熟悉妈妈温柔的手感，还可以给宝宝带来安全感。在宝宝清醒的时候，妈妈要经常搂抱、亲吻宝宝。

2. 抓手套

目的：训练宝宝向上抓取的能力。

方法：找来一副手套，用棉花、碎布头等将手套内填满，手指的部位也要填充，手套的手腕处用一根绳子系好。在宝宝清醒的时候，妈妈拎着绳子的另一端在宝宝眼前晃动手套，让宝宝能够伸手抓到手套。

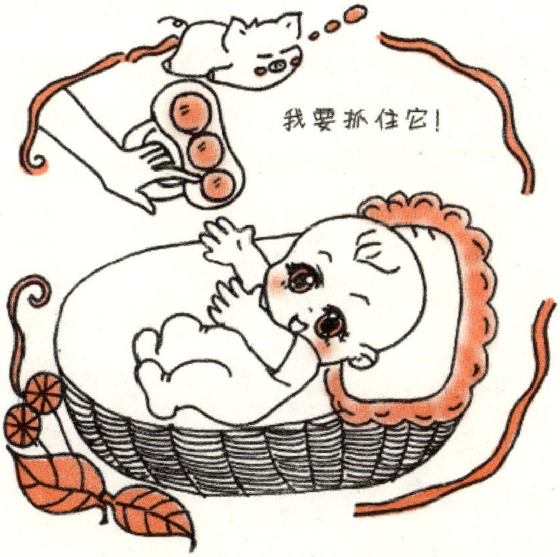

3. 跟踪红球

目的：训练宝宝眼睛跟踪物体的能力。

方法：拿一个红颜色的小球在宝宝面前移动，让宝宝的目光追随着小球移动，然后故意将球掉在地上，通过发出声音来观察宝宝的反应。下次再做这个游戏时，可换其他玩具，如毛绒熊等。

4. 抬头看

目的：训练宝宝抬头，锻炼宝宝的颈部力量。

方法：训练宝宝抬头可以扩大宝宝的视野，促进宝宝的智力发育。妈妈可以将宝宝竖直抱起来，让他依偎在妈妈的肩头，然后让宝宝的头离开妈妈的肩，自然竖立几秒钟。这项游戏可以在每次喂完奶之后进行。还可以让宝宝趴在床上，头偏向一侧，在另一侧发出声响引逗宝宝，让宝宝的头随着声音抬起几秒钟。这里要提醒妈妈，如果宝宝刚吃饱，不要让他俯卧，练习抬头的时间也不宜过长，一两分钟就好。之后要让宝宝仰卧休息。

5. 齐步走

目的：训练宝宝提早走路的能力以及四肢协调的能力。

方法：宝宝在出生 8 天之后，会产生一种先天的反应，即行走反射，过了这一阶段，这种反射能力就会消失。所以，如果充分利用好这一阶段，宝宝就可以提前学会走路，还可以刺激宝宝大脑的发育和智力的发展。具体的方法是从背后托住宝宝的腋下，用双手的大拇指控制住宝宝尚不能竖直的头部，让宝宝光着脚接触床面，这时他就会自然地向前迈步。每天作这个训练 3 ~4 次，每次作 3 分钟左右。这样坚持一段时间之后，再将宝宝竖直抱起，当宝宝的脚接触到地面，他就会自然地“向前走”。

6. 悄悄话

目的：培养宝宝的语言能力。

方法：生育问题专家伯顿 · L. 怀特说：“语言绝对是发展智力和社交能力的核心因素。”所以，爸爸妈妈要坚持和宝宝说话。千万不要认为对新生的宝宝说话是“对牛弹琴”，虽然他听不懂你说话的内容，但是他能够从你的言语中感受到你的温柔和对他的关爱。爸爸妈妈的声音也可以加强对宝宝听觉的刺激，让他更加熟悉你们的声音。

比如在给宝宝喂奶时，妈妈可以说：“来，宝宝，我们开始吃饭了。”哄宝宝睡觉的时候，可以对他说：“宝宝，我们睡觉了。”每次和宝宝说话的时候，要观察他的表情。经常和宝宝说话，可以增进和宝宝之间的感情，还可以锻炼宝宝的语言能力。爸爸用很温柔的声音喊宝宝的名字、和宝宝说话、用很亲切的目光注视宝宝，或者对着宝宝做鬼脸、逗宝宝笑、刺激他发出声音等等，这些都能培养宝宝的语言能力。

妈妈日记册

他实在是太小了，小到想要抱一抱都怕弄疼了他。“哎！小宝贝，你快睁开眼睛看看啊，这个世界多么丰富多彩！再这样睡下去，你会错过许多美好的东西哦！”其实，不用大人们提醒，小宝贝只是在装睡！不信，你瞧，他的眼睛滴溜溜地转着，那是在偷听呢！听到了什么？当然不能告诉你，那是他心中的小秘密。

告诉你，他的脾气可大着哩！奶瓶不消毒？不行！脏衣服？不穿！满月酒？不吃！空中飞人？不玩！抱着睡觉？不干……也难怪，世界那么大，而他又那么小，不好好保护一下怎么行？不过你放心，他不会一直这么娇弱下去，没发现他已经懂得察言观色了吗？你可要对他好一点，最好经常陪伴在他身边，否则，宝宝会提出抗议的！什么，他不搭理你？别急，那是因为他正沉浸在大自然美妙的声音中，没有看见你。

身体指标

指标 \ 月龄	1月	2月	3月
体重 (kg)	男 4.22 ±0.50	男 5.54 ±0.70	男 6.65 ±0.70
	女 3.96 ±0.24	女 5.17 ±0.49	女 6.12 ±0.50
身长 (cm)	男 54.4 ±2.2	男 57.9 ±2.2	男 61.6 ±2.2
	女 53.8 ±2.3	女 57.6 ±2.2	女 59.9 ±2.0
头围 (cm)	男 36.8 ±1.1	男 39.2 ±1.1	男 41.2 ±1.1
	女 36.1 ±1.2	女 38.1 ±1.2	女 39.4 ±1.2

表2

饮食营养

1. 我的“混搭”美食大餐

妈妈的奶水是否充足决定了宝宝是进行“单餐”还是“混搭”大餐。如果妈妈由于工作繁忙或奶水不足等原因无法满足宝宝的成长需要，这时就需要配合人工喂养，同时仍要继续坚持母乳喂养。即使奶水不足的妈妈，也要坚持母乳喂养，不要完全放弃母乳，而单纯地进行人工喂养。母乳喂养是培养妈妈与宝宝之间感情的大好时机，而人工喂养却会让宝宝对奶瓶产生依赖。因为宝宝吮吸奶嘴比较容易，会本能地因为吮吸妈妈的乳头较费力而不愿意再接受母乳。另外，混合喂养需要间隔进行，不要一次既吃母乳又吃配方奶。

很多人工喂养与母乳喂养“混搭”的妈妈们，对于应该给宝宝选择什么牌子的奶粉比较困惑。自从“三聚氰胺”事件发生后，妈妈们开始感到迷茫——连全国知名的大品牌，甚至国家免检的奶粉都没能逃过此“劫”，到底选择什么牌子的奶粉才安全？

婴幼儿奶粉最重要的当然是安全性，这里教妈妈们一个小窍门，给宝宝选择奶粉时不能只看广告。即使你亲自到超市去查看奶粉的成分和营养配方，也无法判断它的安全性是否过关，更何况配方中的专业名词，妈妈看了也是“云里雾里”。怎么办？别看广告，看宝宝——不仅要看自己的宝宝也要看其他的宝宝。妈妈们聚在一起时谈论最多的话题就是自己的宝宝。当你看到女伴的宝宝健康快乐，精神状态好而又活泼爱笑时，你要问问这位妈妈平时给宝宝吃的是什么牌子的奶粉，在哪里购买的。有了健康宝宝作“鉴定”，这个牌子的奶粉你就可以放心购买了。

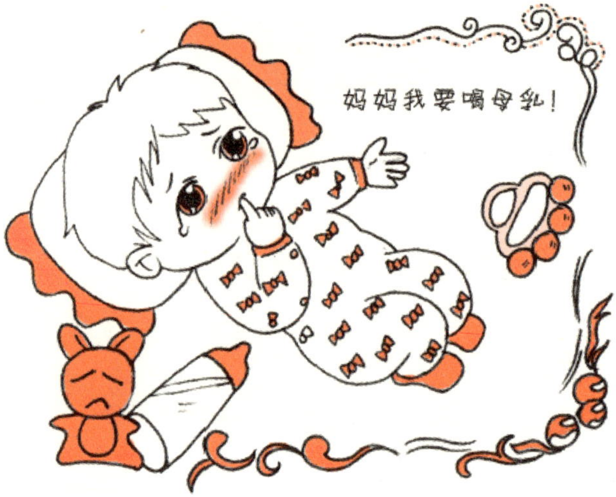

宝宝的“混搭”美食大餐不仅要考虑营养方面的合理搭配，还要考虑宝宝的健康需求。这时的宝宝身体机能还没有发育成熟，免疫系统很薄弱，所以要通过宝宝的“混搭”大餐来提高宝宝的免疫力。妈妈珍贵的初乳可以大大提高宝宝的免疫力，牛初乳也是一样。牛初乳中免疫因子和生长因子的含量比一般牛奶高出许多倍。宝宝的免疫系统尚未发育完全，易生病，这也是单纯人工喂养的宝宝经常遇到的问题。如果反复进行药物治疗会破坏宝宝娇嫩的胃肠道，而牛初乳给宝宝提供的抗体可以在很大程度上弥补人工喂养的不足。

普通低温喷雾干燥技术制取的牛初乳中的IgG（免疫球蛋G）活性低，并且很容易流失，变成普通的蛋白质，从而加重了婴幼儿的肠胃负担，出现上火的症状。而采用超低温冻干技术生产的牛初乳冻干粉，因为其中的IgG免疫活性高，就避免了因变成普通蛋白质而导致的上火现象。

目前市场上销售的几乎是清一色新西兰奶源的牛初乳，初乳的取乳时间不同、干燥工艺不同、品控标准不同也会导致生物利用度、价格千差万别。妈妈们在给宝宝选择牛初乳的时候一定不要人云亦云，一定要作出自己的判断，也不要过分担忧，目前一般制药企业严谨的生产态度还是值得信赖的。

2. 小肚肚已经吃饱啦

很多年轻的妈妈曾经向我询问如何判断自己的奶水是否充足，现在的很多老人会有一些传统想法，喜欢以“自己带过多少个孩子，经验丰富”而“独断专行”，按照自己的想法去护理宝宝。但有些想法是不科学的，比如看到宝宝哭闹，就认为他是没吃饱，于是向妈妈施加压力，说妈妈的奶水不足。实际上，能够正常分泌乳汁的妈妈，只要让宝宝每次都将两侧的乳房全部吸空，就能够喂饱宝宝。宝宝哭的时候，不一定是饿了，妈妈必须要学会“听音”。那么，怎样判断宝宝是否吃饱了呢？

★宝宝在吃奶的时候，能够看到他连续吮吸、吞咽的动作并且能够听到“咕咚咕咚”的吞咽声，这样持续15~20分钟，并且在吃完后，宝宝能够安静地入睡，这说明宝宝已经吃饱了；如果看到宝宝吮吸很长时间才咽一次，或吃完后仍然咬住你的乳头不放，这说明宝宝没有吃饱，你的奶水可能不足。

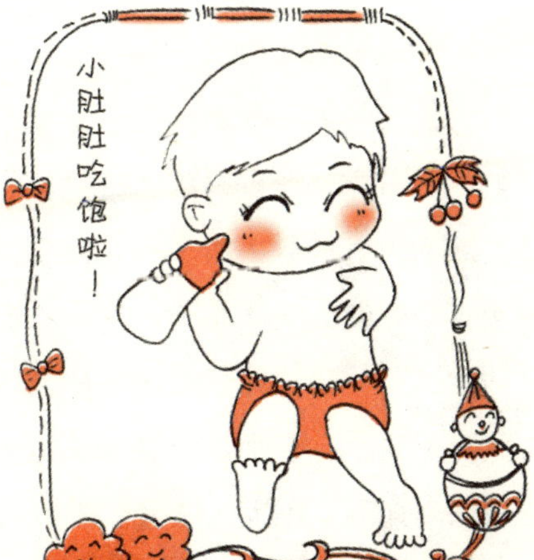

★宝宝清醒的时候精神状态

很好，不哭不闹，吃完奶后会冲你微笑，有满足感，这说明宝宝吃饱了；如果宝宝吃完奶后还是哭闹或者睡不到两个小时就会哭着醒来，这说明宝宝没有吃饱。

★定期为宝宝测量体重。如果宝宝的体重每周增长150~200克，身体的各项指标都能够达标，健康状况良好，这说明宝宝能够吃饱。相反则说明宝宝没有吃饱。

★观察宝宝大小便的次数。如果宝宝每24小时有小便6次以上，大便3~4次并成金黄色稠状，这说明宝宝完全正常；如果达不到这样的次数，或大便呈绿色稀状，则说明宝宝没有吃饱。

3. 奶瓶干净，我不生病

人工喂养的首要问题就是宝宝奶瓶方面的问题。很多妈妈在宝宝出生前就已经把奶瓶准备好了。一般要准备6个左右的奶瓶，其中4个给宝宝喝奶用，另外2个装果汁等，不可任何饮品都“一瓶烩”。

§奶瓶的选择

奶瓶的材质一般有玻璃和塑料两种。建议妈妈给宝宝选择玻璃材质的奶瓶。因为玻璃奶瓶透明度高、便于清洗，并且不会残留污渍。玻璃奶瓶在安全方面能够让人放心，加热后不会产生有害物质。塑料奶瓶清洗过后容易残留细菌，经过高温加热或低温冷藏还可能会起化学反应。不过，玻璃奶瓶对于新生宝宝来说比较重，他还拿不动如此沉重的“家伙”，因此可先由妈妈代劳，等宝宝长大后有力气了，就可以独立喝奶了。

奶瓶最重要的就是透明度，要尽量选择瓶身不太花哨的奶瓶，以免影响刻度的读取。瓶身的刻度要清晰准确。如果选择塑料奶瓶，妈妈一定要仔细检查瓶体的硬度，以免用久了瓶身变形。在选购奶瓶的时候，妈妈还要打开瓶盖闻一闻里面是否有异味，质量达标的奶瓶应该没有任何味道。

检查奶嘴也是必不可少的一个环节，它直接决定了宝宝会不会接受这个奶瓶。首先奶嘴的安全性一定要达标。奶嘴被宝宝直接含在口中，如果质量不好，会威胁到宝宝的健康。建议妈妈选择信誉度高、口碑好、公众认可度高的品牌，这样的产品质量一般都可达标。

宝宝用的奶嘴不能过大，由于新生宝宝还不能很好地吮吸，太大的奶嘴无法塞进他的小嘴。另外，奶嘴上的奶孔不可过大，数量不可过多，否则会使宝宝呛奶或吐奶。妈妈可以在奶瓶中注入温水，然后将奶瓶倒置，通过观察奶嘴的“流量”来判断选择的是否合适。如果里面的水是一滴一滴地流下，说明大小适中；如果水成直线流下，说明奶孔过大；如果水根本流不出，说明奶孔过小，宝宝吮吸起来会非常困难。

§奶瓶的清洗

宝宝的奶瓶一定要保持清洁并经常消毒。不必每次清洗过后都消毒，一周2~3次就可以。奶瓶用完之后要马上清洗，不要认为还有替换的奶瓶，就不及时清理，那样会使留在奶瓶中的奶渍凝固，不易清洗干净，而且凝固在奶瓶上的奶渍给病原微生物的繁殖创造了机会。特别是在夏季更要及时清洗奶瓶。

清洗奶瓶时要仔细、认真，不要放过任何边边角角，特别是瓶口的螺旋处，一定要认真清洗。清洗奶嘴时不要漏掉顶端的小孔，要仔细清洗，保证奶水能够流畅、干净地通过。如果用毛刷清洗奶瓶，要注意刷毛的硬度，特别是塑料奶瓶，不要刮花内侧的瓶壁，刮花的奶瓶要弃之不用。瓶刷的洁净程度也很重要，每次清洗完奶瓶后也要将瓶刷清洗干净，以备下次使用。

§ 奶瓶的消毒

刚当上妈妈的孙女士因为工作繁忙而没有办法亲自护理宝宝，只好把婆婆接过来帮助照看。白天婆婆在家都是用奶瓶喂宝宝，孙女士怕婆婆记性不好会忘记清洗奶瓶，因此每次都把奶瓶清洗得干干净净再交给婆婆。可是没过多久，宝宝开始不喜欢吃奶，看到奶瓶就有一种厌恶感。最初孙女士以为宝宝不喜欢喝配方奶，于是每天上班之前都把自己的乳汁挤出来留在家里供宝宝“享用”，可宝宝还是不喜欢。不久之后，孙女士发现宝宝出现了口腔溃疡，连嘴唇上都是成片的白斑。她连忙带宝宝去看医生，医生说宝宝是由于奶瓶不卫生而患上了鹅口疮。孙女士感到很纳闷，每次都用水将奶瓶洗得干干净净，怎么还会不卫生？其实，孙女士犯了一个错误，就是单纯地清洗奶瓶。这是不够的，一定要经常给奶瓶消毒才行。

在奶瓶消毒前一定要先清洗奶瓶，奶瓶清洗干净之后方可消毒，切不可没有清洗就直接消毒。消毒时可用一个新的不锈钢锅，注水后将玻璃奶瓶的瓶体放在锅内加热煮沸进行消毒，水沸腾之后需再煮 10 分钟左右才可达到消毒的目的。塑料的奶瓶要等水沸腾之后再放入锅中，煮 5 分钟左右后取出。奶嘴也要等水沸腾之后再放入锅中煮 3 分钟左右。消毒结束后，要用镊子从锅中取出奶瓶，放在干净的地方，晾干后用干净的布盖好。煮奶瓶用的锅一定是新的并且是给宝宝专用的，不可以用家里煮饭的锅。如果经济状况允许的话，妈妈也可以使用市场上卖的专用消毒机器进行消毒。

生活起居

1. 妈妈这样帮我换衣服

经常能在外面看到一些宝宝穿着脏兮兮的衣服。通常情况下，这样的宝宝在流鼻涕、口水或吃东西把小脸弄脏时，妈妈会直接用衣角给宝宝擦拭。这样做虽然很省事，但却很容易让宝宝受到细菌的感染。为了宝宝的身体健康着想，还是把你的宝宝“打扮”成人见人爱的“靓宝宝”吧！

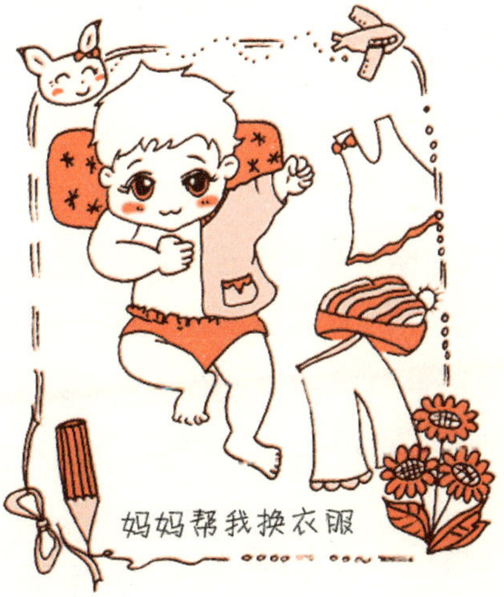

给宝宝换衣服要及时，发现衣服脏了一定要马上更换。如果宝宝的衣裤没有尿湿，最好选在宝宝睡醒之后的10分钟内更换；如果尿湿了，则不可以拖延时间，要立即给宝宝换下脏衣裤，这样可以避免宝宝患皮疹、感冒等。

宝宝身体柔软，还不会全身配合。因此，给宝宝换衣服时一定要非常小心。在换衣服之前，妈妈要检查一下衣服里有没有脱线的地方，以免勒到宝宝的手指或脚趾。

给宝宝换衣服时，首先要把宝宝平放在床上，查看尿布是否干净，如果不干净要先换尿布。然后把上衣的带子解开，平铺在床上，将宝宝放在衣服上，把右边袖口弄宽并轻轻把宝宝的手臂穿过去，另一侧也同样如此，穿好后将上衣的带子系上。

如果穿裤子，要先将宝宝的一条腿伸进裤腿，然后再将另一条腿引进，穿好后先将裤子的前面提起来，最好穿在上衣的外面，将宝宝抱起来后，再把裤子的后面提起来。

如果给宝宝穿套头的衣服，妈妈要从下面把手伸到衣服的领口处，把整个衣服都堆在领口，尽量把领口撑开，避免蹭到宝宝的鼻子或耳朵。

边和宝宝说话边帮宝宝换衣服可以分散他的注意力，否则当衣服遮住视线时，眼前瞬间的黑暗会让宝宝感到恐惧。柔软干净的新衣服穿到身上，他会觉得很舒服，心情也会很好。换完衣服后，你还可以和宝宝玩耍一会儿再哄他睡觉。

冬季给宝宝换衣服时请注意，为了避免换衣服时宝宝着凉，要尽可能地缩短换衣时间。在脱去脏衣服之前，妈妈要先把干净衣服准备好，切忌把宝宝晾在一边去找衣服。最好先用热水袋或暖气将衣服烘暖，换衣服时应将宝宝身体裸露的部分用被子盖上。

两个月左右大的宝宝需要经常更换衣物，如果家庭空间允许的话，最好给宝宝准备一个专门的“更衣室”，室温最好在25℃～28℃之间，不要让对流风直接吹到宝宝，也要避免冷空气直接接触到宝宝的肌肤。“更衣室”内要有一个宽大、柔软的床或沙发，以避免换衣服时宝宝自己滚落到地上，对宝宝来说，安全是最重要的。

妈妈应根据天气预报、气温变化以及自己的感觉，有计划地给宝宝增加衣服，衣服的多少以宝宝不出汗、手脚不凉为准。宝宝每天穿多少衣服最好在早晨起床时决定。早晨起床后，妈妈可看一下天气情况并与前一天作比较，如果没有大的变化，就不要轻易给宝宝增减衣服。如果早晨起来穿得多，感觉到热时再脱下，很容易使宝宝感冒。如果每个季节你的家里都能保持恒温，那么宝宝的衣服就更加不必随意增减。对于经常睡觉的宝宝来说，最重要的是给他准备一个舒适、柔软的小被子或毛毯。

一旦给宝宝增加衣服后就不应该再减少了，因此秋季给宝宝增加衣服时要慎重，因为从秋季到冬季一天比一天冷，只能是越加越多，到了真正的寒冷季节，很可能就没有衣服可加了。秋季掌握宝宝穿衣量最好的办法是，你和宝宝穿一样薄厚的衣服，在宝宝1~3个月的阶段，你静坐时不觉得冷，宝宝就不会觉得冷，而对于8~9个月的宝宝，则要比你少穿一件。

2. 衣服脏了，就不可爱了

脏衣服并不单纯指宝宝穿脏的衣服，新衣服也是脏衣服。比如我们成年人在买来贴身的内衣后都要清洗后才会穿，更何况是皮肤稚嫩的宝宝呢。所以，新买来的衣服不要直接穿在宝宝身上，一定要先清洗一遍。棉花在生长过程中饱受多种农药的侵袭，其中一部分就会被纤维吸收而最终残留在衣服上。从棉花到成衣，经过纺线、织布、印染、剪裁、缝制、熨烫、检验、包装、运输……数不清有多少沾了细菌的手摸过它。所以，彻底清洗是对付新衣服上脏东西的最好办法。

§宝宝衣服的清洗

妈妈最好不要把宝宝的脏衣服“攒”到一起清洗，很多脏衣服堆在一起会滋生出新的细菌，如果不及时清洗衣服上残留的污渍如奶渍等，就很难再洗干净。

洗涤宝宝的衣物时，不可与成人衣服“一锅烩”。因为成人活动范围广，衣物上更是“百菌齐放”，在清洗的过程中会沾到宝宝的衣服上。这些细菌对大人来说可能无所谓，但宝宝皮肤的厚度只有成人皮肤厚度的1/10，抵抗力差，细菌会让宝宝的皮肤受到感染。

宝宝的所有衣物特别是贴身穿的衣服，一定要用专用的盆单独手洗。洗的时候不可以用洗衣粉，不要用印有“生物制品”字样的洗涤剂。要看好衣服标签上的洗涤说明，以保持衣服的样式、颜色和质地。

即使用宝宝专用的香皂洗衣服也要讲究“度”，过量使用也会适得其反，因为香皂对污渍的“捕获”不分“青红皂白”，对衣服上和水中的污渍一概不拒绝，一旦过量就会将水中的污物重新附着在衣服上。所以对香皂的使用一定要适量。

洗净污渍只是完成了洗涤程序的三分之一，接下来的漂洗才是“重头戏”。妈妈要用清水将衣服反复过水清洗两三遍，直到水清为止。残留在衣物上的洗涤剂或肥皂对孩子造成的危害绝不亚于衣物上的污垢。最后，所有洗完的衣服都要在阳光下彻底晾干，因为阳光是最安全的消毒剂。

§ 宝宝衣服的存放

将宝宝的衣服清洗干净之后，接下来的工序就是存储了。宝宝总要有些换季的衣服需要存放，以备来年再穿。首先切记不能在衣箱或衣柜中放置樟脑球，以免来年再穿时浓重的味道刺激到宝宝。最好将宝宝的衣物单独存放，不要和爸爸妈妈的混在一起，衣柜也要经常通风，否则衣物受潮易生蛀虫或发霉。如果长时间存放，一定要经常将衣物拿出来晾晒，可起到杀菌的作用。提醒妈妈，哪怕宝宝的衣服只穿过一次，也要清洗干净后再存放。

3. 我的小枕头不高不低才舒服

宝宝在刚出生的时候是不需要用枕头的，新生宝宝都是“大头娃娃”，头几乎与肩同宽。所以，无论宝宝以什么姿势睡觉，他的头与身体都处于同一水平线上，睡觉时还是很舒服的，枕头暂时派不上用场。到了三个月大的时候，宝宝的头可以稍稍抬起，脊柱开始出现向前的生理弯曲，这个时候即可使用枕头了。一般3~6个月大的宝宝使用枕头的高度应低于三厘米，6个月后可增高到三厘米。枕头的长度应与宝宝双肩的距离差不多为宜。一个合适的枕头有利于促进宝宝头部的血液循环和生长发育。

宝宝的枕头应该柔软、轻便，一岁之前的宝宝囟门还没有完全闭合，太硬的枕头容易睡出“不规则头形”，还可能造成颈椎变形。但也不能过于柔软，三个月大的宝宝头大身轻，身体较软，还不会自我调整睡姿，如果枕头过于柔软且高，宝宝就很容易发生窒息危险。枕头与头部接触的位置应尽量做成与头颅后部相似的形状，这样宝宝躺上去会更舒服，枕套应以纯棉布制作。宝宝枕头的透气性和吸水性尤为重要。宝宝的新陈代谢较为旺盛，头部出汗较多，吸水性好的枕头可以防止由于枕头潮湿而发生的头皮感染。

妈妈在清洗宝宝的被褥时，千万别忘了清洁的小枕头。宝宝经常流口水，清洁的小枕头有助于宝宝吸入新鲜的空气，很多患有呼吸系统疾病的宝宝都是由于枕头不卫生引起的。所以枕芯最好一年更换一次，并经常在阳光下曝晒。

4. 妈妈，我不是“夜啼郎”

蔡女士的婆婆家住在农村。宝宝出生一个月后，她和丈夫带着宝宝回婆婆家住了一段日子。宝宝经常在夜间啼哭，婆婆竟然到“大仙”那里求了一张“符”，上面写着“天皇皇，地晃晃，我家有个夜啼郎”，弄得蔡女士哭笑不得。

婆婆的这种做法显然是迷信的，没有任何科学依据的。很多宝宝在白天很乖，吃睡正常，但是到了晚上就开始大哭不止，每天晚上都要折腾几次。宝宝一般不会无缘无故大哭，如果夜间哭着醒来，一定是有让他不舒服的原因。

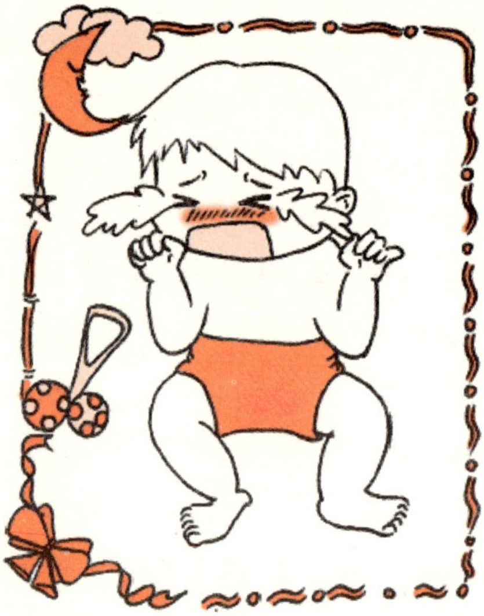

如果你的宝宝经常在夜间啼哭，妈妈要重视起来。导致宝宝夜晚啼哭的原因有很多，比如宝宝睡前的最后一餐吃得过饱或过少、白天受了惊吓、白天睡觉过多、身体不舒服等等。帮你的“夜啼郎”找到原因，然后作出针对性的调整，让宝宝能安然入睡。

宝宝睡前的最后一餐要适量，并作好睡一整夜的准备。不要喂得过饱，要少量饮水，以免宝宝夜间尿床影响睡眠；也不能喂得过少，否则宝宝夜间会饿醒。宝宝如果在白天受到了惊吓，也会在夜间啼哭，所以即使在宝宝清醒的时候也不要让他受到惊扰。有些宝宝喜欢在白天睡觉，到了夜里却精神亢奋，当夜深人静没人理他时，就会用哭声表示“抗议”。对待这样的宝宝，妈妈要有意识地培养宝宝良好的睡眠习惯，白天多和他玩耍，多说说话，尽量让他少睡觉，而留到晚上“统一”睡。

有的妈妈在夜里听到宝宝哭，就急忙给他喂奶。其实宝宝夜间啼哭不一定是因为饿了，听到宝宝的哭声要先检查一下宝宝是不是有尿了，是不是被子盖得不舒服了，是不是太热或太冷了，是不是睡前吃得太饱了，是不是身体哪里不舒服了……注意在给宝宝检查时不要用强光照射，只要有微弱的灯光就可以了。光线太强会迫使宝宝清醒，让他难以再次入睡。

宝宝经常在夜间哭闹也严重影响了爸爸妈妈的睡眠，有的妈妈实在“招架”不住，感到累了、烦了，就会任其哭闹，心想：“哭吧哭吧，反正没人理你，哭累了你就不哭了。”但是，当你这样做的时候，宝宝可能会想：“我都哭了这么久，怎么还没人理我？爸爸妈妈都不爱我。”这会伤宝宝的心，对宝宝的心理健康成长极为不利。

5. 别抱着我转呀转的，睡不香

很多妈妈喜欢一边在地上来回走，一边抱着宝宝哄他睡觉，嘴里还不停地念叨着，即使宝宝睡着了，也要继续抱着他走来走去。妈妈认为这样抱着宝宝入睡会使宝宝有安全感。其实，这样做是不对的。

当宝宝睡着后，妈妈如果还抱着他走动，就会影响宝宝的睡眠质量，使他无法进入深度睡眠，可能睡一会儿就醒了，睡醒后也会无精打采。被抱着的宝宝在睡眠中四肢受到束缚，全身无法充分伸展开。虽然宝宝在睡觉，但实际上，他全身的肌肉仍处于紧张状态，并没有得到充分的休息。宝宝被抱着呼吸会不畅快，同时也不能充分地将二氧化碳呼出去，吸进新鲜的氧气。

妈妈经常抱着宝宝，拍拍哄哄使他入睡，还会让宝宝产生一种依赖心理——只有抱着才能睡着，一放到床上就会醒来。

妈妈长时间抱着宝宝，总有累了的时候，稍微变换一下姿势，就可能将宝宝惊醒，如果你的动作幅度稍微大一些，还可能使宝宝受到惊吓。有时妈妈抱累了，就让婆婆或老公继续抱着宝宝，在“倒手”的过程中，宝宝可能会醒来，忽然躺在了另一个人的怀里，会让宝宝缺少安全感而很难再入睡。另外，经常被妈妈抱着睡觉的宝宝喜欢撒娇，长大以后也总想让妈妈抱。这会养成宝宝懒惰、娇情的习惯，还会任性不听话。

所以，不要让宝宝养成只有抱着才能睡觉的习惯。当宝宝快要睡着时，就要把宝宝放到床上，让他在床上进入梦乡。

6. 我不要剃“满月头”

民间有一种剃“满月头”的做法，认为在宝宝满月的时候把“胎发”剃掉，新长出的头发就会浓密、乌黑，这种做法没有任何科学依据。宝宝的头发长得好不好，取决于父母的遗传因素和宝宝摄取的营养够不够以及宝宝是否健康，和剃不剃“满月头”没有必然联系。而剃不剃“满月头”则取决于宝宝发质强韧的程度。如果宝宝的发质很好，就没有必要剃掉；如果宝宝的头发不健康则可以剃掉，但是更要注意调理宝宝的饮食，要多为宝宝补充营养。

给满月的宝宝剃头是一件很危险的事情。一个月的宝宝身体绵软还不会坐着，你用推子或者剃刀给宝宝剃头，稍有不慎就会损伤宝宝的头皮。宝宝的皮肤娇嫩，易感染，刮伤一点对宝宝来说都是一种极大的危险，如果宝宝头皮受到感染，很可能诱发败血症甚至脑膜炎。如果因为剃“满月头”而使宝宝痛苦终生，岂不是得不偿失？

任何对宝宝安全构成威胁的事，爸爸妈妈都不要做。很多“老理儿”不一定有科学依据，爸爸妈妈不要轻信。

7. 为什么要给我戴上手套

宝宝天性活泼，他在睡醒的时候，手脚喜欢动来动去，一刻也不消停。有的妈妈怕宝宝手脚乱动的时候指甲划破自己的皮肤，于是采取了保护措施——给宝宝戴上一副手套。这样做虽然避免了宝宝的皮肤受到伤害，但却因束缚了宝宝手部的活动而影响了宝宝智力的发育。

宝宝的手是探索这个世界的“工具”之一，看到自己感兴趣的东西，宝宝就会本能地伸手去抓，通过这样抓取的动作，宝宝的大脑也得到了开发和锻炼。如果你给宝宝戴上手套，使宝宝手的活动受到限制，无法完成"抓"的动作，无法进行触摸，就会使宝宝的智力发展受到限制。若手套内有未处理好的线头，还有可能使宝宝发生意外造成指端坏死。

这个阶段的宝宝很喜欢看自己的小手，他已经开始关注自己身体的每个部位，对自身的存在也渐渐有了意识。宝宝正是通过对手的认识来逐渐认识自己的。当你给宝宝戴上一副手套，宝宝看到的就不是自己的手，这样不利于宝宝认知及感知能力的发育。宝宝经常把手放在自己的嘴里，如果戴了手套，宝宝吃进嘴里的很可能是绒线或其他物质，对宝宝的健康极为不利。

为了防止宝宝抓伤自己的皮肤，妈妈正确的做法是：给宝宝勤剪指甲，勤洗手，让宝宝的小手总是保持得干干净净。宝宝喜欢玩手，就让他尽情地玩，即使他将自己抓伤了，他也会知道疼，下一次就会小心了。

8. 指甲长了，妈妈剪剪

随着宝宝一天一天地成长，他开始表现出活泼好动的天性。虽然他还不会走，还离不开自己的小床，但是他的小手已经非常灵活了。如果宝宝的手指甲长了，一定要剪掉，否则很可能划伤自己的皮肤。

给宝宝剪指甲并不是一件轻松的事，因为他不会乖乖地配合，而你又需要格外小心，稍有不慎，就会剪到宝宝的肉。十指连心啊，剪破手指可不是一般的疼，宝宝哭起来，那叫一个"惨烈"。

宝宝的指甲很软，应使用宝宝专用的指甲刀，不要用剪刀，剪刀"动作"不"灵活"，而且你会掌握不好深浅。给宝宝剪手指甲时动作要尽量轻柔，深浅适度，要一点点地剪下来，不能剪得太深，否则会让宝宝感到疼痛。要尽量将指甲的前端剪得光滑些，如果出现尖锐的部分宝宝在乱抓时还是会伤到自己。最好在宝宝熟睡的时候给他剪指甲，这样他的小手可以任你“摆布”，但记得千万不要弄醒他。有的妈妈喜欢在给宝宝喂奶的时候剪指甲，认为他聚精会神地享用美食，不会理会手在干什么，建议妈妈不要这样做。如果你稍微用力，马上就会转移他的注意力，弄疼了他还会大哭不止，而影响了母乳的摄入量。而且宝宝可能会因为这样的痛苦经历，在下次喂奶时拒绝吃奶。

9. 收到我想便便的信号了吗

新生宝宝最麻烦的问题就是大小便，特别是爱干净的妈妈，经常在清理宝宝的便便时感到很头疼。其实，宝宝在大小便之前，都会发出一些信号，就看妈妈能不能捕捉到。如果宝宝的暗示总得不到回应，那没办法，他只能“自行解决”了。

宝宝在想要小便之前，可能会在熟睡中突然醒来，或者在你逗他玩时，本来还很活跃，忽然就不动了，有的宝宝还会打冷战，这时你就要检查宝宝是否尿床了，如果没有，也是宝宝想小便了。

宝宝在想要大便之前，往往会将小脸憋得通红，或者举动有些异常。摸摸宝宝的小肚子，你会发现有些硬硬的，这时你就要让宝宝起来大便。如果晚了一步，宝宝已经在床上“解决”了。

对于1~3个月大的宝宝，你要细心捕捉他所发出的信号，而不是刻意训练，因为此时他不可能具备这样的“能力”能够提前“通知”你作好准备。另外，在宝宝吃完奶后或者睡觉前后，你要让宝宝大小便一次，特别是睡觉之前，让宝宝没有“后顾之忧”地进入梦乡。

10. 我满月了你们吃酒，我才不去

很多爸爸妈妈都喜欢在宝宝满月的时候，办一场盛大的酒席，邀请亲朋好友相聚在一起，为宝宝的满月庆祝一番。有的地方旧俗更多，要给宝宝吃红蛋、放鞭炮，还要让宝宝“走三桥”等等，名目繁多。如此折腾一个刚满月的宝宝，他怎么受得了？宝宝还要像个“球”一样被传来传去，供所有到场的宾客“参观”一圈，大人们开心地逗着宝宝，可是没人在意宝宝在想什么。如果他会说话，他一定会告诉你：“这种仪式，我不喜欢！”

办满月酒席的时候，虽然宝宝是主角，但出席的时间不要过长，一定要有专人来照看宝宝，不要让宝宝见到太多的陌生人。在出席的过程中，更不要抱着宝宝挨桌去敬酒，酒桌上的味道比较混杂，加之烟酒的熏染，宝宝未必承受得了。

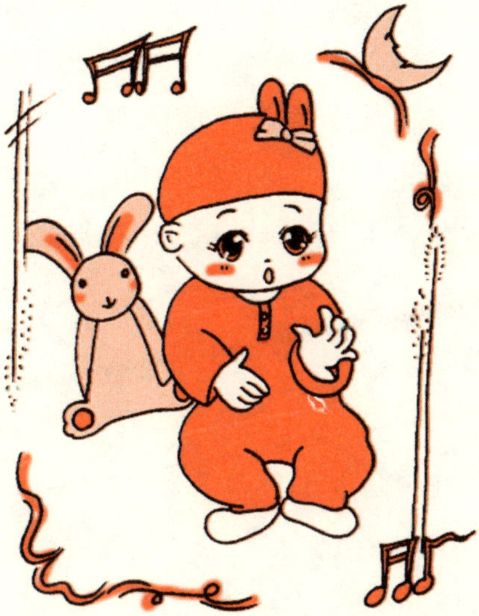

你们吃酒，我可不去

不要让客人随意亲吻或者抚摩宝宝，只要“远观”就好，不要有太多亲昵的动作。宝宝毕竟才刚刚满月，他受到病原微生物感染的概率要比成年人大得多，很多宝宝都会在满月酒之后大病一场。要尽量给宝宝创造一个安静的环境，宝宝长时间受到噪音干扰，会出现烦躁、易怒的情况。宝宝哭个不停，也会影响你们聚会的心情。

刚出生的宝宝很脆弱，必须要尽全力去呵护他。不要为了顾及朋友之间的面子而伤害宝宝。这个幼小的生命是很容易受到伤害的，任何一个小意外都有可能影响宝宝的一生。建议爸爸妈妈最好不要给宝宝办满月酒，每个人都要经历“满月”的，这并不值得庆祝，宝宝的健康才是最重要的。

11. 咱家的活动咋这么多呢

前几年有一个热播的电视剧《孝子》，其中有一个情节：在北京定居的大儿子夫妇俩，带着刚生下来不久的宝宝回到乡下，婆婆见到孙女很高兴，竟然要带着宝宝去上坟祭祖。尽管儿媳妇有些不愿意，但是碍于婆婆的面子，只得硬着头皮把宝宝带去了。结果宝宝回来后就生病了，高烧不退，已经有生命危险，县城的小医院又无法医治，没办法，家长带着宝宝连夜赶回北京的大医院，才救回了宝宝的命。

很多老人都喜欢带着宝宝去祭祖或上坟，特别是男宝宝，为的是告诉祖辈，这股血脉传下来了。这种心情可以理解，但是这种行为却忽视了宝宝的健康问题。这种仪式免不了“烟熏火燎”，周围的空气污染极为严重。宝宝吸入肺中的烟尘可引发呼吸道疾病。农村的坟地多在荒郊野外，祭祀活动时间一般不会很短，宝宝极容易感到疲劳，这对宝宝的心理及身体健康都没有益处。因此尽量不要带着刚出生的宝宝去参加上坟、祭祖这样的活动。告诉先祖小宝宝已经出世就可以了，不必非要让先祖“亲眼”看一看。

安全急救

1. 我太小，还不能单独行动

很多家长认为宝宝还小，活动量不大，把他放在一个安全的地方就不用再去管他，家长就可以做自己的事情了。可往往就是因为过分信任宝宝而发生了悲剧。有些悲剧不仅会让你痛不欲生，还会留下一辈子的心理阴影。妈妈们要时刻记住，宝宝的身边一刻也不能离开人。

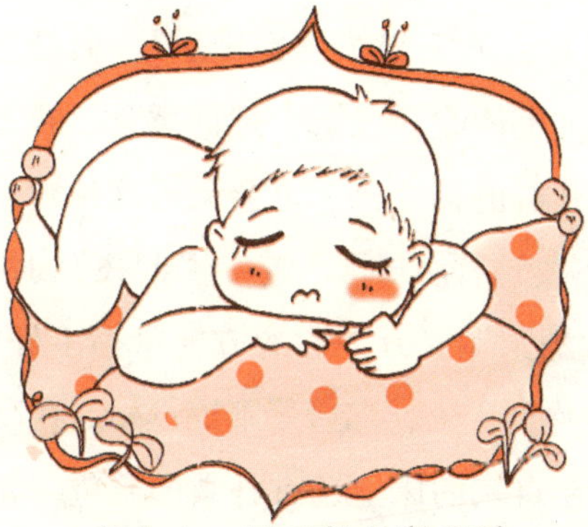

我太小，还不能单独行动

曾经有新闻报道，一位老人见宝宝睡得正香，短时间内应该不会睡醒，于是将宝宝独自留在家中，锁上门出去买菜了。没想到老人去买菜的路上碰到了一位老邻居，一时兴起便聊了起来。一聊就忘记了时间，等老人匆匆赶回家时，宝宝早已停止了呼吸。原来，老人刚走，宝宝就哭醒了，而且越哭越严重，哭的声音也非常大。正在哭的时候，屋子顶棚上一块脱落的墙皮恰巧掉进了宝宝的嘴里，脱落的墙皮呛入了气管，由于没有人采取急救措施，导致宝宝窒息而死。

不要认为这只是一次不多见的意外。没有纯粹的意外，只有可以预防的伤害。那位老人就是因为想当然地认为宝宝不会醒来才酿成悲剧。如果发生意外时，身边有人采取急救措施，至少不会让宝宝有生命危险。家长们既然知道宝宝还小，就更不应该让宝宝独处。特别是在宝宝睡觉时，很多宝宝睡觉没有什么规律性可循，他随时都有可能醒来。

还有一种情况，与让宝宝独处恰好相反，比如家中来了亲戚朋友而使宝宝的身边出现“真空”的局面。也就是说，每个人都认为宝宝有人照看，结果每个人都没有去照看宝宝。特别是在一家人出远门的时候，特别注意不要落下任何东西却偏偏落下了最重要的小宝宝。记住，人越多越要照看好你的宝宝，不要将宝宝托付给任何人，也不要认为宝宝应该在“谁谁谁”的身边，结果“谁”也没有带着宝宝，而让宝宝独自留在了原地。如果你有必须要做的事，一定要将宝宝交给指定的一个人，并叮嘱他：“任何情况下都不可以离开宝宝，也不可以把宝宝交给任何人。”

2. 爸爸，我不想玩“空中飞人”

年轻的爸爸第一次当父亲，总会对自己的宝宝“爱不释手”。但是爸爸爱宝宝的方式有些特别，就是喜欢让宝宝体验“飞”一般的感觉。看着爸爸将宝宝凌空抛起又接住，听着宝宝开心的笑声，你也会觉得这种游戏能让宝宝很满足。但是建议爸爸最好不要这样“玩”，宝宝“起飞”时，如果你用力过猛，可能会让宝宝的头撞到天棚。万一你的方向掌握不好，宝宝“起飞”了却没能安全“降落”在你的手上，那后果不堪设想。在高处和户外就更不宜做这种游戏，宝宝掉在自家的床上还有补救的希望，如果掉在户外坚硬的马路上或石头上，后果就不堪设想。有一位糊涂的爸爸曾经在公园里的小桥上与宝宝玩这种游戏，结果亲手将宝宝“扔”到了桥下的河里，“碰巧”自己又不会游泳，结果自然可想而知。

一切可能使宝宝发生意外的游戏都不要做。很多宝宝发生意外都是由于家长的过分自信。爸爸和宝宝玩的这种“空中飞人”游戏，危险系数非常高，就算每次都能让宝宝安全“着陆”，宝宝在腾空的那一瞬间也可能会受到惊吓。

3. 你们吵架，不要伤及无辜

曾经有一对小夫妻，因为一点小事吵了起来，妈妈实在气急了，随手拿起一只烟灰缸向爸爸扔了过去。可是妈妈“瞄”得不太准，烟灰缸没有击中“既定目标”——爸爸，反而“绕道”飞向了宝宝……宝宝命丧烟灰缸下，夫妻俩抱头痛哭，这时后悔也晚了。

夫妻吵架是常有的事，但中国“君子动口不动手”的古老传统不能丢，“隔空飞物”就更要不得，何况中间隔着的是宝宝。人家睡得好好的，莫名其妙地被一个烟灰缸夺走了性命，冤啊！我们提倡创建和谐社会、和谐家庭，偶尔吵架倒也无妨，但“打人毁物”就不好了。丧生在爸爸妈妈吵架失手情况下的宝宝不在少数。

有的爸爸妈妈吵架后很生气，听到宝宝的哭声，竟然拿宝宝撒气，不管宝宝能否听懂，先将宝宝数落一顿，然后再去看宝宝为什么哭，或者正在气头上，干脆对宝宝的哭声置之不理。无论哪种做法，都会对宝宝造成很大的伤害。年轻的父母们，无论你们多么生气，也不要忘记你们的宝宝，他只是一个无辜的小生命，不要“城门失火，殃及池鱼”。

4. 吃药治病，不能要命啊

宝宝生病了，妈妈在喂宝宝吃药时，也要把安全问题放在第一位。如果是固体的药片，记得一定要将药片碾碎，用温水调匀再给宝宝服用。如果是液体的药水，要先看宝宝是否拒绝，有的宝宝对液体药水的味道并不抗拒，这样就可以让宝宝很顺利地把药喝下；如果宝宝不喜欢，也不可采取强硬措施。

“捏着鼻子往下灌”绝对不是科学的喂药方法，很可能呛着宝宝。正确的喂药方法是将宝宝倾斜抱起，用手轻轻捏一下宝宝的脸颊使宝宝的嘴微微张开，然后用汤匙将药慢慢喂进宝宝的嘴里。宝宝将药咽下之后再给他喂水。如果宝宝呛着了，就不要连续喂药，等宝宝平复了之后再继续喂药。

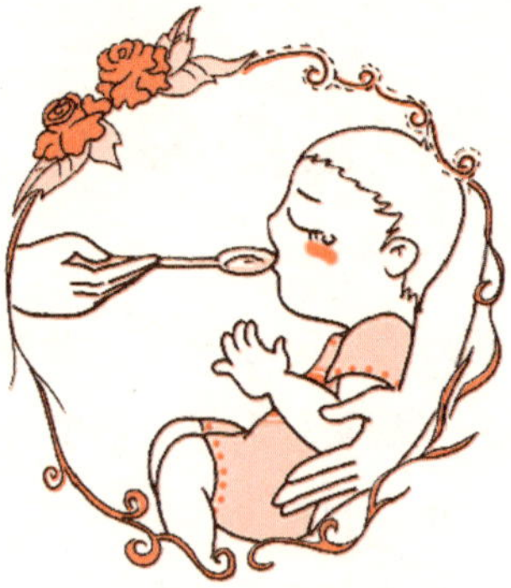
喂宝宝吃药要注意安全哦

这里提醒妈妈，一定要核对药瓶和里面装的药物是否相符，再熟悉的药也不能省掉这道“程序”，在临床中，就有家长错把脚气药水当成止咳糖浆给宝宝喝下的案例。给宝宝吃药本来是为了治病，可别因一时的疏忽而要了宝宝的命啊！宝宝吃错药的情况经常发生，家里所有的药物都应该放在宝宝够不着的地方。还要提醒妈妈，矿泉水瓶子里面就装矿泉水，可乐的瓶子里边装的也只能是可乐，尤其不要将农药、蟑螂药装在这些瓶子里，很多宝宝都是在这种情况下吃错药的。

如果宝宝吃错了药，妈妈要按照以下方法进行急救：

★如果宝宝忽然出现精神委靡不振、无精打采、昏昏欲睡的情况，妈妈要赶快检查家里的药品是否被动过，确定宝宝是否因为吃错药才会这样。如果是，切勿惊慌失措，更不要打骂宝宝，先弄清楚宝宝吃进去的是什么药、吃了多少，再采取急救措施。

★如果宝宝吃错的药物毒性不大、副作用小、反应较慢，可在最短的时间内催吐，方法是用汤匙压住宝宝舌头的根部引吐，然后给宝宝喂大量温开水再次催吐，以防有药物残留在胃里，反复几次，直到将胃里的东西全部吐出。

★如果宝宝吞入的药物毒性较大，反应十分强烈并且无法全部排出，就要赶快去医院请医生采取措施，最好带上宝宝吃错的药物或者药瓶，以便医生了解病情。

疾病防治

1. 妈妈，我好像被煮了

每到感冒的多发季节，儿科门诊里就挤满了小患者，有的小患者甚至是刚刚满月的宝宝。妈妈们抱着怀里正在发烧的小宝贝，真的像抱着一个“烫手的山芋”，坐立不安，有的妈妈甚至心疼得掉下了眼泪。

宝宝生病时一般症状不明显，发烧是身体的一个重要警示。但是不要发现宝宝发烧就马上带宝宝去看医生，输液、打针未必是退烧的最好方法。新生宝宝的体温中枢功能发育得还不够完善，因此引起宝宝发烧的因素有很多，妈妈应该首先寻找原因，然后再对症下药。

除了身体疾病，外在因素也可能引起宝宝的体温升高。如果室温很高，宝宝的衣服穿得过多会引起宝宝发热，这种情况应及时给宝宝减少衣物，也可开窗散热，让室外的新鲜空气进入室内。在开窗时注意给宝宝盖好被子，不要使宝宝着凉。如果是脱水热，要及时给宝宝补充水分，以便于给宝宝降温。

排除这些外在因素，有的妈妈认为宝宝发烧一定是因为感冒了，于是马上给宝宝服用感冒药，这也是不正确的。即使是疾病引起的发烧，也有很多种，如肺炎、麻疹等。妈妈不可以根据自己的判断给宝宝用药，因为你的判断很可能是不准确的。

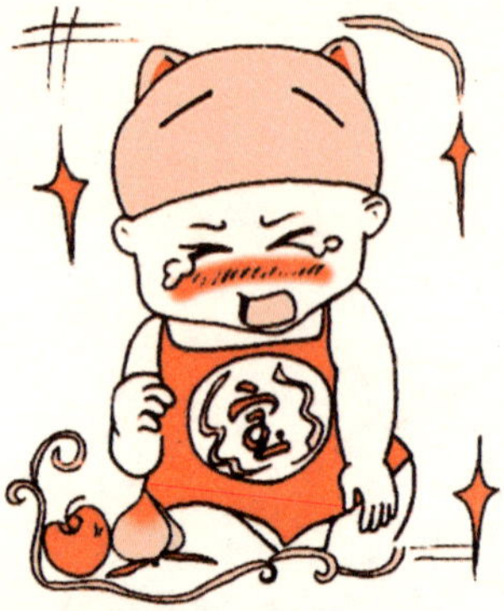

妈妈，我好像被煮了

另外，要用体温计准确测量宝宝的体温。宝宝的正常体温应在36℃～37℃之间，38℃以下为低烧。超过39℃就是高烧了。不同的温度也有不同的处理方法。所以，如果宝宝没有达到高烧，不必马上就医，应先观察一下宝宝是否有其他反应。

在宝宝发烧没有超过38.5℃的时候，先不要带宝宝去医院，主要采用物理退热的方法，如多给宝宝喝白开水，用酒精擦拭宝宝的手心、脚心、额头及腋下，也可给宝宝洗一个热水澡，用凉毛巾在额头上冷敷（毛巾不宜过凉，宝宝受不了）等等。宝宝的体温下降得较快，所以给宝宝降温时动作一定要快，否则引起宝宝感冒发烧，那就真的要去看医生了。

很多退烧药如扑热息痛、复方阿司匹林等药中都含有咖啡因、非那西丁成分，宝宝还太小，这些容易刺激到宝宝的大脑神经，严重的还可能会引起黄疸，同时消化功能和肝脏功能也可能受到损害。如果物理降温没有效果，必须使用退烧药时，一定要在医生的指导下进行，不可随意给宝宝服用退烧药。

如果宝宝的体温超过39℃，并伴有呕吐、呼吸困难、全身抽搐等现象，这时已经非常危险，要马上带宝宝去看医生，不能耽误片刻。

2. 得了湿疹，身上好多小痘痘

宝宝光滑、细嫩的皮肤上如果忽然出现许多红色的斑点，那你的宝宝很有可能患上了湿疹，要赶快带宝宝去看医生了。

§湿疹的症状

湿疹和痱子的症状有些相似，如果妈妈观察得不仔细，很有可能当成痱子处理，结果会使病情越来越严重，特别是夏季，很容易把湿疹误认为是痱子。有一位妈妈看到宝宝身上起了成片的红色小斑点，认为是由于天气炎热而使宝宝起了热痱子，于是买来痱子粉给宝宝擦拭，结果病情没有好转，反而越来越严重。没办法，这位妈妈只好带宝宝去看医生，经诊断是湿疹，妈妈后悔不已，如若早点带宝宝来看医生，也不至于让宝宝受这么多天的苦。那么如何区分是痱子还是湿疹呢？

夏季是痱子的多发季节，由于气温过高，可能会使宝宝身上长痱子。痱子多出现在宝宝的额头、前胸、后背，表现为针尖大小的红色或白色小斑点，使用痱子粉后可减轻皮疹。随着天气逐渐变冷或气温降低，痱子很快就可以消失。而湿疹一年四季都有可能发病，多出现在宝宝的脸部、胸部及臀部，是极小的红色斑点或小痘痘，多成片出现，并且容易反复，如果遇水或出汗会更加严重。所以，宝宝大哭或者喝完奶后，发病部位会出现红肿的趋势。湿疹是婴儿较为常见的皮肤病，多病发在宝宝满月之后。由于生活条件普遍提高，人们的生活环境和饮食习惯都比以前要复杂得多，室内卫生不达标及食物过敏都有可能引起宝宝患上湿疹。

§ 湿疹的日常护理

首先要找到病因，治疗和护理就能够有的放矢。一定要注意观察宝宝有无过敏食物，如配方奶、植物蛋白等。如果宝宝在已经开始添加辅食后出现湿疹，那么吃过每一种食物后都要注意观察宝宝的病情有没有更加严重。如果宝宝对母乳过敏，就改用配方奶；如果宝宝对配方奶过敏，就应使用特殊的配方粉，如氨基酸或短肽配方粉。妈妈在哺乳期间要对容易引发过敏的食物如鱼、虾、蛋类进行排查。给宝宝穿的衣服要柔软、光滑，尽量宽松，以免刺激到宝宝的皮肤。

不要给宝宝使用化妆品，洗澡的时候也尽量少用婴儿皂、浴液等物品，这些产品中多少含有化学成分，还是少用为妙。室温不能过高，给宝宝穿的衣服和盖的被子也不能过厚，宝宝过热或出汗会使病情加重。不要用过热的水给宝宝洗澡。宝宝的尿布要勤洗勤换。

还要提醒妈妈，宝宝白天在睡觉的时候需要有专人看护，湿疹可能会引起瘙痒，宝宝会下意识地去挠痒痒，不要让宝宝的小手到处乱抓而碰到患处。夜间可以给宝宝戴上一个小手套，手套的质地一定要柔软，或将宝宝的胳膊稍稍束缚一下，如果宝宝将患处抓伤，则有可能引发皮肤感染甚至败血症，所以妈妈一定要作好宝宝的日常护理。

§ 湿疹的预防

诱发宝宝患湿疹的因素有很多，比如食物过敏、消化不良、环境污染、强光照射等。

日常生活中，要避免宝宝饮食过量而引起消化不良。要经常给宝宝洗澡，夏季最好一天洗 2 ~ 3 次，以保持宝宝的皮肤清洁、干爽。宝宝在开始添加辅食时，要格外注意哪些食物会引起宝宝过敏，要远离过敏源，多吃富含维生素的食物，少糖、少盐、少油脂。保持室内空气的流通，空气不要过于干燥。如果宝宝出现消化不良、腹泻、便秘等现象，要及时治疗。

3. 我的大脑瘫痪了吗

脑瘫是一种非常严重的疾病，有可能是由于妈妈在孕期感染了病毒引起的。有的宝宝患有轻度脑瘫，身体特征看上去一切正常，因此不易察觉，当发现之后，已经错过了最佳的治疗时机。一旦错过了时机，宝宝的笑容消失了，一家人获得新生命的喜悦也随之消失了。

§脑瘫的症状

试管婴儿、早产儿、低出生体重儿，患缺氧缺血性脑病以及颅内出血等病的宝宝是婴儿脑瘫的高发人群。由于脑瘫的症状与佝偻病的症状有些相似，所以很多宝宝长到两岁以后，妈妈才发现异常。

患有脑瘫的宝宝全身发软，不喜欢动，手总是呈握拳的姿势，长到三个多月后，手掌仍然无法张开，而且在睡觉的时候一直保持一个姿势，一动也不动。

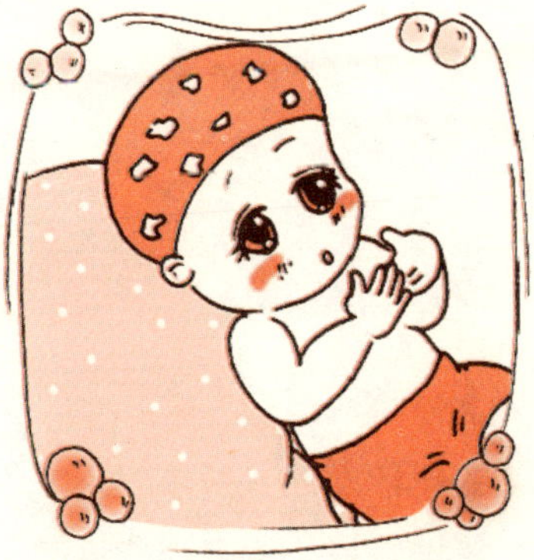
我的大脑和别人不同吗

正常的宝宝在2~3个月时可以将头抬起45度，有的宝宝能够将头竖直，在心情较好或者得到某些生理方面的满足时会微笑，高兴时还会笑出声音，这是此阶段宝宝标志性的动作。但是脑瘫宝宝不会笑，并且表情呆滞，反应迟钝；有的脑瘫患儿喜欢哭闹，且哭声尖锐高亢；脑瘫宝宝的眼神不够机灵，斜视，眼球活动异常；有的宝宝过于安静、足尖着地、剪刀步、大运动发育落后等，如果宝宝出现以上情况则应进行早期治疗，以免发展为脑瘫。提醒爸爸妈妈要注意这些信号，及早发现，及早治疗。

§脑瘫儿的日常护理

脑瘫宝宝虽然不至于夭折，但是却严重影响成年后的生活质量，不但智力上会低于正常宝宝，生活上也不能自理。但是妈妈不必过于担心，新生宝宝的一些可疑症状如果及时发现，是可以避免脑瘫情况发生的。

在宝宝症状较轻时进行治疗可以防止病情继续恶化。已经患有脑瘫的宝宝不喜动，行动也有些迟缓，所以要经常让宝宝运动起来，并帮助宝宝活动手脚。由于治疗期间运动的强度较大，有的宝宝可能会发生痉挛，妈妈不要因为心疼宝宝而放弃这种物理疗法，仍然要在宝宝睡眠前后按医生的嘱咐进行训练。在宝宝睡觉的时候，妈妈要给宝宝讲故事或者让宝宝听音乐，这样有利于宝宝大脑的开发。即使已经治愈的宝宝，妈妈在日常生活中也要多和宝宝说话，开发宝宝的语言能力，不能让宝宝总是睡觉。

脑瘫确实是难治之症，但只要早发现、早治疗、早训练，基本都可以康复到正常宝宝的程度。总之，脑瘫的治疗和护理是一项长久而复杂的“工程”，妈妈要有耐心和信心才行。

§脑瘫的预防

早产儿发生脑瘫的概率较高。早产的宝宝多会患有这样或那样的疾病，身体总是存在健康隐患。所以，妈妈在孕期一定要注意自己的卫生习惯以及日常起居的安全问题，不要因为自己的失误而造成宝宝早产。建议想当妈妈的女性在身体健康的条件下要宝宝，如果患有严重疾病，如高血压、重度贫血、病毒性感染等，最好暂时不要生宝宝，等自己的身体调理好再说。否则，即使宝宝顺利出生，也会从小体弱多病，给日后的日常护理带来麻烦。妈妈的健康直接影响宝宝的一生，妈妈的孕期保健是预防新生儿发生各种疾病的首要环节。

为了防止宝宝患上脑瘫，妈妈平时要多对宝宝进行抓、握、抬头的训练，多抚摩宝宝，在宝宝清醒的时候做亲子游戏，这些都有益于宝宝的身心健康。早期教育也可以预防宝宝患上脑瘫，因为早教是对宝宝从身体到智力各方面潜能的开发，能够促进宝宝正常发育。家长要经常逗宝宝，让小宝宝总能感到愉悦。要让宝宝远离生活中的各种有害物质，如烟、酒、甲醛等。提醒妈妈，家里如果养着小宠物，一定要给宠物作全面检查，不能带有弓形虫等病毒。宝宝生病时不可以随便用药，爸爸妈妈也不要轻易下结论，而应及时带宝宝去医院，请医生确诊后按医嘱用药。

4. 心灵的窗口妈妈要用心呵护

戴着厚厚的“瓶子底儿”看上去很有学问，妈妈可别羡慕那些戴着眼镜的宝宝，学问可不是体现在视力上的。眼睛是心灵的窗口，别让“窗口”上再多一道“窗户”。看着你的宝宝有一双闪亮、迷人的眼睛，那些“瓶子底儿”才羡慕呢。

婴儿时期宝宝视力的发育，对其一生起着决定性的影响。所以，保护孩子的视力要从婴儿时期开始。营养摄入不足是导致宝宝视力下降不可忽视的原因。含有 DHA、维生素 A、维生素 C 及胡萝卜素的食物对视力有益，如果宝宝长期缺乏这几种营养元素，眼睛对黑暗环境的适应能力会较差，易患夜盲症、干眼症等眼部疾病。妈妈可以给宝宝服用藻油 DHA，不仅可以增强视力，还可以提高宝宝的智商。或者在宝宝的辅食中添加有机胡萝卜粉，不仅对宝宝的眼睛好，还可以增强宝宝的免疫力，减少宝宝患上呼吸道以及消化道感染性疾病的机会。

除了补充营养之外，妈妈平时也要注意保护宝宝的眼睛。带宝宝到户外活动的时候，一定要给宝宝戴上小帽子，或撑一把遮阳伞，避免强光直接照射到宝宝的眼睛。在家里的时候，也要避免太刺激的光线直接照射到宝宝的眼睛。很多妈妈喜欢用相机记录宝宝的成长轨迹，宝宝的一颦一笑，妈妈都准备好随时抓拍。这里要特别提醒妈妈注意，给宝宝拍照时，最好不要打开闪光灯，一来可能会吓到宝宝，二来闪光灯强烈的光线可能会损伤宝宝的视网膜。

不要拿带有棱角的玩具给宝宝玩，宝宝活泼好动，不小心可能会使尖角碰到眼睛。有的妈妈喜欢抱着宝宝一起看电视，电视的画面很容易吸引宝宝的注意力，但长时间观看会影响宝宝眼睛的聚焦能力，造成近视或弱视。这样不利于保护宝宝的视力，也容易让宝宝养成喜欢看电视的毛病，使他长大以后成为“电视大王”。

两个月左右的宝宝最佳注视距离应在15～25厘米之间，更远或更近的物体宝宝也能看到，但是看不清楚。宝宝已经具备了两眼固定注视的能力，他会注视抱着他的人，但是这种注视无法持续太久。宝宝的眼神也能跟随移动的物体“平稳”地移动。比如，你拿一个红色的球在宝宝的眼前来回晃动，宝宝的眼睛就会跟着球“走”，但晃动的频率不可以太快。

三个月左右的宝宝眼睛可跟随红球移动180度。家长可经常抱着宝宝来回走动，让宝宝的眼睛多随红球进行移动，以促进宝宝的视力发育，开拓视野。这时的宝宝喜欢看色彩鲜艳的物体，在宝宝的婴儿床上方可适当悬挂色彩鲜艳的玩具，以吸引宝宝集中注意力去注视玩具。但是玩具不要始终挂在同一个地方，要经常变换位置，以免造成宝宝斜视。

此时的宝宝可以看清自己的手，可以感觉到自己的存在。这时宝宝的记忆力也会有所增强，当他看到爸爸妈妈时，会表现得异常兴奋，脸上会露出灿烂的笑容。经常和宝宝一起玩耍，能够让宝宝对父母产生依赖感，并具有安全感，这对宝宝的身心发育都有好处。

5. 看囟门判断我是否健康

宝宝在出生后，头顶部分的骨骼还没有完全发育好，骨缝还没有完全闭合，在头顶会出现缝隙，医学上称之为“囟门”。后囟门很小，一般在宝宝出生三个月左右后闭合，前囟门大约2.0 ×2.0厘米，在宝宝一岁半以前会完成闭合。囟门的部位一般比较柔软，有时甚至能够看到头皮在跳动。老人常说前囟门不能摸，否则宝宝会变哑巴，这是完全没有科学依据的。通过观察囟门的情况，可以判断宝宝的健康状况。

§囟门闭合晚

如果宝宝已经超过了18个月，前囟门还没有闭合，宝宝很可能患有佝偻病、呆小病。患有佝偻病的宝宝，额头顶部会出现两块儿对称突出的颅骨，医学上称之为“方颅”，严重的在额头还会出现类似马鞍的形状，头围明显增大。呆小病则主要是由于妈妈在怀孕期间体内缺碘，导致宝宝发育不良、生长缓慢。囟门闭合较晚的宝宝还可能患有智力低下、聋哑、侏儒症等。如果同时伴有脑积水或其他原因所致的颅内压增高，就要带宝宝到医院作进一步检查。

§囟门闭合早

对于囟门闭合过早的宝宝，首先应该检查一下宝宝的头围是否在正常值范围内，如果头围正常，则不会影响宝宝智力的发育，妈妈不必太过担心；如果头围明显低于正常值，则宝宝可能患有小头畸形症。有的宝宝在五六个月的时候，前囟门仅剩下几毫米的缝隙，但并未完全骨化，只是用手感受不到而已，家长应带宝宝到医院请医生检查宝宝的健康是否存在问题。

§ 囟门过大

宝宝在出生之后不久，前囟门开始逐渐变大，大约在4~6厘米。如果出现这种情况，首先要检查宝宝是否存在脑积水。脑积水可导致宝宝头形过大，头围会比正常宝宝大2~3倍。患有先天性脑积水的宝宝，囟门很难闭合，而且会影响宝宝智力的发育，这时妈妈要带宝宝到医院去作脑CT检查，并及早接受治疗。还有一种情况，就是宝宝可能患有佝偻病，宝宝此时的症状是，不但前囟门大，后囟门也大，前后两个囟门可能会连通在一起。

§ 囟门过小

定期测量宝宝的头围，观察宝宝的头围是否在增长。如果头围按照正常标准增长，一般不会影响宝宝大脑的发育；如果头围小于正常值，宝宝可能患有小头畸形症，智力和大脑的发育都会受到阻碍。这时要在医生的指导下为宝宝进行治疗，不要认为宝宝是缺乏某种物质而盲目地进行补充。

§ 囟门凸起

如果宝宝的囟门忽然凸起，用手摸上去感觉紧绷绷的，同时宝宝伴有呕吐、发烧、抽搐等现象，多半是由于颅内压增高所致，这种情况很可能是颅内感染，宝宝可能患有脑膜炎、脑炎等疾病，妈妈应赶快带宝宝到医院就医。如果宝宝的前囟门逐渐变得饱满，在硬膜下可见积液、积血等，宝宝很可能是颅内长了肿瘤，应去医院进行详细检查。用药不当也会使囟门凸起，如宝宝长期大量服用鱼肝油、四环素等，宝宝的前囟门就会出现逐渐饱满的现象。如果宝宝使用肾上腺素，突然停药也会导致囟门凸起。

§ 囟门凹陷

宝宝出现严重腹泻或发烧、大量出汗、体内严重缺水等现象，可导致囟门凹陷，这种情况应赶快给宝宝补充水分。如果宝宝患有脑部疾病，为了使颅内压力降低而使用大量脱水剂，前囟门会因脱水而凹陷，此时应尽快给宝宝补充水分，以免因身体脱水而引发其他问题。如果宝宝长期营养不良，体重明显低于正常宝宝，也会出现囟门凹陷的现象。

6. 缺钙会导致我患佝偻病

哪个妈妈不希望自己的男宝宝长大后身材高大、伟岸挺拔，女宝宝亭亭玉立、婀娜多姿？可是，如果宝宝患有佝偻病，妈妈的这个美好愿望就很难实现了。引起佝偻病的最主要原因就是缺乏维生素 D 或钙，引起体内钙、磷代谢紊乱和骨骼发育异常。此病多见于 3 岁以下的宝宝，虽然佝偻病不至于威胁生命，但却使宝宝身体虚弱，抵抗力差，容易患感冒、腹泻等病症。早产和非母乳喂养的宝宝更容易患佝偻病。

§ 佝偻病的症状

宝宝精神状态不好，爱哭爱闹，夜晚总是睡不安稳，容易受到惊吓，睡觉时有一点声音马上就哭闹着醒来。

宝宝汗腺分泌旺盛，容易出汗是正常的。但如果宝宝总是大汗淋漓，特别是在睡醒之后，出汗非常多，同时还伴有其他异常情况，这时就要带宝宝到医院检查是否患有佝偻病。

宝宝的囟门闭合较晚、出牙时间延迟是患上佝偻病的一个明显信号。

宝宝容易烦躁，易激怒，容易感冒、腹泻，出现枕凸或骨骼的改变，如肋缘外翻等也是患上佝偻病的信号之一。

§佝偻病的危害

骨骼变形，头颅变形，囟门大，出牙晚，长出的牙齿良莠不齐。

出现鸡胸、漏斗胸，肺活量明显降低，甚至影响到呼吸功能，导致呼吸道感染。

宝宝学会走路之后，易出现X形腿，O形腿，脊柱弯曲、变形。

肌肉松弛，腹部膨隆。

发育迟缓，坐、爬、走都比同龄宝宝晚。

宝宝的智力发育受影响，记忆力和理解力水平明显比同龄的宝宝低。

§佝偻病的预防

预防佝偻病最简单、最有效的方法就是经常带宝宝到户外去，让宝宝接受日光的照射，每天最好晒太阳两个小时以上，但是不要在家里隔着窗户的玻璃晒太阳，因为紫外线无法穿过玻璃，达不到预期效果。

补充维生素D也可预防佝偻病。提倡从动物肝脏、蛋黄、瘦肉等日常食物中摄取维生素D。每天所需的维生素D应为400国际单位。若食补不能满足其生理的需求量，则应在医生的指导下补充维生素D制剂。

提倡母乳喂养，虽然母乳中钙、磷含量较低，但比例适当，能够满足宝宝身体发育所需含量。

家长还可以在医生的指导下，适当给宝宝补钙，通常情况下，乳钙更适合这个时期的宝宝服用。

7. 开始为我接种疫苗

§ 脊灰疫苗

宝宝出生后，即应按照国家免疫规划的程序开始接种疫苗。宝宝满月时应接种第二剂乙肝疫苗。满两个月时，应开始接种脊灰疫苗。脊灰疫苗可以有效地预防小儿麻痹症。脊灰疫苗是一种口服剂型的糖丸，在宝宝满三个月、四个月时，分别再服用一粒脊灰疫苗糖丸。在四岁的时候，还要服一次加强巩固，这样才算完成了脊灰疫苗的全程免疫。妈妈要记好宝宝接种疫苗的时间，不可以将其中的任何一次错过，因为这种疫苗只有连续服用三次才可达到良好的免疫效果，如果漏掉一次，就前功尽弃了。

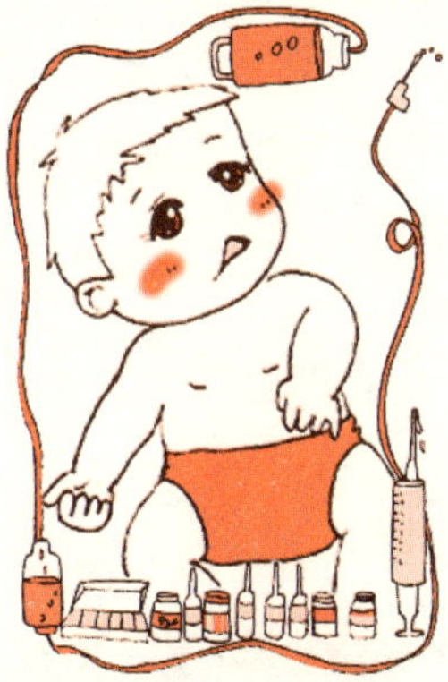
接种疫苗身体棒

脊灰疫苗应用凉开水冲服，服用前后半个小时内不可以食用温度较高的食物，否则会影响免疫效果。由于母乳中本身就含有对抗这种病毒的抗体，所以建议妈妈在宝宝服用糖丸的前后半个小时之内不要喂母乳。有的宝宝服用后会有轻度腹泻，这属于正常现象，可不治自愈。如果宝宝对牛奶或乳制品过敏，应慎重使用这种疫苗。

§ 百白破疫苗

百白破疫苗又称三联疫苗，可防止宝宝患百日咳、白喉、破伤风这三种疾病。在宝宝出生三个月时，注射第一针，满四个月时注射第二针，满五个月时注射第三针。这三针为基础免疫，在宝宝一岁半至两岁的时候，会再打一针加强针。临床试验已经充分证明，百白破疫苗对于白喉及破伤风的免疫率可达到98%，有效期可延至9～10年。百日咳的免疫率能达到80%，也就是说，100个接种了百白破疫苗的宝宝中，仍有20个有可能患上百日咳，所以妈妈仍要做好预防工作，不可掉以轻心。

百白破疫苗可能会引起局部硬结、发热等现象，2～3日内会自行消失。如果宝宝在发热期间伴有疲倦、烦躁不安等现象，可给宝宝多喂水，并适当减少活动量。但是如果宝宝超过48小时高烧不退，就要带宝宝去医院检查是否引发其他病症。有的宝宝在注射疫苗后还会出现腋下淋巴肿大。因此宝宝在注射疫苗之后，要做好日常护理工作，防止发生细菌感染。

情商培养

1. 我和妈妈“眉来眼去”

很多妈妈都认为刚出生不久的宝宝，只要吃饱睡好就行，不需要过多地关注他，于是就很少和宝宝进行交流。实际上，宝宝从出生的第一天起，就有和外界交流的需要。如果妈妈不经常跟宝宝说话，会对宝宝的心理健康产生影响。

妈妈的眼神对宝宝来说很重要。妈妈要学会经常和宝宝“眉来眼去”，在宝宝睡醒的时候，或者正在玩耍的时候，要传递给他温柔的眼神；当宝宝正在为完成一件事而努力的时候，要给予他鼓励的眼神；在宝宝痛哭流涕的时候，要给予他关爱的眼神。要时时刻刻让宝宝感受到有人在支持着他、爱护着他。

虽然宝宝在这个时期还不会说话，但是他已经能够用眼神交流。如果你的脸离宝宝很近，宝宝就会跟你对视。当宝宝接触到你的目光时，你对宝宝温柔一笑，哪怕只是温情脉脉地看着他，他也会立即用眼神回应你。

宝宝有很强烈的与外界交流的欲望。在给宝宝喂完奶之后，他会冲你微笑；你对宝宝做鬼脸，他也会异常兴奋地回应你；你拿着玩具和宝宝一起玩耍，并对他说话，宝宝会高兴得手舞足蹈。宝宝有时候也会用一些自己特有的表情或动作召唤你，多观察宝宝，理解他的各种暗示，一旦宝宝发出的信号总是得不到回应，他就会渐渐地把自己封闭起来，反正也没人理，莫不如再也不和人“说话”。多跟宝宝交流，不仅能够促进与宝宝之间的感情，还能培养宝宝活泼开朗的性格，有益于宝宝心理健康的发育。

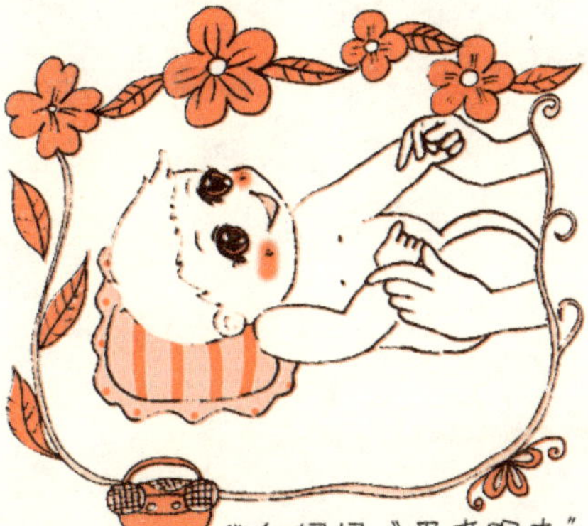

我和妈妈“眉来眼去”

2. 你好，我们交个朋友好吗

妈妈应该经常带宝宝到小区里玩耍，可以与其他小宝宝一起玩耍。一来妈妈可以和其他家长交流育儿心得，二来也可以让宝宝结识新朋友。别看宝宝年龄小，他也是非常愿意和同龄的小朋友在一起的。

热播情景喜剧《家有儿女》中就有这样一个情节：三个小主人公放假

在家，邻居家的阿姨将只有几个月大的宝宝暂时“寄存”在他们家，可碰巧家里大人也有事需要外出，不能带着邻居家的小宝宝一起去，无奈之下，只能先将宝宝“托付”给三个孩子。当大人离开家后，小宝宝就哭了起来。三个小主人公使出浑身解数也没能“制止”住宝宝的哭声。其中两个小主人公实在无法忍受那小人儿的号啕大哭，就偷偷溜出去躲清净。后来，他们终于想出了一个好办法——将小宝宝带出屋去，让他跟小区里和他一样大的宝宝一起玩。果然，小宝宝不再哭了。

宝宝很喜欢看到和他一般“大小”的伙伴，他们会对彼此感到好奇并对对方产生好感。两个宝宝初次见面之后，对视几秒钟就开始用他们特有的“语言”交流起来。虽然大人们不知道他们在“说”些什么，但是，他们聊得可开心呢！无论多小的婴儿都应该让他和同龄的宝宝多接触。如果每天将宝宝闷在家里，宝宝周围的环境都是大人的世界，这样不利于宝宝的成长。而与同龄的宝宝接触则不同，他们能够用自己的方式进行交流，能够获得同龄人的信息与喜悦。多让宝宝和同龄的小朋友接触，还可以培养宝宝的社交能力，以免宝宝上幼儿园以后无法适应集体生活。

3. 我是察言观色的小行家

不要认为三个月的宝宝什么都不懂，其实在这个时期，宝宝已经是个察言观色的小行家了。平时宝宝有什么要求的时候，总是拼命地哭，直到自己得到满足为止。可是如果妈妈生气了，或者脸上有不愉快的神情，他会一改往日的“暴躁”而变得很乖巧，妈妈反倒觉得有些不知所措。其实，他知道妈妈心情不好，所以尽量不去招惹妈妈。

父母是宝宝的启蒙老师，你们的一言一行都会使宝宝受到影响。当宝宝在旁边的时候，爸爸妈妈之间的谈话应该有所顾忌，因为有个小人儿正在“偷听”，虽然他听不懂你们谈话的内容，但是却能揣摩出你们的神态和动作的含意。

在日常护理宝宝的过程中，你要对宝宝的每一个行为作出反应，如果你赞同，你要面带微笑或者抚摩宝宝的头；如果你反对，你要微微蹙眉或者摇头，宝宝从你的表情里能够判断出你的态度。比如你将宝宝抱出去玩，一位熟悉的阿姨送给他一件玩具，宝宝不知道该不该接受，就会用询问的目光看着你，你的眼神表示允许还是拒绝，宝宝都能够明白。

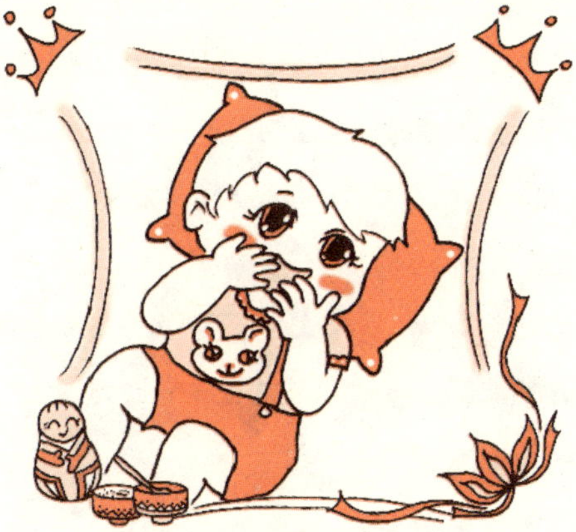

我是察言观色的小行家

多数宝宝都能够根据大人的表情来决定自己的行为，他也希望自己的行为能够从大人的表情中得到反馈。比如你在宝宝身边的时候，他每做一组动作都会停下来看看你的反应，从而判断自己是否应该继续做下去。爸爸妈妈要与宝宝之间建立这种默契，以便更好地规范宝宝的行为。

很多时候，你对宝宝的态度直接决定了宝宝对你的态度，因为宝宝能够判断出大人对他的喜爱程度。如果你对宝宝永远是一副冷冰冰的面孔，宝宝对你嘴角上扬的机会也不会很多；反之，如果你对宝宝永远热情似火，宝宝看到你远远地走来，就会用很兴奋的表情迎接你。

良好的亲子关系是由日常生活的点点滴滴积累起来的，那些和父母之间关系疏远的宝宝，大多是由于婴儿时期父母的冷漠造成的。所以，为了你和宝宝能成为可以交心的朋友，在他还是婴幼儿的时候就要对他和颜悦色，为将来的“和谐共处”打好基础。

4. 妈妈，请不要伤害我

照顾小宝宝的确是一件很辛苦的工作，但是要提醒妈妈们，无论你多辛苦，心里多么烦躁，都不可以对宝宝发脾气，你不经意的一句话，都可能对宝宝造成伤害。比如宝宝又一次尿床的时候，有的妈妈可能会由于心情不好而唠叨一句："真烦人，怎么又尿了，一天到晚地伺候你都伺候不过来。"你的这句话很可能会对宝宝造成伤害。比如有的宝宝正哭得厉害，听到你的话后可能马上停止了哭声，表现极端的宝宝可能在下次尿床的时候，想起你上一次的言语而不再用哭声提醒你。如果这样，你无法给宝宝及时更换尿布，容易使宝宝患上尿布疹。因此，无论你的心情多么糟糕，你都要学会控制自己的情绪，至少不要在宝宝面前表现出来，更不要让宝宝变成你的"出气筒"。

在小宝宝面前，你要留意自己的每一个动作、表情，这个幼小的生命不仅身体脆弱，而且心灵更加脆弱。很多性格有缺陷的宝宝，就是因为婴儿时期妈妈的言行严重伤害了他，从此开始封闭自己，变成内向性格。当妈妈柔声细语地和宝宝说话的时候，宝宝会做出不同的表情和动作，并且这些表现都是愉悦的。但是当妈妈粗声粗气地和宝宝说话时，你就能在宝宝的脸上发现惊恐或者难过的表情，如果他能大哭出来还好，如果他保持"沉默"，那么情况将更糟糕。

妈妈要学会用自己的拥抱或者语言去抚慰宝宝的心灵，将自己愉快的情绪和爱传递给宝宝，而不要在不经意间伤害他。特别是当宝宝大哭的时候，一定要第一时间来到他的身边，将他抱起来，不可以置之不理。妈妈是宝宝成长期里最值得信赖和最信任的人，因此，来自妈妈的伤害对宝宝的反作用也就更加强烈。所以，妈妈一定要对宝宝"笑口常开"，不要将自己的不良情绪转嫁到宝宝身上，这样才能为宝宝能够拥有健康的人格打好基础。

益智练习

1. 听，有那么多奇妙的声音

宝宝刚刚来到人世间，他在调动一切感官来探索和感知这个世界。他贪婪地接收着各种未知的信息，用眼睛看、用手摸、用耳朵听，这一切对他来说都是新鲜和刺激的。

奇妙的声音无处不在，任何声音都能够引起宝宝的注意。家里每一位成员说话的声音各不相同，宝宝能够根据声音分辨出不同的人。宝宝会对妈妈的声音感到格外亲切，这可能是由于宝宝出生前听妈妈说话比较多的缘故。妈妈可以在宝宝清醒并且精神状态较好的时候，有意地将一些东西扔到地上，观察宝宝听到声音后的反应；当宝宝躺在婴儿床上的时候，妈妈可以拿一个金属材质的物体，轻轻地敲击婴儿床栏杆的各个部位，让宝宝倾听它们发出的不同声音；在爸爸睡觉的时候，妈妈可以抱着宝宝来到爸爸的身边，让宝宝听爸爸打鼾的声音；妈妈还可以拿两个不易碎的物体，在宝宝面前轻轻地撞击，让宝宝听物体撞击发出的声音，这时宝宝可能会伸手接过物体自己撞击，妈妈可以顺从地交给宝宝，但要保证他的安全。

宝宝还小，无法经常走进大自然的怀抱。如果家里条件允许，妈妈可以给宝宝听各种声音，这些声音可以是没有具体内容的，比如马路上行人匆匆走路的声音；汽车刹车、鸣笛的声音；不同人说话的声音；各种动物鸣叫的声音；风吹树叶“沙沙”的声音；小溪流水的声音；电闪雷鸣的声音……这个世界需要宝宝用耳朵去倾听，这些来自大自然的“一手”声音，比模仿的声音要真切得多，宝宝的感受也更加直接。在宝宝睡前让他听大海的声音，宝宝会进入另一种情境。

生活中处处都充满了声音，人不可能生活在绝对无声的环境中。妈妈采集各种声音让宝宝去听，不仅可以锻炼宝宝的听力，还可以开发宝宝的智慧，洗涤心灵。

2. 咦，这张图画我见过

宝宝是来自大自然的一件礼物，他带着一份纯真来到你身边，他的一切都是那么美好。当你听到宝宝的第一声啼哭，你一定不仅仅满足于他只是一个“活的生命”，你希望他聪明、快乐、健康……一切美好的词语你都要送给他。如果你对于宝宝的教育还没有头绪，那么就从一些简单的图画开始吧！

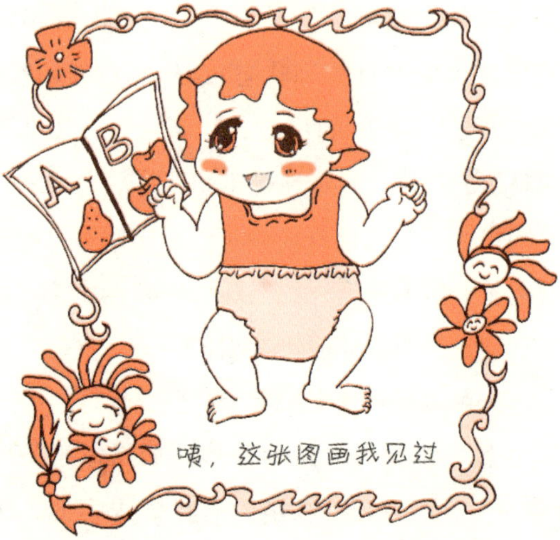

妈妈可以在宝宝婴儿床的栏杆上挂一些黑白的图画，比如爸爸妈妈的素描图像。宝宝睡觉醒来的时候，一眼就能看到这些图画。过一段时间，你再换一些其他的图画挂在上面。同一幅图画会让宝宝专注地“端详”7~13秒，第二次、第三次再看到时，时间会缩短。专家的研究表明，宝宝注视新图画的时间越长，说明宝宝越聪明，这也是测试宝宝智力的一种方法。如果一幅图画宝宝已经非常熟悉，他将不会继续“关注”，因为旧图对宝宝来说已经毫无新意，完全不能吸引他的注意。妈妈还可以给宝宝看各种不同的几何图形，让宝宝自己去分辨，这些做法都有利于宝宝智力的开发。

3. 谁更适合带宝宝呢

要不要把宝宝交给爷爷奶奶、外公外婆养育？这似乎比哈姆雷特那个著名的问题复杂得多。隔代教育是现代家庭中一种很普遍的现象，很多爸爸妈妈由于工作的原因，没有办法亲自照顾宝宝，只能将宝宝交给自己的父母，但是这种教育模式对宝宝的成长是否有利，却不可一概而论。

刘女士和她的老公都是任职于外企的白领，两个人无暇照顾儿子，在儿子三个月大的时候就将他送到了远在外地的婆婆家。由于工作比较繁忙，刘女士一年也见不到儿子几次。在儿子三岁的时候，刘女士把儿子接回到身边上幼儿园。最初一切还算正常，但是慢慢地，刘女士发现儿子跟自己有些疏远，经常哭闹着要找奶奶。听幼儿园老师说，儿子很不合群，经常和小朋友打架，老师稍微批评一下，他马上就哭闹起来。刘女士这才意识到问题的严重性，其实这也是隔代教育普遍存在的问题。由于隔代血亲关系，老人很容易溺爱宝宝，宝宝长期在老人不正确的爱护下显得霸道、娇气，给人一种唯我独尊的感觉。有些妈妈其实明白这个道理，但苦于没有时间亲自教育宝宝，把孩子送给老人也是出于无奈。对于隔代教育，也不可全盘否定，老人养育宝宝与年轻的爸爸妈妈自己带宝宝相比，应该说各有利弊。

隔代教育的优势在于父辈们有着丰富的养育经验，他们成功地把自己的孩子抚养成人，这一点可以充分弥补年轻的爸爸妈妈在养育宝宝经验方面的不足。但是丰富的“养育”经验，并不等于丰富的“教育”经验。确切地说，孩子的早教是一门复杂而又深奥的学科，它可以作为一门课题来研究，这并不是单凭经验就能够胜任的。妈妈的优势在于她们年轻，且受过高等教育，具有良好的人文修养和素质，与时代充分接轨，可以给宝宝更多最新的信息和更科学的教育理念。因此，隔代教育就像一把“双刃剑”，对宝宝的成长有好处亦存在弊端。如果老人的教育方法得当，也可形成“三方共赢”的局面。

宝宝在成长的关键时期，如果老人的文化修养和综合素质都比较高，将宝宝送到老人身边可能比在自己身边更能受到良好的教育。但是如果老人无法给予宝宝理想的教育，建议爸爸妈妈还是不要把宝宝送到老人身边抚养，早期教育对宝宝的性格培养非常重要。一个人一生中最重要的东西并不仅仅是学识和考试成绩，人格魅力往往比优异的成绩更能吸引别人的目光。目前，很多地区纷纷开办老人学校，其课程设置旨在教会老人如何养育宝宝以及系统地学习早教知识。如果这种学校能够在全国各地推广，那么对于孩子的早教工程来说，这将是一个好消息。

亲子游戏

1. 照镜子

目的：训练宝宝的认知能力，让宝宝通过镜子认识自己。

方法：这一阶段的宝宝对自己已经有了朦朦胧胧的认识，他会经常将自己的小手伸到眼前仔细地观看，偶尔还会“玩”自己的手，将手放到嘴里，用他那还没长出乳牙的牙床去咬，甚至会在咬完之后将手再拿出来看看有没有什么变化。他已经开始慢慢地意识到自己身体各个部位以及自身的存在。

妈妈要经常抱着宝宝到镜子前面玩耍，让宝宝用手去摸摸镜子。妈妈可以指着镜子中的宝宝唤他的乳名，让宝宝看着自己的样子“认识”自己。妈妈还可以和宝宝一起对着镜子做各种表情和动作，让宝宝观察镜子中的动作和实际动作的不同。虽然宝宝还无法认识到这一点，但镜子中的自己会吸引宝宝的注意力。如果兴致很高，宝宝还会和镜子中的自己玩上一会儿，特别是第一次照镜子的时候，宝宝会显得很兴奋。有的老人不让小宝宝照镜子，说小宝宝照镜子会把魂勾走，这显然是一种迷信的说法。

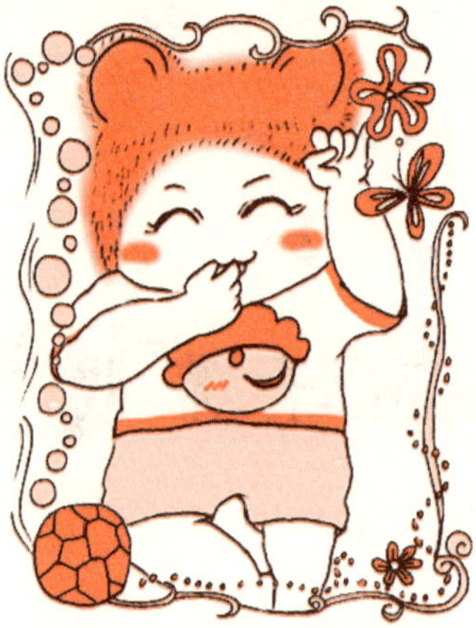

你逗我玩还是我逗你玩

值得妈妈注意的是，促进宝宝认知能力的发展有很多方法，应该根据宝宝的年龄及身体状况进行适当选择。

2. 找小鱼

目的：锻炼宝宝的自我控制能力，为爬行作准备。

方法：宝宝仰卧时，将宝宝的左腿放在右腿上，托住他的腰部，使腹部侧转并逐渐加大幅度，使肩也随之侧转，直到将宝宝推成俯卧姿势。把色彩鲜艳的小鱼模型放在宝宝的一侧运动，吸引宝宝俯卧片刻，再将其翻回来，把玩具放在宝宝身体的另一侧，用同样的方式帮助宝宝翻过身，继续吸引宝宝做俯卧动作。

3. 摇铃铛

目的：锻炼宝宝的腿部力量，为站立作准备。

方法：将比宝宝的小床窄 10～15 厘米的硬纸板或三合板的两边各穿一个孔，用线固定在小宝宝的床尾上，线上系上铃铛。让宝宝平躺在小床上，使得脚能够踢到硬纸板或三合板。当宝宝一蹬脚时，铃铛便会发出声响，让宝宝不断地重复这个动作。提醒妈妈，先拉着宝宝的脚去碰，然后让宝宝自己练习，当宝宝蹬到板子发出声响时，便给予宝宝鼓励。

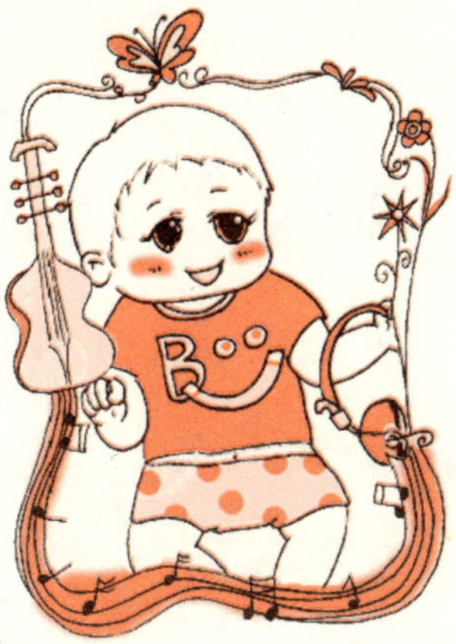
好多奇妙的声音

4. 躲猫猫

目的：锻炼宝宝手脚并用的运动能力。

方法：在宝宝的脸上盖一块手帕，然后大人手中再拿一朵红色的花。拿掉宝宝脸上手帕的同时，把花朵呈现在宝宝面前。接着再用手帕将宝宝的脸盖住，注意不能用手帕将宝宝的脸全部盖住，并配合着说：“看不见了，看不见了。”然后迅速拿开手帕把花放在宝宝眼前时说“哇”。注意花要放在妈妈与宝宝两人对视的视线之间。刚开始训练时手帕盖住脸的时间不能过长。

妈妈日记册

万物都在生长，小宝宝也在一天天成长。他当然不甘心自己总是那么小，也不甘心自己总被人称做“小不点”，更不甘心大人们每天山珍海味而自己每天只是单一地喝奶。于是，他开始一点一点地尝试着吃些易消化的蔬菜、水果。他的“能耐”可见长了：翻身不再需要帮助；喜欢吹自然风而拒绝空调和风扇；不想皮肤变黑还能够抵挡严寒的侵袭。他不仅发现了自我的存在，还能走进五颜六色的世界！但是你可别认为他有了这么多本领就开始不听话了，他才不想做一个飞扬跋扈的宝宝呢！他知道什么时候该和妈妈撒娇，什么时候要乖乖地听话。见到其他小朋友时，他能主动地将自己最喜爱的玩具和朋友们一起分享。这个小机灵鬼！居然知道了什么是“数字”，什么是“颜色”，还能听懂“旋律”。但你可别“痴心妄想”要教他学外语，他才不学呢！现在呀，他的生命里，除了吃饭、睡觉，就剩下玩儿了！

身体指标

指标 \ 月龄	4月	5月	6月
体重(kg)	男 7.43 ±0.89	男 8.00 ±0.93	男 8.52 ±0.95
	女 6.91 ±0.64	女 7.58 ±0.75	女 8.06 ±0.81
身长(cm)	男 64.6 ±2.4	男 66.9 ±2.2	男 69.0 ±2.3
	女 62.6 ±2.0	女 65.0 ±1.8	女 67.2 ±1.6
头围(cm)	男 42.2 ±1.0	男 43.0 ±1.3	男 43.8 ±1.2
	女 40.8 ±1.2	女 41.8 ±1.2	女 42.8 ±1.3

表3

饮食营养

1. 妈妈上班了，我的午餐怎么办

作为现代女性，特别是“80后”的妈妈，很少有人愿意做“全职太太”，过了产假的时间，职场妈妈就要继续工作了。在妈妈上班期间，宝宝只有早晚能喝到母乳，中间的几顿“午餐”就没了着落。难道只能用牛奶代替母乳吗？当然不可以。不能因为妈妈要工作，宝宝就改成人工喂养，母乳可以为宝宝的健康提供一个良好的开端。新时代的年轻妈妈是全能女性，所以要做到工作和照顾宝宝两不耽误！

§准备工作

如果你的宝宝从出生开始就是母乳喂养，且从未使用过奶瓶，那么妈妈要作好充分的准备，在返回职场2~3周以前，要开始训练宝宝使用奶瓶。这可能会带来一定的麻烦，因为宝宝吮吸妈妈的乳头需要“全力以赴”，如果不主动去吮吸，就吃不到奶水。但是奶瓶却相对容易得多，宝宝不需要太用力就能吃到奶水。这样，宝宝就会因为本能而选择更为省力的奶瓶，从而拒绝妈妈的乳头，这就给妈妈早晚喂宝宝母乳时带来一定的难度。

宝宝的吮吸能够对乳腺起到很好的刺激，可以增加产奶量。所以，妈妈要训练宝宝既能接受奶瓶，又不拒绝乳头。最初使用奶瓶时，宝宝可能会不习惯，妈妈在购买奶瓶时，尽量选择与妈妈的乳头比较相似的奶嘴，要根据自己宝宝的特点，找到最适合他的奶瓶。即使宝宝抗拒奶瓶，妈妈也不要失去耐心。如果操之过急，可能会让宝宝产生厌烦心理，甚至连妈妈的乳头也一并拒绝了。

§过程方法

妈妈上班以后，要将乳汁挤出来，这样可以促进乳汁的分泌，不会造成奶水不足的现象。这样，宝宝的“午餐”问题也得到了解决。单位地点离家较近的妈妈，可以中午回家喂宝宝。工作期间妈妈要用手或者吸奶器将乳房中的乳汁挤出。其实用手挤奶是相当方便的，但很多妈妈不习惯，因而选择了吸奶器。大品牌、信誉度较高的吸奶器一般价格也比较昂贵。有的地方也可以租用吸奶器，在宝宝断奶之后，吸奶器的任务也就完成了，妈妈可以考虑这种方法。租用相对购买比较划算，但应注意卫生。如果妈妈的工作比较繁忙，建议使用全自动吸奶器，它可以同时吸两侧乳房的乳汁，能够为妈妈节省时间，方便快捷。挤奶的频率可以和平时在家给宝宝喂奶的频率保持一致，一般间隔时间是三个小时。如果间隔时间过长，妈妈会感到乳房胀痛，还可能会使乳汁溢出，造成尴尬的局面。提醒妈妈，挤奶的时间最好固定，这样可以形成规律。挤奶的地点最好不要在洗手间，既不卫生也不方便。

§如何存储

挤出的乳汁要放在经过消毒的密封器皿里，保存在低温环境中。如果所在单位有冰箱，可先放在冷藏室中。如果没有，也要将乳汁用冰块儿冷藏。下班后将乳汁带回家时，也要用冰块儿一路冷藏。有专门为方便妈妈挤奶而设计的塑料集乳袋，每一个袋子的容量刚好是宝宝一顿饭的量，更方便保存。建议妈妈最好将挤出的乳汁冷藏而不是冷冻，因为冷冻之后可能会破坏乳汁中的免疫成分。如果由于冷藏的温度较低导致带回家的乳汁已经结冰，最好使其自然融化，然后再用温水温热给宝宝喝下。不可用微波炉加热，否则可能会造成受热不均匀。亦不可将母乳煮沸，那样会破坏母乳中的营养成分。如果宝宝没有将加热后的乳汁喝完，不可将剩下的乳汁继续保存以待下次给宝宝食用，无论剩下多少都要丢掉。

2. 妈妈，我要喝白开水

宝宝最好的饮料就是白开水。有的妈妈喜欢给宝宝喝一些自制的果汁或者蔬菜汁，虽然干净卫生，不会对宝宝的身体健康产生不良影响，但是宝宝却容易养成不喜欢喝白开水的习惯。因为果汁或者蔬菜汁比白开水要好喝得多，如果宝宝在在哺乳期间喝惯了这种有点甜味的“水”，会不愿意喝淡而无味的白开水。如果妈妈想给宝宝补充维生素，一方面可调理自己的饮食习惯，多吃蔬菜和水果，通过乳汁将维生素传递给宝宝；另一方面可以将水果或蔬菜制成泥糊状，在加餐中喂给宝宝。

对人体最有益、最容易吸收、最能促进新陈代谢的饮料就是白开水。要从小给宝宝养成喝白开水的习惯，等宝宝长大后，他会觉得任何饮料都没有白开水好喝而主动拒绝饮料。那些患有肥胖症的宝宝，多是由于过多地饮用饮料所致。饮料的含糖量过高，会让宝宝在喝过饮料之后不想进食，久而久之，宝宝食欲不佳，很可能患上厌食症、肥胖症等多种疾病。所以，妈妈一定要坚持给宝宝喝白开水。

3. 妈妈，我能吃辅食了

有的妈妈为了让宝宝身体强壮，认为越早给宝宝添加辅食越好。在宝宝1~2个月的时候，就开始给宝宝喂辅食。但是妈妈们要弄清楚，添加辅食不是搞“竞赛”，谁跑得快谁就是第一名，要等宝宝的身体能够接受辅食才好。宝宝在4个月以前，消化系统和肠胃功能发育尚未完全，过早地添加辅食会引起宝宝消化不良，导致肠胃功能紊乱。而过晚添加辅食，会使宝宝因吃惯了母乳或配方奶而不喜欢接受其他口味的食物，养成偏食、挑食的毛病，导致营养不良。

4~6个月是给宝宝添加辅食的最佳时机，既可以使宝宝得到均衡的营养，又可以避免宝宝日后出现偏食与挑食的问题，还能促进宝宝牙齿的发育。有一点要特别提醒妈妈，给宝宝添加辅食并不代表给宝宝断奶，真正断母乳的时间一般在宝宝一周岁左右，世界卫生组织提倡母乳应喂到宝宝两岁大的时候。即使添加辅食，宝宝每天母乳的摄取量也要达到600~800毫升。

给宝宝添加辅食时应注意，辅食软硬程度的变化要有一个过程：流状——糊状——颗粒状——半固体——固体，种类上也要从一种逐渐增加到多种。在增加辅食种类的过程中，每添加一种，都要观察一下宝宝吃过后有没有出现不适的反应，排便是否正常等等。如果宝宝拒绝一种食物也不要紧，可以过几天再试，对待宝宝一定要有耐心。宝宝生病时或者在夏季气候炎热时，不要给宝宝添加辅食。

添加辅食不能太过于心急，要给宝宝一个“试吃”的过程。添加辅食的最初阶段，可以先给宝宝喝几顿米汤，然后再增加一些米粉、麦粉之类的稀糊状流体食物，然后观察宝宝的反应，看宝宝是否出现不适应现象。辅食量不宜过多，只要宝宝不拒绝就好，每增加一种新的辅食对宝宝来说都是一种新的挑战，宝宝需要适应的过程。如果米粉、麦粉也顺利“过关”，你可以试着自己为宝宝制作辅食。这个时候宝宝的辅食需要增加蛋黄泥、胡萝卜泥、土豆泥、虾泥、果泥等。你可以把这些“泥”加在宝宝的米粉中。注意制作果泥时一定要将水果去皮、去核，水果须是新鲜的应季水果。宝宝的辅食要合理搭配，蔬菜和肉类要调和开。此时正是锻炼宝宝长大后不偏食、不挑食的大好时机，有的孩子只喜欢吃肉而不喜欢吃蔬菜，多半是因为小时候添加辅食的方法不当造成的，要让宝宝从小就爱上蔬菜的味道，特别是男宝宝，这样长大以后就不会因拒绝蔬菜而变成“肉食动物”。

宝宝吃饭可能会没有规律性。有的宝宝是“多餐少食”，每顿饭吃得很少，但是一天要吃好几顿；有的宝宝却是“少餐多食”，虽然每天吃饭的次数少，但是每餐的饭量却很大。这些都是正常的，只要加在一起的饭量足够就好。提醒妈妈，辅食做好后要马上喂给宝宝吃，因为一些水果和蔬菜在空气中反复切、磨成“泥”的过程中，里面所含的维生素 B、维生素 C 等营养物质会慢慢流失，放久了会变质。就像苹果切开后，过一段时间会发黄一样。要尽可能给宝宝吃新鲜的食物，不要给宝宝吃“剩饭”。如果一次做的食物有些过量，倒掉又有些浪费，可放在冰箱内密封保存好，第二次吃的时候要仔细观察是否变质。宝宝的这种泥、膏状的食物与成人吃的食物相比更不易保存。

4. 我对辅食可是很挑剔的

如果妈妈掌握不好宝宝辅食的味道，担心太咸或者太淡，可在喂宝宝以前亲自尝一尝买来的米粉或者奶糕的味道。在给宝宝烹调辅食的过程中，最好采用“蒸”的烹调方法，因为只有蒸食最能够保证食物的营养成分不流失。在蒸水果之前，最好将水果洗净后带皮蒸，蒸好后再去皮。

§盐

盐是最重要的调味品之一，对成人来说饮食中不可以缺少盐。但是对宝宝而言却不是这样，宝宝的辅食中不需要加盐，因为食用盐中含有大量钠元素，宝宝的肾脏发育尚不成熟，排钠能力较弱，如果吃的食物太咸，会使血液中的溶质含量增加。肾脏为了排出过多的溶质，就要汇集体内的大量水分来增加尿量。这样一来，不仅加重了肾脏的负担，还会导致身体脱水。食盐过量还会增加宝宝心脏的负担，使心肌功能受损。宝宝的辅食应该是很清淡的，所以不要以成人食物的标准来衡量宝宝的辅食。当宝宝长到1岁后，可以在辅食中加少量的盐。

§ 糖

对于宝宝来说，母乳、天然水果、蔬菜中所含的糖分已经足够满足宝宝的身体发育需求，不要再额外给宝宝的辅食中添加糖分。我们为宝宝购买的婴儿食品，如奶粉、奶糕等，也要选择无糖的。宝宝摄入含糖量过高的食物，不仅容易诱发肥胖等各种健康问题，时间久了还会直接影响骨骼的发育。此时，宝宝的乳牙已经开始生长，来自食物中的糖被分解而产生酸，如果含糖的食物长期存留在口腔中，宝宝极易生成龋齿。口感较甜的食物本身就容易吸引宝宝的兴趣，许多宝宝小的时候喜欢吃糖果，就是由于辅食中的含糖量过高造成的。

§ 蜂蜜

虽然蜂蜜对于成年人来说是一种很好的营养品，但是不要让两岁以下的宝宝吃蜂蜜。蜂蜜中含有一种肉毒杆菌孢子，可能导致婴儿出现罕见的食物中毒。此外，各种花的花蜜所含成分不一样，不知道哪一种成分会对宝宝的身体造成危害。蜂蜜的主要成分是糖，这和不要让宝宝摄入过多糖分的道理是一样的。

§ 鸡蛋

鸡蛋是这个阶段的宝宝最理想的食物，蛋黄里的卵磷脂有利于宝宝的大脑发育。但是这个时期的宝宝只能吃蛋黄而不能吃蛋白。有的老人认为蛋白比较有营养反而把蛋黄扔掉，这种做法是错误的。4～6个月大的宝宝吃了蛋白，可能会出现皮肤瘙痒、湿疹、荨麻疹等，因为宝宝很难消化蛋白中的抗原物质，这些抗原物质进入血液就会导致过敏现象的发生。

5．我要吃有机米粉

在开始添加辅食的阶段，米粉是个不错的选择。这里建议妈妈，最好选择有机米粉。有机食品是一种来自有机农业生产体系的食品，它的原料产地无任何污染，在生产过程中不使用任何化学合成农药、肥料、除草剂和生长素等，不使用基因工程技术，在加工过程中也不使用任何化学合成的食品防腐剂、添加剂、人工色素等，并且是通过合法的有机食品认证机构认证的产品，是真正无污染、纯天然、高品位、高质量的健康食品，也称为“生态食品”。有机米粉以其安全、营养、吸收好等优点成为婴儿辅食的首选。

东北的黑土肥沃，世界稀有，有机质含量高达10%以上（普遍为3%～6%）。日照充足，可达到10个小时，单季水稻生长期最长为120天，昼夜温差达到10℃，利于养分的积累，是世界“三大黄金玉米带”之一。东经125度、北纬41度环境下种植的原生态有机谷物及有机蔬菜、水果等，细腻，营养充足，富含多种微量元素以及优质蛋白质、脂肪酸、麦芽糖等婴幼儿成长阶段每日必不可少的营养物质。非转基因、无农药残留、无重金属超标、无色素和防腐剂的有机食物让宝宝更安全，妈妈更放心。有机米粉在生产和加工过程中绝对禁止使用农药，禁止添加化肥、激素等人工合成物质，使有机米粉更加安全；有机米粉含有较多铁、镁、钙等微量元素及维生素C，可以让宝宝的营养得到更好的补充；有机农业提倡保持产品的天然成分，从而使有机米粉在味道上更加鲜美和浓郁，对宝宝更具吸引力。

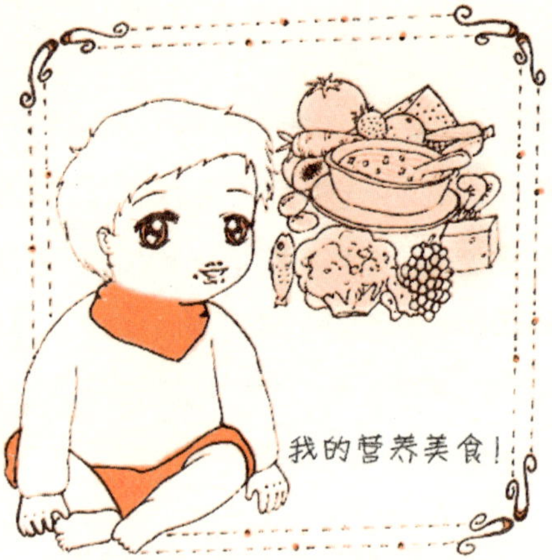

中医经典《黄帝内经素问·藏气法时论篇》指出：五谷为养。“五谷食养”已成为中国重要的养生文化之一。婴幼儿阶段正是身体快速生长和发育的时期，需要多种不同的营养素。妈妈可以根据宝宝的生长发育状况及营养需求状况，为宝宝选择单一配方的有机米粉或营养较全面的多种谷物配方的有机米粉。只有适合宝宝需求的有机米粉，才是妈妈最好的选择。

6．快快给我补铁吧

这一阶段是宝宝储备铁元素的最佳时机，因此应多给宝宝吃含铁较丰富的食物。铁是人体必需的微量元素，也是最容易缺乏的物质之一。缺铁性贫血是世界卫生组织确定的世界性营养缺乏病之一。宝宝的身体摄入足够的铁，会明显加强耐寒能力。所以，补铁应从宝宝的婴儿时期就开始，而天然食品是铁最理想的来源。

宝宝在半岁以前已经完全消耗掉从母体内获取的铁，需要通过其他途径继续补充。随着宝宝一天一天长大，对铁的需求量也会越来越大。这一阶段的宝宝，由于免疫系统的发育尚不完善，极易出现腹泻、呕吐等病症，体内的铁元素会因此而大量流失。也就是说，半岁以后的宝宝，体内的铁在不断减少，而需求却在不断增加，此时如果不及时补铁，很可能出现缺铁性贫血。

食物中的铁可分为两种，即血红素铁和非血红素铁。血红素铁的吸收率为20%～30%，而非血红素铁的吸收率则不到10%，所以，要多给宝宝吃含有血红素铁的食物，这些食物包括：动物肝脏、红颜色的瘦肉、鱼、鸡鸭血、鲜蘑菇、黑木耳、发菜、大枣、豆制品等。除此之外，还应多给宝宝吃能够促进铁吸收的食物，如含柠檬酸、动物蛋白的食物。给宝宝吃富含维生素C的食物，如猕猴桃、柑橘、橙子、西红柿等，能够使铁的吸收率提高四倍。

这里教妈妈一个小窍门，要想让宝宝摄入更多的铁，可以将含有柠檬酸的水果放到铁锅里煮，煮过后的水果中铁的含量能够提高六倍左右，妈妈给宝宝做辅食的时候也可以使用铁锅。

这里提醒妈妈注意，宝宝摄入铁的量也不宜过多，过多容易引起铁中毒。如果通过药剂补铁，要注意不要在饭前服用铁剂，这样会对肠胃产生刺激。铁剂不宜存放过久，变质后会对宝宝的身体造成不良影响；铁剂不宜与牛奶同时服用，否则会影响铁的吸收；铁剂的服用不要过量，过量会引起宝宝腹痛、腹泻等。

7. 我可爱的小汤勺

给宝宝喂糊状的辅食时，奶瓶就派不上用场了。这时你要学会用汤匙喂宝宝。建议妈妈不要使用金属质的汤匙，过于坚硬且不够“温柔”，不小心还会伤到宝宝的口腔或牙龈。最好使用专门为宝宝设计的塑料汤匙，前端要平滑圆润，小巧可爱，匙柄有些弧度。宝宝自己使用汤匙吃饭时，要选择前端圆圆的而不是细长的汤匙，因为宝宝刚开始使用汤匙，当然不会像妈妈那样姿势正确，宝宝一般采用“握式”。前端宽圆的汤匙方便宝宝把食物送入口中，前端细长的汤匙更适合妈妈使用。

喂饭时，让宝宝坐在妈妈的腿上，身体保持直立的姿势，不可以让宝宝躺着吃。宝宝如果有专用的、附有托盘式的高脚椅，你可以把宝宝的食物放在托盘上让他试着自己吃（宝宝的小碗当然要选择不易碎的），宝宝会因为好奇而很感兴趣。这样做既可以锻炼宝宝的动手能力，也可以培养宝宝的自理能力。如果你发现他有需要，可以上前去帮助他（在宝宝不反对的前提下），但注意，此时你只是宝宝的“助理”，而不要“全权代劳”，否则会破坏了宝宝的兴致。

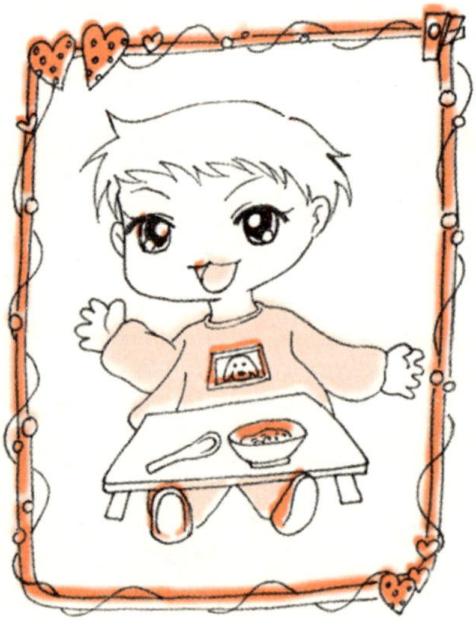

我可爱的小汤勺！

宝宝使用汤匙时，会因动作不“专业”而满桌子“播种”，还会弄得衣服上、嘴上、小脸儿上都是食物。看着宝宝制造的“战场”，妈妈千万不能生气，更不可以训斥宝宝，把他惹“烦”了，他可能什么都不吃了。为了方便清理，你可以在高脚椅的托盘上铺一张纸或桌布，最好不要用报纸，因为报纸上的铅字会掉颜色，而且也不干净、卫生，可为宝宝穿上围嘴，这样你就会轻松得多。

8. 妈妈，我要补“好钙”

有的妈妈在宝宝刚出生1~2个月的时候，就开始急着给宝宝补钙，特别是看到别人家的宝宝都已经学会坐、爬，而自己的宝宝却还是整天“卧倒式”时，更担心宝宝会因为缺钙而倒在“起爬线”上。其实不需要给宝宝过早地补钙。每个宝宝的身体素质不一样，发育的程度也不尽相同，要仔细观察宝宝是否健康，再决定是否需要补钙。一般母乳喂养的宝宝在四个月以后再考虑给宝宝补钙的问题，因为四个月以前，母乳中所含的钙质足够满足宝宝的需要。当然，如果宝宝已经出现缺钙症状，就要马上补钙，否则可能会影响宝宝的发育。所以要根据宝宝的具体情况而定，如果需要，补钙一定要及时。

那么，如何判断宝宝是否缺钙呢？如果宝宝缺钙，通常会有以下表现：

★ 夜晚睡眠不好，总是容易惊醒。

★ 白天总是显得很烦躁的样子，好哭，坐立不安。

★ 经常容易出汗，并且在宝宝睡觉的枕头上总能发现宝宝的脱发。

★ 长牙齿、学说话、走路都比别的宝宝晚许多。

★ 智力发展比较迟缓。

★ 有鸡胸、肋骨外翻、方颅、O形腿等现象。

人的一生中成长最快的时期就是婴幼儿时期，这时期需要足够的优质钙元素作为骨骼发育的重要保障。宝宝的胃肠功能弱，消化能力差，盲目补钙很容易损伤宝宝娇嫩的肠胃。在选用一些补钙产品的时候，妈妈一定要慎重。最适合婴幼儿的就是乳钙，乳钙是乳清无机盐浓缩物，是营养价值最好的无机盐源，易于消化和吸收。牛乳中的总无机盐含量约0.7%，钙约0.1%。与其他食品中的钙相比，是最优质的钙源。牛乳中的钙约有70%呈酪蛋白胶粒状态，其中包括40%的胶体状磷酸钙，与干酪素结合钙约30%。牛乳中的钙约有30%为可溶性钙，在可溶性钙中约有30%属离子性钙，60% 为柠檬酸钙，余下的 10% 为磷酸钙。

科学“好钙”的标准是：不伤肠胃，钙量足；钙源好，天然无污染；吸收好，溶解度高；口感好，宝宝爱吃；对肠胃无刺激，易吸收。

给宝宝服用补钙产品，还要注意以下几点：

不要空腹服用，因为空腹时钙产品在胃内停留时间短，会影响钙的消化吸收，最佳的补钙时间是在晚上临睡前或餐后两小时；

不要与药物同时服用，会影响药性的发挥；

不要在钙产品中添加果汁，因为钙产品中的蛋白质与这类弱酸性饮料结合会形成凝胶物质，影响吸收；

给宝宝服用钙产品的同时不要吃巧克力等食品，因为巧克力中的草酸会与钙产品中的钙结合成不溶钙盐，不利于被人体吸收。

9. 我的营养食谱

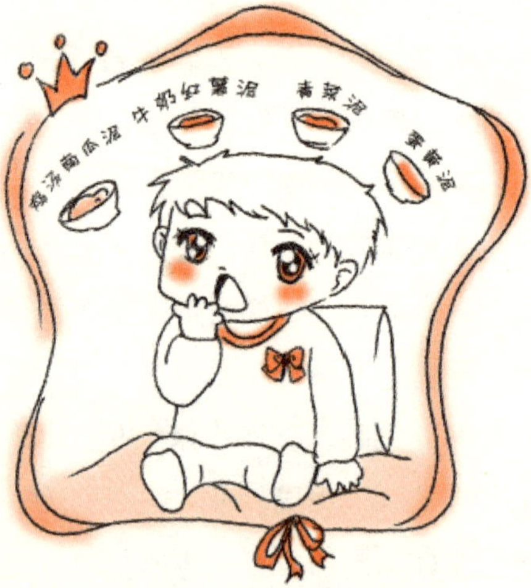

营养食谱我做主！

这里给妈妈们介绍几个宝宝辅食的做法，仅供参考：

§ 鱼泥胡萝卜泥米粉

将鱼蒸熟、鱼刺全部除去、鱼肉压成泥即可。将做好的少量鱼泥，连同胡萝卜泥一起拌在米粉里。

§ 蛋黄泥

将鸡蛋煮熟，用勺子将蛋黄碾成泥，加入适量开水或配方奶调匀即可。最初要从 1/8 个蛋黄开始，根据宝宝的接受程度逐步添加至 1/4、1/3。这道“营养美食”可以为宝宝补充卵磷脂，同时维生素 A、维生素 D 和维生素 E 与脂肪溶解，更易被身体吸收和利用。

§青菜泥

将适量青菜叶洗净，放入沸水内煮1～2分钟后，取出菜叶，用粉碎机粉碎，或在铜丝网上研磨，滤出菜泥。

§牛奶红薯泥

选择红薯1块儿，奶粉1勺。将红薯洗净去皮蒸熟，用勺子碾成泥。奶粉冲调好后倒入红薯泥中调匀即可。

§鸡汤南瓜泥

原料采用鸡胸肉1块儿，南瓜1小块儿。将鸡胸肉放入淡盐水中浸泡半小时，然后将鸡胸肉剁成泥，加入一大碗水煮。将南瓜去皮放在另外的锅内蒸熟，用勺子碾成泥。当鸡肉汤熬成一小碗的时候，用消过毒的纱布将鸡肉颗粒过滤掉，将鸡汤倒入南瓜泥中，再稍煮片刻即可。鸡肉富含蛋白质，南瓜富含钙、磷、铁、碳水化合物和多种维生素，其中胡萝卜素含量较丰富。

生活起居

1. 长个儿了，该换衣服了

宝宝衣服的更换频率以平均每三个月为一个“档期”就可以。宝宝出生的前三个月长得最快，身长大约每个月长2.5厘米，以后每个月长1.5厘米左右。妈妈可以给宝宝买大一码的衣服，比如6个月的宝宝，可以买7~9个月大的，这样既可以让宝宝穿着舒服，又可延长宝宝的穿衣时间。宝宝这一阶段衣服的薄厚程度基本接近成人，甚至还要少一些。衣服穿的层数不要多，尽量保持在三层以内。给宝宝穿衣服要充分考虑到他的活动量，活动量大，就不用担心宝宝会冷。但如果你的宝宝比较安静，就要酌情考虑添加衣物。

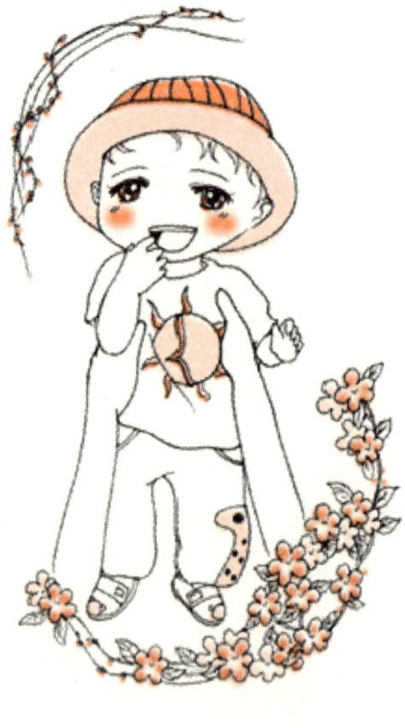

长个儿了，该换衣服了

宝宝裤子的数量最好多于上衣，并且不要成套购买。在宝宝不会走路之前，要多准备些裤子，以备尿湿时换洗。一般来讲，准备6~8条裤子、3~6件上衣，足以满足宝宝的需求。此外，对于3个月以上的宝宝，不必再穿“和尚服”，宝宝逐渐长得“结实”了，活动量也大了，前开口的上衣比较实用。如果宝宝使用的是自制尿布，那么还是选择穿开裆裤比较好，而且裆的部分大些会更方便。

2. 我的四季穿衣指南

妈妈要竭尽全力地去呵护小宝宝，在穿衣方面稍有不注意，宝宝就会着凉。掌握好一年四季给宝宝增减衣物的尺度，可降低宝宝生病的概率。

§冬季

很多妈妈认为冬季较冷，所以拼命给宝宝加衣服。宝宝睡觉时，即使盖着被子，也要穿上厚厚的衣服。其实妈妈不必这样紧张，快到半岁的宝宝，活动量开始增加，不必给宝宝穿得过于厚重，那样会束缚住宝宝的手脚，使宝宝的活动很不方便。宝宝活动起来易出汗，汗毛孔全部张开，稍遇冷空气，就会感冒。所以宝宝冬季的衣服应以防寒防冻为主，要保护好宝宝的关键部位，比如肚子。宝宝衣服的领口、袖口处，最好选择紧口式，这样可防止风从外面灌进来，不会使内外冷热空气交叉。

§春季

在春季的时候，也要给宝宝穿得暖和些，不要因为春暖花开而大量减掉宝宝的衣物，更不要因为夏季即将来临就开始给宝宝换上单薄的衣服。因为春季的气温很不稳定，经常忽冷忽热，如果你给宝宝穿得过少，天气突然变冷的时候来不及为宝宝添加衣服，会引起宝宝伤风感冒。妈妈们可别忘记了一句老话：“打春别欢喜，还有四十冷天气。”不能过早把宝宝的棉衣脱掉，一定要多穿一段时间才行。

§ 夏季

到了夏天，要给宝宝换上轻薄、柔软的衣服。衣服的弹性要好，那种表面有褶皱的衣服可以考虑，这样的衣服方便宝宝活动手脚，透气、散热的效果也较好。建议妈妈在夏季给宝宝选择合体的衣服，因为过于肥大的衣物使宝宝活动起来很不方便。此时宝宝的活动量大，腋窝和脖子下面特别容易出汗，如果散热不好，会使宝宝生热痱子。要给宝宝选择领口、袖口都很宽松的衣服，不仅有利于散热，还便于宝宝活动。

§ 秋季

到了秋季，要作好季节过渡的准备，以毛、绒衣物最为适宜，既保暖，又柔软轻便。无论春夏秋冬，在宝宝睡觉时，只要盖好被子，就不必给宝宝裹得过于严实，只要穿上小短衣、短裤就好，这样可以让宝宝的四肢充分伸展，可以舒舒服服地睡觉。

这里还要提醒妈妈，4～6个月大的宝宝比较爱流口水，围嘴是一个不错的选择，给宝宝穿上后，既可以防止将里面的衣服弄脏，妈妈也省去了不少洗衣服的力气。在户外，如果妈妈忘记带手帕，围嘴还可以代替手帕“应急”。

3. 我翻，我翻，我翻翻身

1～3个月大时，宝宝的睡姿由妈妈决定，而4个月以后，大多数宝宝已经学会了翻身，所以不必再“强求”宝宝以什么姿势睡觉了，他可以自己决定。即使你给他摆好了一个姿势，如果他觉得不舒服，也会自己翻回去。但是如果你担心宝宝经常以一个姿势睡觉头形会不好看，那么也可以偶尔帮助宝宝“矫正”一下。在一侧睡久了，你可以告诉他，让他自己翻到另一侧。

有的宝宝到了半岁还是不会自己翻身，妈妈们也不必太担心，个体存在差异是正常的。只要妈妈对宝宝足够细心，能够察觉宝宝身体的变化，及时发现异常现象，就不会让宝宝受到太大的伤害。宝宝翻身较晚，原因有很多种。如果宝宝身上盖的被子很“沉重”，他的力量又不足以“撼动”被子，那当然无法自己翻身。有时，宝宝身上的睡衣太大，他也不太愿意翻身，因为穿着松松垮垮的睡衣，翻起身来会很费力。如果你的宝宝是个“小胖子”，那么可能他也会较晚翻身，原因很简单，身上的肉太多，“懒”得动。这很有可能是宝宝的饮食搭配不合理所致，此时，你就要考虑从宝宝的营养均衡方面给家里的“小胖墩儿”减减肥了。

身体缺钙也会导致宝宝翻身较晚，因为如果肌肉和骨骼没有足够的钙质，宝宝就没有力量将身体“翻来覆去”。如果是这样，你就要考虑开始给宝宝补钙了。宝宝补钙与成年人的补钙是有一定区别的，妈妈不可以为宝宝选择成人的补钙产品。

4. 牙齿排排坐，以后吃果果

通常宝宝在4～10个月时长出第一颗乳牙，2～2.5岁的时候，宝宝会长齐全部的20颗牙齿，上下各10颗。对宝宝牙齿的护理相当重要。有一口好牙才能“吃嘛嘛香”，以后宝宝品尝美食，全靠它们了。

在宝宝小的时候应让他少喝带有甜味的饮料，多给他喝白开水，不仅对牙齿好，也益于身体健康。即使是自制的果汁，里面也含有糖分，留在口腔中会腐蚀牙齿。不要让宝宝在喝奶或者喝果汁之后马上睡觉，睡觉的时候唾液分泌少，不易把粘在牙齿上的奶液或果汁洗掉，易使宝宝患龋齿。另外，不要让宝宝长时间吮吸奶嘴，这对宝宝长牙也有影响。

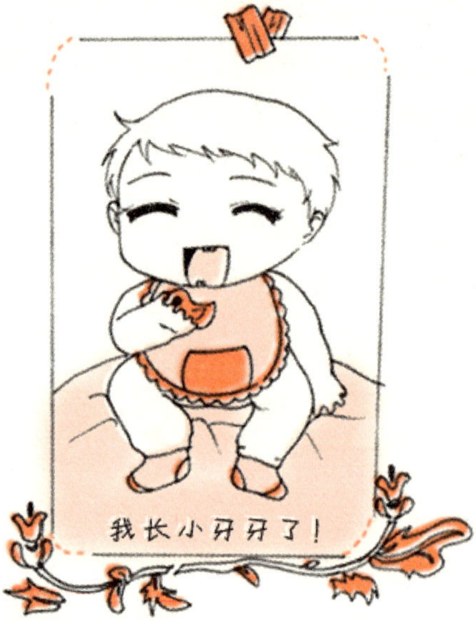

宝宝的牙齿在“破土而出”之前，妈妈要学会给宝宝清理口腔。可以将一小段医用纱布缠在手指上，在宝宝“饱餐”之后，用纱布轻轻擦拭宝宝的口腔，牙龈当然也不要放过。这样做可以让宝宝的口腔保持干净，不会受到细菌的污染。口腔清洁的状况直接影响到宝宝牙齿的健康。当宝宝长大学会刷牙以后，就可以自己“管理”牙齿了。

宝宝的第一批乳牙会自动脱落，再长出的新的恒牙会伴随宝宝一生。有的妈妈认为反正乳牙脱落后能再长出新牙，所以不去理会这第一批乳牙而“任其发展”。这种想法是不对的，乳牙的好坏直接影响宝宝新牙的质量。乳牙能起到巩固牙根的作用，它们就像抢先来到口腔中“占座位”的客人，给以后的恒牙留出位置。当乳牙脱落以后，就会在原来的位置上长出新牙。如果宝宝的乳牙有一颗烂掉了，牙根被拔掉后，就出现了一个空位置，其他新长出的牙齿会“移动”，造成牙齿参差不齐，影响美观。

有的宝宝在长牙时会出现低烧、烦躁、睡眠不安等现象，这与牙齿长出的刺激有关，属于正常现象。但如果持续高烧，或有呕吐、腹泻等现象出现，很有可能是生病了，要及时带宝宝去看医生，不要因为大意而耽误了治疗。宝宝出牙时会出现牙龈红肿的现象，此时宝宝感到不舒服，可能会咬硬东西“磨牙”，你可以给他吃一些硬点的食物，例如饼干、馒头等。看好宝宝不要让他咬过硬的东西，手里的玩具一定不要让他往嘴里塞，这样不仅会损害牙齿，还会使细菌进入口腔，感染疾病。

很多宝宝在出牙时会流口水，这是由于长出的牙刺激了牙龈上的末梢神经，引起唾液分泌增加，而宝宝的吞咽功能还不完全，不能将口水全部咽下去，口水就会顺着嘴角流出来，这是正常现象，及时将流出的口水擦拭干净就好了。要加强营养的供给和补充，注意饮食方面的均衡搭配，多给宝宝吃含维生素 D、钙、磷等营养成分的食物，可使宝宝的乳牙更坚固，为以后恒牙的生长打好基础。

5. 我怎么总爱流口水呢

有的妈妈对宝宝流口水的现象感到极为烦恼，因为嘴角流一条亮晶晶的“长河”，总让人觉得这是一个“邋遢”宝宝，妈妈无论多么及时地清理，也跟不上宝宝流口水的速度。宝宝流口水是很正常的现象。1~3 个月大的宝宝口水并不多，长到 4 个月以后，宝宝口腔内消化液的分泌开始增多，而他的吞咽功能发育得还不完善，无法将分泌液全部咽下，这时口水就会外流。特别是在宝宝要长牙的时候，末梢神经受到刺激，使口水增多。另外，宝宝胖嘟嘟的脸蛋，谁见了都喜欢轻轻地捏一下，这种亲昵的动作也会刺激唾液的分泌。

唾液中含有消化酶，对皮肤有自我消化的作用，长时间被口水浸泡的皮肤会红肿、发痒，甚至脱皮，严重的还会引起皮肤溃烂。妈妈要给宝宝随身带一块干净柔软的小手帕，及时将流出的口水轻轻擦拭干净。这种正常的生理现象不必在意，等宝宝长到 1~2 岁的时候，吞咽功能完善，自然就不会流口水了。但是由于病理原因引起的流口水，妈妈们需要重视起来。

如果宝宝流口水的时候哭个不停，你要检查一下宝宝的口腔，是否发生口腔溃疡或口腔炎、舌炎等。咽喉疾病也会导致宝宝经常流口水，因为咽喉疼痛使宝宝不愿意将口水咽下去。如果你的宝宝已经 2 岁了，但仍长时间持续流口水，可能是大脑的中枢神经出现了问题，要及时带宝宝到医院去检查，看看是否有先天性大脑发育不全、脑炎、脑瘫等疾病。

6. 妈妈，咱家的空气干净吗

一次家里请客，一位朋友把他不到半岁的宝宝也带来了。刚进门时，宝宝因为来到一个新环境，又有这么多人，所以显得比较兴奋。可是过了一会儿，他开始变得无精打采。吃饭后，宝宝竟然把特意为他准备的辅食全给吐了，并且大哭起来，谁也不知道是什么“惹恼”了小家伙。最后，还是细心的妈妈发现了“元凶”——空气中弥漫的烟尘。这位妈妈说，他们家是“禁烟家庭”，卧室里更是“无烟区”。家里包括爷爷奶奶在内都没有人吸烟，做饭时要紧闭厨房门，绝不能有半点油烟“串进”屋里。她一说，大家就全明白了。可不是么，刚刚做饭时已经油烟满屋飞了，客厅里的男士大多数都在吸烟。我们在客厅里待久了，没觉得有什么不适应，可这样“乌烟瘴气”的环境对于从“无烟区”里出来的宝宝，可是难过极了。

你家的空气干净吗？其实，我们每天都会受到来自空气中各种味道的干扰，比如香水味、汽车尾气味、香烟味等。这些我们早就习以为常，但是对于宝宝来说，这些气味足以对他产生刺激。

§ 烟味

要让宝宝处在无烟的环境中，二手烟的危害想必爸爸妈妈们已经听得太多了，香烟对于成年人的健康都是一个潜在的“杀手”，何况是对刚出生的宝宝来说。有研究显示，如果父母双方中有一人吸烟，婴儿猝死的概率是父母不吸烟的两倍；如果父母二人都吸烟，那么猝死的概率会增长到三倍。还需要多说什么吗？赶快戒烟吧！

§ 花香

室内的花香惹人醉。我们看到开得正艳的鲜花都要忍不住上前去闻一闻，享受一下这醉人的芬芳，但是如果宝宝闻到花香，“芬芳”可能会变成“污染”。鲜花中的香味很可能使宝宝过敏，不同的花香对于宝宝的影响也不尽相同，所以建议有宝宝的家庭，尽量不要养经常开花的植物。你可以在屋内摆放几盆能够释放氧气、不常开花的绿色植物，比如仙人掌、仙人球等，既可净化空气，又赏心悦目。只是注意不要让仙人掌、仙人球身上的刺伤到宝宝。

§ 香水味

年轻时尚的美女，浑身总会散发一股淡淡的香味，能勾起人们无尽的想象，这真是一种美的享受。如果你刚刚担任妈妈的角色，那么建议你远离香水，你身上的香味很可能会伤害到宝宝。香水的味道即使再清淡，也是经过加工合成的，且成分比较复杂。香水真的“有毒”，为了宝宝的健康，从此以后就放弃做一位“香体美人”吧。

§ 车内空气

新车内真皮座椅、金属等味道，空气清新剂味道，这些对于我们来说可能是享受，但是对于宝宝来说则是一种有危险的刺激。有车一族的爸爸妈妈们，一定要清理好你们车子里的味道，可不能怠慢了“贵宾”。

§ 汽车尾气

走在马路上，汽车尾气也是宝宝的又一大敌。宝宝体内吸入汽车尾气无异于“吸毒”！这绝不是耸人听闻。汽车尾气很可能造成宝宝铅中毒、一氧化碳慢性中毒等现象。如果要带宝宝出门，一定要选择相对较干净、绿化覆盖面积大的街道行走，宝宝自身的保护措施也要做到位。

§ 樟脑球

存放宝宝衣物的柜子里不要放樟脑球，樟脑球的味道相当浓重，宝宝穿上长期被樟脑味“浸染”的衣服，可能会对肺部构成伤害。对于需要长时间存放的衣物，不必加入樟脑球，可经常拿出来通风，在太阳下晾晒即可起到杀菌的作用。

§ 蚊香

夏季，“嗡嗡”叫的蚊子实在让人讨厌，为了不让这些小害虫接近宝宝，很多妈妈想到了蚊香。可是，蚊香的味道不仅让蚊子“恐惧”，也会让宝宝难以忍受。驱蚊的方法有很多，蚊香绝对不是首选。

7. 还是吹自然风比较好

炎炎酷暑热得让人有些受不了，于是人们开始采取一些降温措施，比如使用电风扇、空调，睡凉席等。提醒妈妈，如果将这些用于宝宝，需要格外小心。

§ 电风扇、空调

使用空调或者电风扇的目的是为了使室内的空气流通，它们所要降低的是室内的温度而不是宝宝的体温。宝宝体温调节中枢的发育尚不完善，如果空调或者电风扇使用不当，会使宝宝的体温迅速下降，造成感冒或者腹泻。所以在使用电风扇、空调时要注意以下事项：

电风扇或者空调的风不能直接吹向宝宝，也不可以离宝宝太近。风扇的风不要过强，空调制冷时的温度也不要过低，二者使用的时间都不易过长；

在宝宝吃饭、大小便、换衣服、睡觉的时候，都不要让电风扇或者空调吹到宝宝；

使用空调或者电风扇时，要注意室内空气湿度的变化，如果有些干燥，可使用空气加湿器，加湿器内最好不要添加任何香料；

保持室内通风，最好让宝宝吹吹自然风，尽量减少对电风扇和空调的使用。

§凉席

除了电风扇和空调之外，凉席也是解暑降温的常用物品之一。家长在给宝宝使用凉席时，要注意以下几点：

即使天气再热，也不要让宝宝直接睡在凉席上，要在凉席上铺一层床单，以防宝宝皮肤受伤；

要尽量给宝宝选择质地柔软、透气性好的凉席，最好是草席，并且表面要光滑，不能有毛刺；

要保持凉席的清洁，受到污染的凉席不要给宝宝睡，宝宝每次睡凉席之前，都要用清水将它擦拭干净，并晒干，以防宝宝皮肤过敏；

用来编草席的草有可能会使宝宝的皮肤过敏。所以，宝宝睡过一次凉席之后，要仔细观察一下宝宝的皮肤，如果有过敏现象出现，要立即停止使用。

8. 妈妈，我想去外边玩

随着宝宝一天一天地长大，可以适当增加宝宝外出的时间和频率。新鲜空气中的氧气比较多，可以提高宝宝的抗病能力，能够增强宝宝肌体的免疫力，降低呼吸系统疾病的发生率。

宝宝外出的最佳季节是春、秋季，温度不高不低，空气清爽怡人。室外温度在20℃以上的夏季，也可以经常带宝宝到户外去，但是要避免强光的照射。如果阳光过于强烈，可以给宝宝撑一把小伞。如果在夏季傍晚出门，一定要为宝宝做好防蚊虫叮咬的工作。宝宝外出时，穿的衣服不必过多，夏季宝宝的胳膊和腿可裸露在外边。当然，帽子是必不可少的行头，保护宝宝的头部全靠它了。在天气晴好时，每天可带宝宝出去2~3次，每次20分钟左右就好。

空气新鲜、人少的地方最适合宝宝。妈妈不必带着宝宝远走，在自家的小区空地上或者离家不远的草坪上站站就好。经常让宝宝到户外去，可以让宝宝逐渐适应户外的环境。大自然色彩鲜艳，有好多新鲜事物是宝宝未曾见过的，比在家里要有趣得多。丰富多彩的大自然能够吸引宝宝调动他的一切感官去感知。因此，户外活动不仅可以促进宝宝视觉、听觉、嗅觉、触觉的发育，还可以更好地开发宝宝的智力。提醒妈妈，不要带宝宝去菜市场，那里的味道比较混杂，卫生条件较差，空气质量也不过关，可能会使宝宝受到细菌的感染。

9. 我是"抗寒小勇士"

很多妈妈认为冬天寒冷，带宝宝到户外去易使他患上感冒。其实，在无风、温度较高、天气晴朗的日子里，也可以带着宝宝出去走走，增强宝宝的免疫力。

一说到冬天要带宝宝出门，很多妈妈就开始拼命地往宝宝身上加衣服：内衣、毛衣、夹袄、马甲、外衣，最后还要戴上厚厚的口罩。看着被自己捂成“棉花球”似的宝宝，妈妈才终于放心。其实大可不必这样做。宝宝的耐寒能力正是通过吸入一定量的冷空气而变得更强的。有些日本幼儿园让孩子们脱光了衣服在寒风中站立，虽然这种训练方法看上去残忍，但无论对孩子的身体，还是意志力，都是一种有益的磨炼。对于未满一周岁的宝宝，我们当然不能让他脱光了衣服站在寒风中，但在外出时，也不必过分紧张。

如果宝宝穿得过多，他活动起来会热得满身是汗，当身上的汗消下去后，他又会觉得冷。这样冷热交替，宝宝反而更容易着凉。让宝宝适当地接触户外新鲜的冷空气，可提高宝宝体温的调节和肌体的耐寒抗菌能力，对宝宝的鼻黏膜、呼吸系统也有一定的好处。

如果担心宝宝无法马上适应外面的寒冷空气，可在宝宝出门之前，将室内的窗户打开，以减少室内外的温差，然后给宝宝穿上适量的衣服，再抱着宝宝出去。不宜在外面停留太长时间，几分钟就够了。当宝宝有了足够的抵抗力来抵御寒冷，他就能成为“抗寒小勇士”，平安地度过每一个寒冷的冬天。

10. 我不要做“黑马王子”

皮肤黑黑的看上去才帅气吗？你说的那是电影里的“古惑仔”。如果这时宝宝会说话，他会告诉你：“我才不要做‘黑马王子’！”宝宝的皮肤还是白白嫩嫩的好。所以，夏季带宝宝出门前一定要给宝宝做好防晒工作，遮阳伞、小帽子、防晒霜，一样都不能少。户外活动的时间最好选择在上午十点之前或下午四点之后。

不要认为阴天时出门就不需要给宝宝防晒。即使是阴天，紫外线的强度也不会减弱很多，对宝宝皮肤的伤害依然很大。有的妈妈认为如果在宝宝身上涂抹防晒霜，会影响宝宝接受阳光的照射。这种想法是不对的。防晒霜只是阻挡了紫外线对宝宝皮肤的侵害，不会影响晒太阳时皮肤对维生素 D 的转化。防晒霜的防晒指数不是越高越好，不经常出门的宝宝，防晒指数在 20 以下就足够了，指数太高会对皮肤造成伤害。

提醒妈妈注意，不要给宝宝使用成人的防晒用品，要用婴儿专用的，因为成人防晒霜中的化学成分会伤到宝宝娇嫩的皮肤。宝宝去年用过的防晒霜，即使还剩下许多，也不要再继续使用了，不管是否过期，都要扔掉。因为经过长时间的放置，很难保证里面的成分不发生变化。宝宝在出门前 30 分钟涂抹防晒霜，防晒的效果最佳。宝宝在外边晒过太阳，回来后要给宝宝洗个澡，将全身擦干再换上干净的衣服。多给宝宝喝些水，以补充身体经过日晒而蒸发掉的水分。

安全急救

1. 吃饭时存在的危险

小宝宝真是脆弱，即使在他用餐的时候都存在着安全隐患。没办法，谁让他还那么小呢？为了宝宝的安全和健康着想，妈妈少不了要辛苦些，等宝宝一天一天长大了，妈妈也就一点一点地“解脱”了。

★给宝宝喂奶之后，不要让宝宝仰卧，以免宝宝溢奶时奶液倒流，呛入气管，发生口鼻堵塞、窒息等危险。

★宝宝用餐时，不要逗宝宝笑。在宝宝大哭的时候，也不要马上给宝宝喂奶或喂其他食物，一方面宝宝在情绪不好的情况下进食会引发肠胃问题，另一方面，宝宝在抽噎的时候进食可能会将食物呛入气管，进而发生危险。

★妈妈一定要检查好给宝宝吃的蔬菜泥、果泥等辅食中是否有菜籽儿、果核等颗粒状物质，避免宝宝吃的时候卡住喉咙或者不慎吞入气管而发生意外。

★不要将热粥、热汤等很烫的食物放在宝宝能触及的地方，如果宝宝不小心将其打翻，可能会烫伤宝宝。

★家里的厨房一定要保持干净、整洁，不要有苍蝇、蟑螂之类的“活物”“跑”到宝宝吃的食物中，宝宝可能会将其连同食物一起吞进胃里，引发肠胃方面的疾病。

★宝宝吃的食物要保证卫生，水果最好是新鲜应季的，蔬菜也要洗干净后再给宝宝食用。隔日的剩饭最好不要给宝宝吃，以防细菌污染或食物中毒。

★抱着宝宝吃饭的时候，一定要待宝宝和妈妈同时坐稳之后再开始进食。任何一方没有坐稳，都可能使宝宝发生意外。

2. 妈妈，别给我吃太多药

小宝宝生病是在所难免的事，当然不能每次生病都给宝宝进行输液治疗，口服用药还是最常见的治疗方法。由于宝宝还小，各内脏功能的发育尚不完全，给宝宝用药的量不能和成年人完全相同。那么如何掌握宝宝的用药量，既能达到治疗效果，又能保证宝宝的安全呢？这里有两种普遍的计算方法：

§ 按宝宝体重计算

多数药物已计算出每千克体重、每日或每次的用量，按宝宝已知的体重计算比较简便，已广泛推广使用，对还没有测量体重的患儿可按下列公式推算：

婴儿6个月前体重估计：月龄×0.7+出生体重（kg）

7~12个月体重估计：月龄×0.25+6（kg）

2岁以上体重估计：年龄×2+8（kg）（至青春发育期此公式不再适用）

药物剂量（每日或每次）=药量（kg）/次（或日）×估计体重（kg）。

每个宝宝的体质都不一样，病情的程度也会不尽相同。所以，最安全的方法还是在医生的指导下给宝宝用药。

3. 那可恶的小虫"亲"了我一口

虽然蚊子个头儿小，却非常可恶，被它"亲"上一口，马上就会出现红包，还痒痒的。如果大人被蚊虫叮咬，痒几天也就过去了。可是皮肤娇嫩的小宝宝被它"亲"过，后果可能会严重得多。小宝宝的自控能力较差，痒痒的感觉会让他不停地去抓被蚊子咬过的红包，一旦被抓破，容易引起皮肤感染。

蚊子是疾病传染的媒介，如疟疾、登革热、乙脑等疾病，都可经蚊子叮咬而传播。如果咬过宝宝的这只蚊子带有病原体，那么宝宝也会感染上这些疾病。所以不仅要坚决消灭蚊子，还要尽量让宝宝远离蚊子经常出没的地方。

§ 防蚊的妙招

夏季一定要在宝宝的婴儿床上方挂好蚊帐，以防蚊子在宝宝睡觉的时候发起“进攻”。妈妈一定要选择透气性好、透明度高的蚊帐，否则宝宝在里面睡觉会感觉闷热，宝宝发生状况时，妈妈也无法及时观察到。

在家里，尽量不要让宝宝待在阴暗、潮湿的环境中，如阳台里、浴缸附近、花盆旁边，这些地方都可能有蚊子的“老巢”。

夏季的傍晚到户外活动时，尽量给宝宝穿上凉爽的长袖衣物，这样可以减少宝宝裸露在外面的皮肤面积，最好选择浅颜色的衣服，蚊子对黑色比较亲近。外出时间最好在19点以前，因为室外在这个时间段比较凉爽，天还没有完全黑下来，蚊子还没有开始频繁地进行夜间行动。尽量在空旷的地方活动，避开树木、花坛等蚊子密集地。

夏季要每天给宝宝洗澡，保持好宝宝的个人卫生，蚊子不太喜欢干净的小宝宝。

家里尽量不要使用蚊香、花露水之类的驱蚊工具，因为那些东西的味道刺激性强，可能没熏到蚊子反而使宝宝过敏。

§ 被叮咬之后的处理方法

一旦宝宝被蚊子击中，首先要控制宝宝不要去抓挠叮咬处。皮肤被抓破，可能会感染各种疾病。妈妈不要在宝宝的伤口处涂抹皮炎平等皮肤类药物，这些药物不适合宝宝，要选择刺激性较小的外用药膏。要给宝宝勤洗手，毕竟被蚊子咬过之后的皮肤会很痒，如果宝宝忍不住抓一下，手上的细菌可能会通过蚊子咬过的地方溜进宝宝的体内。被蚊子咬过以后，妈妈最好用冷水清洗一下被叮咬的部位。因为蚊子叮咬是向人体内注入了毒液，清洗伤口可以减少毒液的残留，冷水也可以使瘙痒、红肿的现象得到缓解。

4．啊呀，我好像被烫熟了

由于家人的粗心大意，宝宝被烫伤的事件时有发生，医院里经常有因为意外烫伤被送进急诊室里的宝宝，这里为各位妈妈拉响警报：

§红色警戒

妈妈一定要记住，千万不要把装有热水的热水壶、热水杯等容器放在离宝宝很近的地方。宝宝的手脚喜欢乱动，如果那些容器被宝宝碰倒，里面的热水很可能烫伤宝宝。

给宝宝喂水和牛奶的时候，一定要将容器拿稳，不可让里面的液体溢出，最好等温度适中之后再拿给宝宝。不要一边哄宝宝，一边给水或牛奶降温。

妈妈在做饭时，最好不要抱着宝宝一起操作，如果炒菜时油迸出锅外，可能会烫伤宝宝。

家里吃火锅的时候，要先将宝宝安置在较为安全的地方，而且还要在你的视线范围之内，然后再放心地享用你们的美食。“宝宝掉进锅里”这绝对不是一个笑话。

水烧开了，向水壶里灌水的时候，要远离宝宝，滚烫的开水可不是闹着玩的。

给宝宝洗澡的时候，记得一定要先加凉水，后加热水。如果先加热水，宝宝很可能因为急于玩水而冲进盆中被热水烫伤。反之，先加凉水对宝宝的伤害会减轻些。

在冬季，取暖用的热水袋不要直接放到宝宝的被窝里，在热水袋上面要包裹一层柔软的毛巾，然后放到宝宝脚下20厘米远的位置。如果使用电热毯，在宝宝睡着之后一定要记得关掉电源。

火柴和打火机不要给宝宝玩。宝宝的意识里根本没有“危险”二字，他什么都敢玩，火柴或打火机不仅可能烫伤宝宝，还会引起火灾。

§急救措施

如果宝宝不小心被烫伤后，首先不要惊慌失措，尽管宝宝的哭声让你很心疼，但如果连你都手忙脚乱，那么谁来及时处理宝宝的伤口呢？一定要冷静地采取相应的急救措施。

平时要将急救药品统一放在一个固定的地方，不要等到突发状况出现时，才慌张地满屋翻找。

一旦宝宝被烫伤，不要用民间的一些土方法来处理，比如在烫伤处涂抹大酱、蛋清、牙膏等千奇百怪的东西，这样会给医生的治疗带来难度。你的土方法用得不恰当，反而会使烫伤处的皮肤感染，或者使宝宝的皮肤留下疤痕。

如果烫伤的皮肤面积很小，并且不十分严重，可以不涂抹任何药物，将烫伤的部位在自来水下冲洗，或在水盆中浸泡一会儿。如果是在外出的途中受伤，没有自来水，可买一瓶矿泉水冲洗。一定注意要用冷水，冷水可降低烫伤部位的温度，减轻疼痛感。

如果宝宝穿着衣服被烫伤，不要急着去脱衣服，宝宝因为疼痛而不会配合你。应先迅速用冷水冲洗衣服表面，然后用剪刀将衣服剪开。如果衣服已经粘在皮肤上，不要强行拽下，应立即到医院请医生处理。

如果伤口处已经烫起水疱，就不要用水冲洗，以免将水疱弄破造成感染，也不要自行挑破水疱，要尽快就医。

轻度烫伤不必包扎，保持创面的干燥可加速复原，要控制宝宝不要用手触碰或者再次抓破创面，造成感染。

如果烫伤较严重，可先用干净的毛巾、医用纱布等松松地包扎创面，这样既不会阻止热量散出，又可以减少创面再次受伤的概率，然后立即就医。

宝宝烫伤的皮肤表面水分流失严重，所以要及时为宝宝补充水分，以免出现休克现象。

疼痛的经历会给宝宝留下深刻的印象，即使在伤口复原之后，宝宝也会时常焦虑不安。妈妈在此期间要小心呵护宝宝，经常陪在宝宝身边，安抚宝宝，让宝宝消除被烫伤的痛苦记忆。

5. 婴儿车也会出车祸

婴儿车比较适合不太远的旅行，例如在自家小区或公园里转转，你就可以推着婴儿车带宝宝出去，可以让宝宝躺在车里，也可以随时将宝宝抱起来，让他看看外面的世界。很多妈妈喜欢在外出时带上宝宝，将宝宝放在婴儿车里，推着宝宝就出门了。这时，妈妈要提防手里的婴儿车，这种带着四个轮子的东西，可能会给宝宝带来安全隐患。

★当宝宝躺在婴儿车里的时候，你要注意，任何时候都不可以将宝宝单独放在车里，也不能离开婴儿车半步。特别是在超市里，当你选购物品的时候，手也要放在车的推手上。

★最好不要推着宝宝去菜市场。首先那里空气不好；其次，那里人多手杂，很可能在你挑菜的时候，宝宝的车子就被别人推走了。

★如果你推着宝宝去超市，一定要警惕放在货架高处的东西，避免坠落下来的商品砸到宝宝。如果超市里的人较多，不要让婴儿车离开你的手，避免人群将婴儿车与你挤散。

★不要将采购的货物挂在婴儿车的把手上，货物过于沉重可能会将车子压翻。也不要将货物同宝宝一起放在婴儿车内。

★推着婴儿车在路上行走时，一定要挑平坦的道路走，并且时刻注意观察脚下，不要让车子压到路上的石子，以免发生颠簸而使宝宝感到不安。

★一定要抓牢婴儿车，特别是在下坡路上行走的时候，即使停车时也要抓住车的把手，可别忘了车底下的圆形车轮是不会辨认方向的。

★不要让宝宝单独待在婴儿车中，也不要将宠物拴在婴儿车上。

★要将车上的各种带子都系好，以保证宝宝的绝对安全。在宝宝身体的周围放上棉被、毛毯之类的东西，让宝宝的身体没有过多活动的空间，但是不能太挤，以免宝宝的手或脚伸到车的外面发生意外。

★如果是折叠式的婴儿车，一定要保证车子的每个部分都已经充分展开，以免有松动的部分夹到宝宝的身体。购买的时候检查好车身，行走时要平稳，刹车要灵敏。

★最后提醒妈妈，带着宝宝购物时，最好不要将物品放在宝宝的车里。最好选择那种前方带扶手的婴儿车，就是推车的横梁在前方，可以让宝宝面向着妈妈躺着。这样可以让宝宝有一种安全感，一睁开眼睛就能看到自己最熟悉的亲人。研究人员说，宝宝面向父母时会对父母产生某种情感依赖，压力水平会有所降低，使得宝宝更容易入睡。

疾病防治

1. 我需要一副“铁打”的肠胃

肠胃不好会直接影响宝宝的饮食状况，而饮食状况又直接影响到宝宝对营养元素的摄取、补充，营养是否均衡又直接影响到宝宝身体的健康乃至智力的发育。这些环节环环相扣，哪一个环节出了问题，都会影响到宝宝的成长。所以，宝宝的健康、聪明，始于一副“铁打”的肠胃。

护理宝宝的胃，首先要从饮食卫生开始。宝宝出现肠胃问题，大多是因为吃了不干净的东西引起的。宝宝的胃肠功能发育尚未完全，不能将宝宝的食物和大人的一概而论。宝宝的饮食要特殊对待，在饮食的卫生方面要格外小心才行。宝宝的口腔要时刻保持清洁，小宝宝还不会刷牙，妈妈要帮助宝宝清理口腔。否则，口腔中的细菌会直接进入胃部，引发胃肠道疾病。

宝宝的成长和发育需要摄入大量的蛋白质、脂肪等营养物质，而处在发育中的宝宝消化系统十分脆弱，容易菌群失调、消化不良，严重时还会出现食欲下降、烦躁啼哭、多眼屎、口干口臭、口疮、大便干燥、大便少、便秘与腹泻等症状。而滥用抗生素会给宝宝造成更大的伤害。科学证实，益生菌、益生元能有效改善胃肠菌群的生存环境，使肠道菌群平衡，让宝宝胃口好、消化好、吸收好、不上火、长得快，能够让宝宝在关键时期充分吸收营养物质。宝宝快乐成长，妈妈才最开心。

经研究表明，补充双歧杆菌和嗜酸乳杆菌，可以抑制大肠杆菌滋生，减少胃肠道的有害菌种，促进胃肠蠕动，预防和改善便秘。在现代生活中由于滥用抗生素、环境污染、饮食习惯不正确和疾病发作等因素，使人体内有益菌大量丧失。所以要在日常生活中经常补充双歧杆菌和嗜酸乳杆菌，这是保持宝宝肠道健康的非常好的方法。双歧杆菌和嗜酸乳杆菌是人体中固有的有益菌，可改善脾胃功能，增进食欲，促进消化吸收。对人体有补充营养和保护作用，对肠内腐败菌，食物中毒菌、病原菌等有抑制作用。菌群失调的恢复主要是双歧杆菌的恢复，它可调整肠道微生态的平衡。如果肠道内的益生菌含量减少，可直接导致肠蠕动减弱，通常出现便秘的现象。粪便中存在大量对身体有害的物质，如果粪便在体内滞留的时间过长，粪便中的有害物质就会随血液循环扩散到身体的各个组织器官，对身体造成损害。益生菌一方面可以使粪便快速排出体外，另一方面还可以除解粪便中的有害物质。

益生菌最珍贵之处在于它的活性，人体的肠道中有上百种菌群，当中有大肠杆菌、聂氏杆菌、球菌等有害菌，也有双歧杆菌、嗜酸乳杆菌等有益菌，有害菌和有益菌在肠道中处于抗衡状态。当益生菌多于有害菌时，可以抑制有害菌的生长，进而分解肠内腐败物质，减少霉素的产生。益生菌可产生大量的乳酸、醋酸，降低肠道内的 pH 值，刺激肠蠕动，改善便秘的情况。

增加肠道有益菌的方法主要有两个：一是增加益生菌，即外源性的活菌，通过直接补充天然优质活菌进入到肠道内达到增殖的目的；二是增加益生元，含有益菌的食物能够促进体内益生菌的大量增殖。目前市场上的产品有的是单一的益生菌配方，有的是单一的益生元配方，还有的是没有任何包裹的裸菌。决定益生菌效果的因素不仅仅是菌种的好坏，还有生产的工艺、保存的环境等，否则吃下去的很可能是毫无作用的“死菌”。为宝宝补充益生菌和益生元能够改善肠胃功能。提高免疫力已经成为众多妈妈的共识，但我们必须消除的误区是：益生菌到达宝宝的肠胃里就可以了。其实益生菌仅仅到达胃里是无效的，必须到达肠道以后才会起效，而且“活着”到达肠道是关键，而要活着到达肠道必须要过胃酸这座“火焰山”。

普通剂型的益生菌进入体内会被强大的胃酸杀死，甚至有些益生菌在服用之前就已经是“死菌”，“死菌”吃得再多也是没有效果的。那么怎样才能补充有效的益生菌呢？妈妈在选择益生菌的时候，一定要选用国际顶尖的“双层微包埋”技术并配以益生元的益生菌，这样才能确保有益菌不被胃酸和胆酸破坏，到达肠胃后才能保证高活性、高数量，作用更持久。

2. 我的好视力，也需要 DHA

宝宝在 4 个月左右的时候，会经常看自己的手，这时他双眼的协调能力已经很好了。此时宝宝的三维立体视觉已经开始发育，能够产生立体感，已经可以看清世界。宝宝可以由远看近，也可以由近看远。宝宝的视线可以寻找声音的来源，你在宝宝的一侧发出声音，他会马上把头转向有声音的这一侧，眼睛也会跟着搜索。此时的宝宝，已经完全“认识”妈妈了，妈妈那张熟悉的面孔，他早已熟记于心。这时候，宝宝的视力约为0.1。宝宝出生后的第6个月是视力发育的一个重要的里程碑，此时妈妈可以带宝宝去看眼科医生，让医生全面检查宝宝的视力。此时的宝宝对颜色的感觉没有成年人那么敏感，吸引宝宝的往往是周围颜色的对比度而不是色彩本身。两个有明显差距的色彩，宝宝可以将它们分得很清楚。这时的宝宝已经会翻身，他看到自己感兴趣的东西，会转动身体，并会伸手去抓。

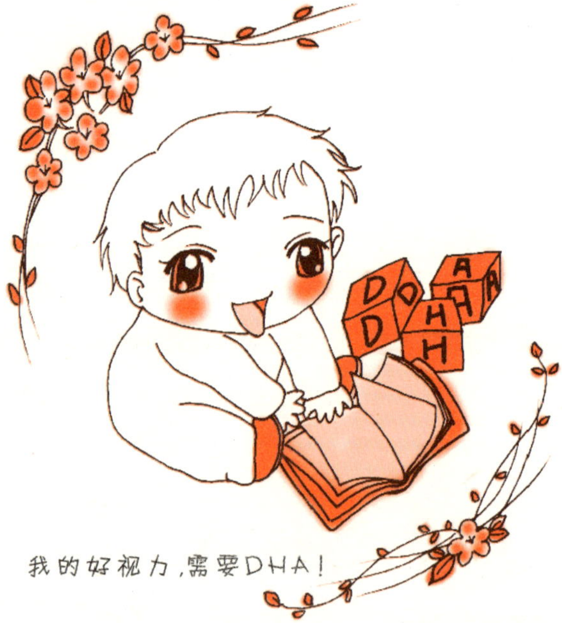

妈妈除了要在日常生活中锻炼宝宝的视力、保护宝宝的视力之外，还应及时给宝宝补充DHA。DHA是维持大脑正常发育所必需的多不饱和脂肪酸，也是保证视力良好发育的重要成分。DHA在视神经细胞及视网膜组织中的含量有40%～47%，如果食物中缺乏DHA，可使视网膜组织中DHA含量下降，从而影响视力发育。

2002年，《美国临床营养学杂志》报道，食物中添加DHA的婴儿组在进食52个星期后，其视觉灵敏分辨力明显好于未进食添加DHA食物的婴儿组。0～3岁是宝宝眼睛发育的最佳时期，提早补充，就能提早给宝宝一双明亮的眼睛。

很多妈妈都知道鱼肝油能够保护视力，但是妈妈们不知道，从鱼油中提取的DHA是不安全的。鱼油中提取的DHA含有EPA（二十碳五烯酸），EPA被誉为“清道夫”，能去除血管中的脂类垃圾。经临床试验证实，EPA有调节血脂，降低血液黏稠度，预防动脉硬化、脑血栓和脑梗塞及改善脑供血不足、头晕、头痛等症状的功能，非常适合中老年人。而大量的EPA会减缓孕妇和婴儿血液中养分的输送，致使婴儿性早熟，一旦出现皮肤损伤还会造成血流不止。另外，从鱼油中提取的DHA容易受海水环境及鱼类自身生理环境的影响，形成化学污染及毒性，影响DHA的质量。目前还没有技术能够将鱼油中的DHA和EPA分离。所以鱼油中提取的DHA不是妈妈们的首选，妈妈应给宝宝选择从海藻中提取的DHA产品。藻油DHA是从人工培育的、无污染的单细胞海藻当中提取的，不含EPA和胆固醇，更适合孕期、哺乳期妈妈和婴幼儿这一特殊人群。

3. 它是害我过敏的凶手

4个月以后，宝宝开始添加辅食。每新添加一种辅食对宝宝来说都是一种新的尝试，妈妈要格外注意观察宝宝是否有过敏反应。有的时候，宝宝忽然食欲不振，或者出现呕吐现象，妈妈不要认为宝宝在挑食，很可能是某种食物引起了宝宝过敏。如果处理得不及时，对宝宝健康的危害可能会一直延续到宝宝成年之后。如果宝宝抗拒某种食物，妈妈不要过分强求，很可能是过敏所致，妈妈如果哄骗宝宝吃下，会加重过敏反应，影响宝宝的健康。宝宝过敏的症状表现为呕吐、腹泻或出现皮疹。有的宝宝还会出现咳嗽、流鼻涕、呼吸困难等症状，容易被误认为是感冒。

很多妈妈将海鲜等食物判定为会让过敏源“侵袭”宝宝身体的“黑客”。但是，最常见的“凶手”往往只是普通的鸡蛋和牛奶。据统计，有2.2%的宝宝会对牛奶产生过敏反应。牛奶中富含蛋白质，但是约有40种蛋白质会导致过敏，而牛奶又是宝宝成长所必需的营养品，特别是断奶之后，坚持让宝宝喝牛奶益于宝宝的身体发育。妈妈在给宝宝添加鸡蛋和牛奶等蛋白质较丰富的食物时，要格外注意。即使宝宝对某种食物过敏，也不可“因噎废食”，将所有此类食物拒之“胃”外，宝宝可在2岁以后再行尝试，宝宝的营养均衡最重要。

建议妈妈至少将母乳喂养坚持到六个月，母乳中含有对过敏起到制约作用的免疫球蛋白，是防止过敏最好的营养食品。当宝宝有了足够的抗体来对抗过敏源，再慢慢地让宝宝试着喝牛奶，可大大降低宝宝过敏的概率。

如果宝宝出现过敏症状，而你又无法判断是哪种食物引起的过敏，你可以将宝宝所吃的食物全部记录下来，连续观察3~5天，然后从中挑选出最可疑的食物。

妈妈在给宝宝添加辅食的时候，最好先从粥、蔬菜、水果等不易引起过敏的食物开始，然后慢慢过渡到鱼类、蛋类、肉类、海鲜。妈妈也不可臆断宝宝是否过敏，如出现异常反应，可先回避可能引起过敏的食物观察一段时间，如果症状还是没有减轻，很可能是宝宝生病了。当宝宝出现十分严重的异常状况时，要马上去看医生，不可再观察是否过敏了。

4. 妈妈，要警惕我是否患有缺铁性贫血

铁是血红蛋白的重要组成部分，而血红蛋白的功能是向细胞输送氧

气，并将二氧化碳带出细胞，是维持新陈代谢、生理防御与免疫机能的重要元素。贫血症中最常见的就是缺铁性贫血，这种病的发病率较高，目前全世界都普遍存在，而婴儿缺铁性贫血更是一种常见疾病。

由于母乳及牛乳中所含的铁元素较少，所以提倡妈妈在宝宝4个月大的时候添加辅食，如果添加辅食不及时，而宝宝从母乳及奶粉中摄取的铁又不足以维持身体正常所需，那么就会出现缺铁性贫血。缺铁性贫血主要是指人体内铁的含量不足，影响血红蛋白合成所引起的一种小细胞低色素性贫血。如果宝宝患有缺铁性贫血，会出现面色苍白、食欲减退、精神不振或注意力不集中等症状。

宝宝贫血还有很大一部分原因是妈妈在孕期营养不足。出生后患有的缺铁性贫血大多是由于妈妈的喂养不当所致。即便是轻度贫血也需用药，同时还应进行食物补充。很多妈妈认为动物肝脏不干净，口感不好，并且颜色也不好，因此拒绝给宝宝吃动物肝脏。其实，动物肝脏是给宝宝补铁的重要食物，可预防宝宝患有缺铁性贫血。

其实，缺铁性贫血是可以预防的。妈妈应根据宝宝的消化能力，适当添加辅食，尽量给宝宝吃富含铁的食物，并注意饮食的合理搭配，不可养成宝宝挑食的坏习惯，这样就能有效地避免宝宝缺铁性贫血的发生。

5. 需要给我接种的疫苗

宝宝4~6个月时，需要接种的疫苗有乙肝疫苗的第三次注射、脊灰疫苗的第二次注射、百白破疫苗的第二次和第三次注射及流脑的第一次注射。流脑主要发生在春、冬季节，通过呼吸道传播，6个月到2岁大的宝宝最容易感染。最糟糕的是感染流脑病毒后并无明显症状，只有1%的流脑患者会出现临床症状，大多数人都为无症状的病毒携带者。流脑患儿可出现发烧、头痛、喷射性呕吐、脖子发硬等症状，严重的还会引发败血症，病死率达到5%～10%。

提醒妈妈，患有先天性心脏病、肾病的宝宝不宜接种流脑疫苗，正在发烧中的宝宝也不宜马上接种。接种流脑疫苗后，在注射部位可能会出现红肿、疼痛，几小时之后即可消失。注射了流脑疫苗的宝宝不代表就能绝对免疫，还是要注意宝宝的卫生护理，尽量不要带宝宝去人多的公共场所，最好也不要带宝宝去空气污染较为严重的地方。

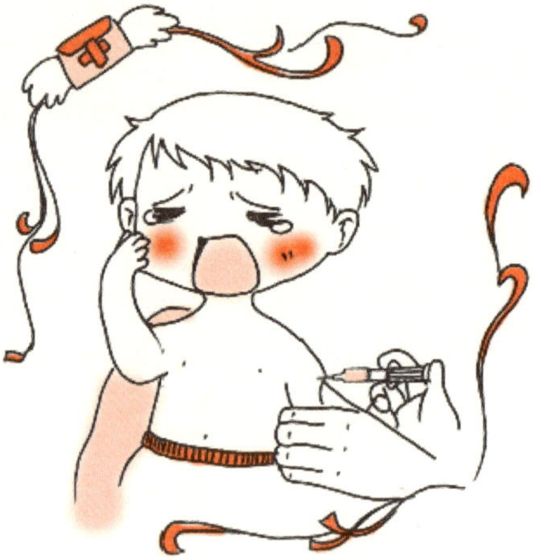

打针疼疼但身体棒棒！

情商培养

1. 我要笑口常开

这个阶段是宝宝成长的高峰期，最明显的一个变化是，已经能够放声大笑。宝宝在3个月以前，只能用“礼貌”的微笑将高兴和喜悦的情绪传达给你。但现在，宝宝会用笑声来传达。爸爸和宝宝做凌空抛起的游戏时，如果宝宝很喜欢“飞”一般的感觉，他会开心地笑出声音，但如果宝宝感到害怕，他也会恐惧地哭出声来。

“笑口常开”是人们对宝宝最美好的祝愿。其实，这一愿望实现起来很容易，只要宝宝的笑声总能得到爸爸妈妈的回应，宝宝就会经常笑。宝宝脸上的笑意往往是在表达他内心的一种满足感，你甚至可以理解成那是宝宝在对你表示谢意。当宝宝对你笑时，你要轻轻地抚摩宝宝的头，或者继续和他玩要使他笑得更开心。如果家里来了一些陌生人，宝宝也会更开心，他会用爽朗的笑声去迎接每一位客人，因为那么多从未见过的面孔让宝宝感到既新鲜又兴奋。这里提醒妈妈，家里客人较多时，要暂时让宝宝回避，最好不要让客人亲吻宝宝，以防造成细菌感染。

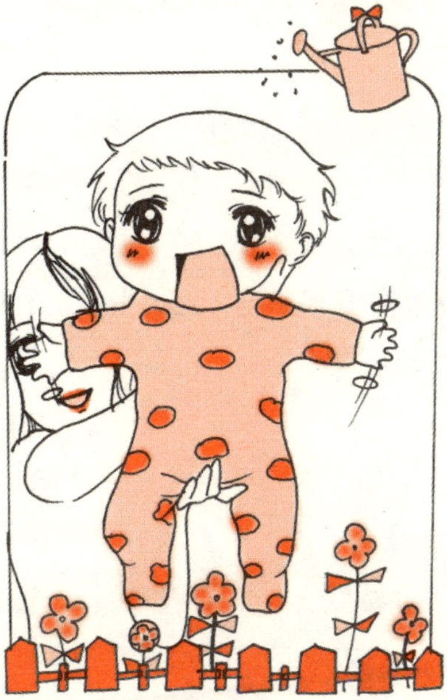

我要笑口常开！

宝宝在刚出生的时候，还不具备控制自己感情的能力，他的某些反应更多地是出于本能。比如感到饿了就会大哭起来。到了4～6个月的时候，宝宝开始有了表达自己情绪的欲望。当宝宝看到熟悉的人时，他会报以热情的微笑，但是看到陌生人时，宝宝会一直盯着他看，偶尔会露出一点点笑意。宝宝对陌生人没有安全感，当然不会主动去对陌生人笑，此时他还充满了警惕。但如果陌生人对宝宝报以好感，不停地逗他玩，一旦宝宝与其熟悉了之后，就会开心地大笑。4～6个月大的宝宝很活泼，已经有了与人进行沟通的愿望。他很活泼，也愿意笑。当有人主动去拉他的手时，他都会笑一笑。宝宝的笑是最真诚、最纯净、毫无杂质的。他的笑，代表着信任与满足。这纯美的笑容只有在小宝宝身上才能看到，爸爸妈妈们一定要珍惜，经常逗宝宝笑一笑，这样的笑容会永远留在你们的心里。

2. 不做飞扬跋扈的霸道宝宝

宝宝的“好人缘”是从小培养出来的。我们经常能够看到这样一种场景：一个小朋友站在中间，四周围了一群小伙伴，而中间的这个小朋友俨然是主角，在那里手舞足蹈地比画着、讲演着，听众群里不时传来笑声和议论声，却没有人打断他。显而易见，这个小朋友的“气场”吸引了许多小朋友，他的人缘很好，所有的小朋友都喜欢和他玩。这样的宝宝在上学之后，也会成为人气指数很高的“红人”。

这种“气场”不是一朝一夕能够形成的，它来自婴儿时期家长良好的培养和教育方式。当今社会，独生子女家庭占大多数，宝宝在一种“专宠”的环境中长大，很容易形成飞扬跋扈的性格。这具体表现在，如果宝宝正在玩玩具，忽然有人过来拿走他的玩具，他会马上大呼小叫，并伴有“攻击性”行为；当有人和宝宝开玩笑时，他会将玩笑当成对自己的嘲讽而开始表现出反常行为等。这样的宝宝不可能受到大家的欢迎。宝宝之所以会这样，很多时候是由于爸爸妈妈很少与宝宝交流而造成的。宝宝在长时间一个人独处的情况下，会慢慢形成一种强烈的自我保护意识，不愿意让别人碰自己的东西，因为害怕会被抢走。

即使是独生子女，妈妈也要让宝宝经常和家人或外面的小朋友交流，告诉宝宝在他玩玩具的时候，如果有弟弟、妹妹或哥哥、姐姐在身边，要和他们一起玩，不可一味地护住自己的“领土”或“领物”不让其他宝宝分享。如果有小朋友十分喜欢自己的玩具，妈妈要建议宝宝不妨送给他，这样做也可以养成宝宝大方的品格。但前提是，妈妈要教会宝宝什么可以赠送什么不可以赠送，以免养成宝宝“出手阔绰”的毛病。

3. 妈妈又在骗我

还记得赵丽蓉老师那个经典的小品《英雄母亲的一天》吗？其中有一个情节，导演问赵老师平时怎么教育小孙子，赵老师以哄孩子睡觉为例告诉观众，她的方法就是对孩子说：“快睡觉！再不睡觉老巫婆就来抓你了！”其实小品中反映的是教育宝宝的一种普遍现象。很多妈妈都喜欢使用“恐吓”的方法来吓唬不听话的宝宝。比如，当宝宝哭个不停的时候，妈妈会在嘴里念叨着：“别哭了，别哭了，再哭老虎就来吃你了。”或者说：“再哭就被狼叼跑了！”或者在喂宝宝吃饭时也会说：“还不快吃，一会儿警察来抓你了！”很多宝宝都是被家长们这样的谎言吓唬大的。

即使很小的宝宝，他或许听不懂妈妈的语言，也从来没见过老虎、狼、警察都是什么样子的，但是他们能从妈妈说话的表情和语气里觉察到那是一种十分可怕的东西。因此，他们会本能地对这些“东西”产生恐惧，总想敬而远之。而最滑稽的是，老人们常喜欢将警察与老虎、狼这些凶猛的动物相提并论，使得宝宝对警察也没什么好感，在宝宝长大以后迷路或者遇到困难的时候，他可能会不敢去找警察叔叔帮忙。

这种教育方式的结果就是让宝宝对爸爸妈妈产生了不信任的感觉。每当他们不听话的时候，家长就会搬出老虎、狼和警察，他们会认为爸爸妈妈已经拿他没办法了，只能找比爸爸妈妈更“厉害”的东西来对付他，而大人所说的几样东西一次也没来找过他。因此，他们从最初的怀疑，变成后来的无所谓。更糟糕的是以后再也没有能够“震慑”住宝宝的东西了。

“吓唬教育”还可能产生一种效果，就是“狼来了”的故事。这个故事明明是教育宝宝不要说谎，可是大人们却反复使用，使自己在宝宝的心里失去了威信，也会让宝宝不再相信你，即使以后带宝宝去动物园时，真的遇到危险，你对宝宝的警告可能也无济于事了。

益智练习

1. 我的世界是五颜六色的

4～6个月大的宝宝开始对色彩有了很强的感知能力，虽然他们还不能够叫出那些色彩的名字，但是五彩缤纷的颜色会让他感到愉悦，甚至变得聪明。如果宝宝长期生长在单一的、灰暗的环境中，宝宝会变得内向、少言寡语，严重的还会反应迟钝、智力低下。如果拿一张五颜六色的图画和一张灰色的图画同时给宝宝看，宝宝注视彩图的时间要比注视灰色图画的时间长许多。因此，从宝宝长到4个月大开始，妈妈就要有意识地对宝宝进行色彩识别的培养。

在一般情况下，宝宝最先识别的是红色，然后是黄、蓝、绿色。有专家曾作过实验，在给幼儿园的小朋友分苹果的时候，取来很多苹果让他们自己去挑选，大多数的孩子会不约而同地选择又大又红的苹果，剩下的选择了个头稍小、一半红一半绿的苹果，那些又小又绿的苹果成了无人问津的“可怜虫”。可见宝宝虽然还不会说话，不会走路，却对明快、鲜艳的色彩有着天然的敏感度。

妈妈要多给宝宝看彩色的图画，边看边告诉宝宝画面上的各种颜色。如果你的宝宝对色彩很敏感，说不定他是一个绘画天才！那么妈妈可以给宝宝一盒彩色的画笔，让宝宝随意涂鸦。别小看宝宝这幼稚的涂鸦之作，那可是世界上最名贵的“艺术品”呢！

将宝宝的房间布置成一个色彩斑斓的世界对宝宝的成长十分有益。宝宝的房间可以装饰得五颜六色，在墙面上，可以画上很可爱的卡通形象。有研究表明，在色彩明快的环境中长大的宝宝，创造力比在单一环境中长大的宝宝更胜一筹，智力也会相对较高。此外，可以在宝宝的四周挂满彩色的物件，如彩球、彩图、彩色玩具，最好让它们不时地晃动，这样能够吸引宝宝的注意力。当宝宝盯着一个红色的球看得出神的时候，妈妈可以告诉宝宝：“这是红色的球。”然后妈妈还可以向宝宝描述一切红色的事物，如太阳是红色的、国旗是红色的、血是红色的，甚至灿烂的笑容都是“红”色的，可以更好地让宝宝理解红色象征着热情、奔放。

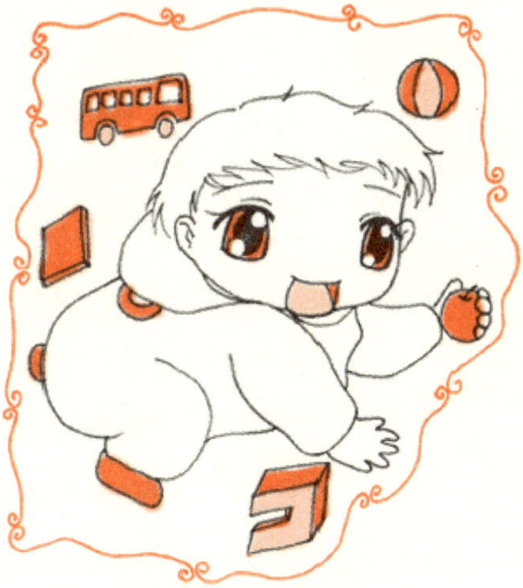

我的世界五颜六色！

识别色彩的最佳环境就是大自然，妈妈可以在风和日丽的日子，将宝宝带出门，让宝宝在自然中感受绿色的树、白色的云、蓝色的天空……这一切比妈妈在屋子里的言传身教要来得更直接。教宝宝识别色彩只是希望那五彩缤纷的颜色能够装点宝宝未来的生活，并不是真的要把他培养成一位画家，妈妈明白这一点，就不会强迫宝宝去记忆了。

2. 发掘世界，认识自己

4~6个月大的宝宝各部分身体器官的活动量开始增加，头部也能够更加灵活地转动，这一阶段的宝宝正处于发育的高峰期，各项潜能如果能够得到有效地发掘，将会取得事半功倍的效果。

此时宝宝的身体已经能够伸展开，也已经有一些特定的肢体反射反应，头部能够抬起到90度，两只胳膊已经能够稍微撑起自己的上半身，但还是不会爬，肚子也无法“悬空”。平衡感较好的宝宝，此时可能会“匍匐前进”，妈妈可以针对这一点对宝宝进行训练。妈妈要经常带宝宝到户外去，改变一下他所处的环境，让他的大脑接受不同的刺激。让宝宝不断看到新鲜的事物，可以更好地培养宝宝的探索精神，让宝宝时时刻刻对这个世界保持一颗好奇心，让他不断地去发掘世界，认识自己。

最重要的是，这时候的宝宝开始有自我意识，很喜欢看自己的手，看到眼前有自己喜欢的东西会伸手去抓。这个时期的宝宝，手的表现非常活跃，妈妈可以从这方面去锻炼宝宝。如宝宝在婴儿车里躺着的时候，用一个色彩鲜艳、能够发出声响的小玩具逗宝宝，让他伸手去抓，最好不要让玩具离宝宝太远，让宝宝经过努力之后能够抓到。或者在宝宝趴着的时候，用玩具去“勾引”他，让他以玩具为目标使劲儿往前爬。这对开发宝宝的智力非常有帮助。

3. 哆来咪！ 我是小小音乐家

很多妈妈都不知道，宝宝的音乐天赋是多么神奇。宝宝能够准确地听出音乐中全部88个半音，而成年人最多只能听出三十几个。在语言学习方面，宝宝很容易就能够学会一个地方的方言，但是作为成年人，却很难学会一种新的语言。很多唱歌跑调的人总是说自己天生“五音不全”，那是因为他在唱歌这方面的天赋没有人对他进行培养。

人的潜能需要开发，很多人并不是天生就没有在某些方面的才能，而是没有被开发出来。一旦才能被开发出来，它就能够散发出巨大的能量，如果再加上兴趣，他就很有可能成为某一方面的专家或者大师。

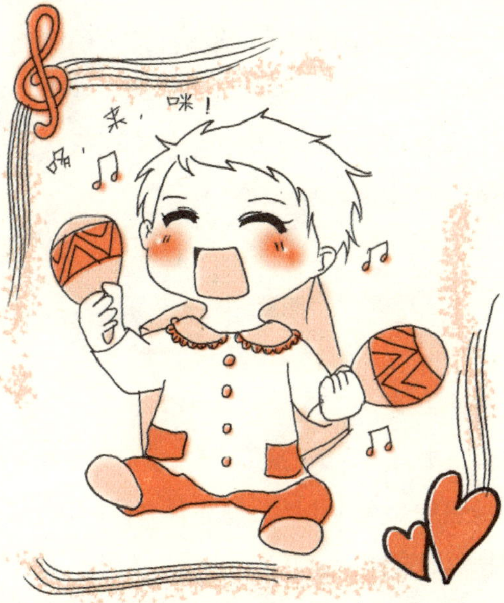

我是小小音乐家！

五彩斑斓的图画和悦耳动听的音乐对新生的宝宝来说是一种不错的教育方式。妈妈可以每天在固定的时间给宝宝播放一些舒缓的乐曲，如钢琴、古筝、长笛、吉他等（建议妈妈不要播放流行歌曲，有研究表明，流行歌曲对宝宝的成长没有任何益处，那些歌曲没有多少是适合宝宝的）。你可以在宝宝清醒的时候放给他听，观察他的反应，看他是否有音乐方面的天赋，或者在宝宝睡觉前让他听着音乐入睡，这也可以培养宝宝对音乐的热爱和敏感度。

音乐对陶冶人的情操和培养性情有很大的帮助。爱好音乐的人身上具有一种特殊的气质。音乐是一种特殊的交流方式，虽然它不同于人类的语言，却能够很好地表达人的情感变化、心理变化和思维走向。因此，音乐对宝宝的影响是任何一门学科都难以比拟的，它对宝宝思维和智力的启迪更为强烈和直接，能够激发出宝宝巨大的创造潜力。

著名音乐指挥家舟舟是一个音乐天才，虽然上帝关上了他的一扇“门”，却为他打开了另一扇“窗”。在舟舟第一次模仿指挥的时候，在他第一次站在指挥台上的时候，在他第一次指挥庞大的交响乐团的时候，音乐使舟舟获得了新生。如果你的宝宝听到音乐就会变得非常安静，甚至会跟着节奏手舞足蹈，他很可能就是一个天生的音乐家，你可以在这方面重点培养，没准儿他就是未来的舟舟。

4. 我是一只快乐的“书虫”

从某种意义上说，书籍对人类的意义和生命一样重要。如果这个世界上没有了书，我们无法想象人类的生活会变成什么样。让宝宝从小爱上阅读，是每一个妈妈必须担负的责任。宝宝获得的所有知识，不可能全部由人“口口相传”，直接经验也是获得知识的途径之一，只有喜欢读书的宝宝才能在知识的海洋中充实自己，最终将自己历练成一个对社会有用的人。

别认为对着刚刚几个月的宝宝朗读是一件可笑的事情。事实上，宝宝在4个月以后，就开始有了用语言和人交流的愿望，尽管他只能发出几个单音，但他也能够感觉到自己的语言和周围人不一样。妈妈的朗读恰巧满足了宝宝对语言的渴求。宝宝在聆听的时候，潜移默化地学会了长句子的语言逻辑，这也是培养宝宝思维习惯的过程。

妈妈的朗读是另一种与宝宝交流的方式，在你给宝宝读故事的时候，他可能听不懂其中的内容，但是他能够静静地用心去感知。有专家指出，培养宝宝阅读兴趣的唯一途径就是给宝宝朗读。但是妈妈不要带着功利的心情去读。这个阶段，妈妈的朗读只是让宝宝习惯读书时的氛围，让宝宝熟悉书的感觉，渐渐爱上书的味道。不要想着让宝宝明白故事中的道理，那是徒劳的。

培养宝宝的阅读习惯并不是一蹴而就的事情。首先妈妈要有耐心，坚持每天给宝宝讲故事，宝宝在听的过程中，逐渐明白了其中的语言逻辑，慢慢地就会不满足于听你讲故事，而开始自己去读故事了。只有给宝宝打下阅读的基础，才能让宝宝变成一个“书虫”。丰富的阅读不仅增加了宝宝的知识量，也有助于提高宝宝的理解能力。爱上阅读会让宝宝受益终生。

妈妈在最初给宝宝朗读的时候，不要只是自顾自地读，你可以找一本带彩色插图的书和宝宝一起看，边读边给宝宝指出上面的图画。宝宝听到你的语言，看着书上的画面，就能够明白故事的含意。久而久之，就会产生自己去读书的愿望。每天在固定的时间给宝宝读故事，按计划地去完成，选择一个光线充足、安静舒适的地方，妈妈和宝宝一起拿着书，体味着书中美丽的故事。在宝宝睡觉前，妈妈就不必和宝宝一同看书，可以由妈妈讲，而宝宝只负责听。因为宝宝睡觉的环境灯光会比较暗，让宝宝看书会影响他的视力。

妈妈最好选择那种句子比较短的故事读给宝宝听，宝宝一时还接受不了长句子，听了会感到困惑。宝宝长大之后，能够熟练掌握和运用汉语的语法，再来学习长句子也不迟。如果妈妈发现宝宝非常喜欢一个故事，可以反复念给宝宝听。不断地重复一个故事，是让宝宝走进书本世界的途径之一。妈妈在读的时候，要声情并茂地去朗读，只有这样，才能让宝宝完全融入到故事中去。如果你只是干巴巴地读，时间长了宝宝就厌烦了。

5. 妈妈说，那些钩钩圈圈叫“数字”

数学是上帝的语言，充分掌握数学逻辑的人大多都比较聪明。所以，宝宝对数字的敏感程度不容忽视。数学本身很抽象，因此建立宝宝的数学思维比让宝宝爱上阅读要困难得多。阅读习惯可以在潜移默化中形成，但是数学思维却是要有意识地进行培养的。在学校里，男同学的数学平均成绩普遍要高于女同学，这与人的思维习惯不无关系。男性擅长理性思维，而女性更擅长感性思维。对于女宝宝，更要在早期教育中培养她对数字的敏感度。

首先要让宝宝建立起“数字”的概念。妈妈要有意识地从这个方面去诱导宝宝。比如宝宝在看自己小手的时候，妈妈告诉宝宝，手上有“5”个手指头，“2”只手的手指加在一起一共有“10”个手指头；宝宝在照镜子时，告诉宝宝，他有“2”只眼睛、“2”个耳朵、“1”个鼻子、“1”张嘴；经常告诉宝宝家里一共有几口人，都是谁；将宝宝的玩具“一”字形排开，从头开始，“1、2、3、4”地数下去，最后告诉宝宝一共有几个。妈妈可以教会宝宝一个一个地数过来，而不要跳过一个。“多”和“少”的概念有助于宝宝对数字的理解。将两个和三个苹果分成两堆儿，并告诉宝宝，有“3”个苹果的那一堆儿“多”，而“2”个苹果的那一堆儿“少”。

妈妈要学会和宝宝一起玩，在玩的过程中教会宝宝更多的东西，也能让宝宝记得更深刻。培养宝宝的数学思维当然不能仅仅只会“数数”而已。更复杂的数理逻辑需要妈妈在潜移默化中慢慢地教给宝宝。比如“5”个玩具中，让宝宝拿走“1”个，就剩下了“4”个，再拿来“1”个就又变成了“5”个，这种加加减减的游戏也是宝宝和妈妈之间很好的亲子游戏。要让宝宝亲自去感受什么是“数字”，每一个数字的含意又是什么。妈妈不要放过任何一个细节，让宝宝在空间中和平面上去认识数字，感受数字。较早地让宝宝认识那些“钩钩圈圈”的数字，是对宝宝大脑和智力很有益的开发。

生活中到处充满了数学，门牌号、车牌号、手机号等等，妈妈要抓住每一个能让宝宝认识数字的机会，提前为宝宝建立起这样的思维习惯，宝宝在上学后才不会对数字感到恐惧。有了数学思维，再加上阅读能力“保驾护航”，相信你的宝宝会是一个品学兼优的好学生。然而，无论是数学还是阅读，妈妈都不可操之过急，要让宝宝感到快乐，心急的妈妈只会使宝宝产生逆反情绪，那就会与你的目的背道而驰。

6. 妈妈，我不要学习外国话

英语的重要性是无须赘言的，即使不考虑英语对宝宝的成长有多少益处，也要看它在宝宝以后的人生中存在着多么大的影响。英语将伴随着宝宝的整个学生时代。我们单说研究生考试，不知有多少优秀的学子“栽”在了英语上面，所有科目都可以顺利过关，但却让英语将自己阻挡在了梦想的门外。对于想要出国深造的孩子来说，英语也是非过不可的一关。

很多宝宝学不好英语，是因为对英语实在没有兴趣。诚然，兴趣的培养很重要，但我想说的是，对宝宝英语的教育如果进行得过早，很可能使宝宝失去兴趣。

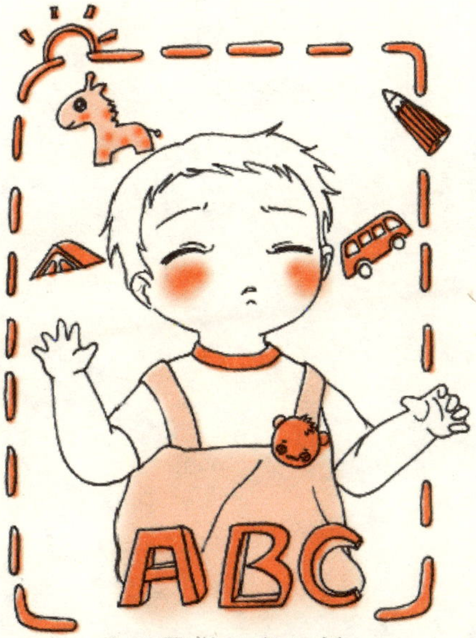

我不要学习外国话！

过早地让宝宝去接受英语教育只会混淆宝宝对语言的感性识别，到宝宝学习汉语拼音的时候，更容易与英语混为一谈。如果教育方法过于偏激，还可能出现更严重的后果。我的一位朋友在宝宝出生后就开始在家庭中营造英语氛围，家里的每一位成员都不许说汉语，教宝宝说话一律用英语。宝宝在这样“全英”的环境中长大，从会说话的那天起接触到的语言就是英语，完全没有了汉语思维，英语说得倒是很流利，可是汉语却一句也不会说。宝宝偶尔说出了几个汉语词汇，只要妈妈听到了，就是“一巴掌”的“待遇”，弄得宝宝渐渐地什么都不敢说了。进入幼儿园的时候，周围小朋友都说汉语，而自己只会说英语，由于语言不通，没有办法和伙伴们融为一体，有的小朋友还经常嘲笑他。就这样，一个原本活泼可爱的小宝宝，却因为英语得了自闭症，性格开始变得孤僻、内向。

宝宝学习英语的最佳年龄应该在三岁左右，因为这个时期宝宝的语言能力已经基本发育完全，他对语音的辨别、模仿和对词汇的吸收都有着成年人所难以比拟的优势。但是对于不到一岁的宝宝，教他学习外语是完全没有必要的，宝宝还无法很连贯地说出母语，突然让他接受一种新的语言，会对宝宝的语言能力造成干扰，从而影响宝宝对母语的学习。其实说到底，任何一种语言都是人与人之间进行沟通和交流的工具。对于“工具”，只要掌握使用方法就好，不应该过分地重视。与其过早地强迫宝宝去学习一门外语，不如给宝宝一支画笔，让他随心所欲地去涂鸦。

亲子游戏

1. 练翻身

目的：翻身是宝宝大动作发展的一个主要阶段。能够翻身之后，宝宝的视觉角度会发生变化，脊柱的发育也得到充分的锻炼。妈妈应多给宝宝提供此项活动的机会，尤其对于体重偏重的宝宝，更要督促他多运动。

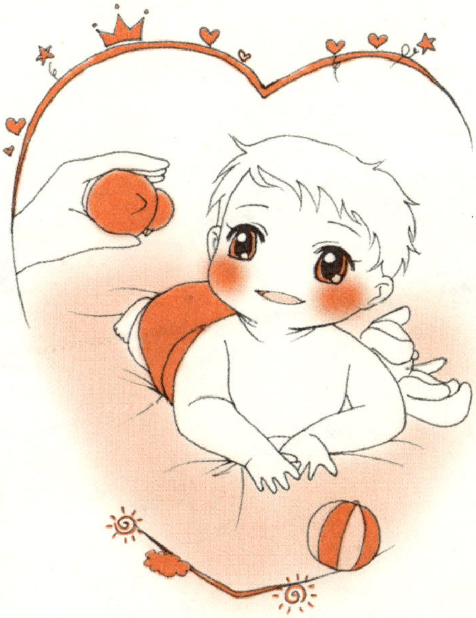
妈妈和我一起玩吧！

方法：妈妈应选择在两餐间情绪愉快时与宝宝进行此游戏。妈妈手持一种可发声的玩具在一侧逗引宝宝，鼓励宝宝来拿。最初妈妈可一手帮助宝宝侧身至90度或更大些，帮助宝宝翻身之后渐渐少给些力量，逐步至宝宝能够自己主动翻身够物。待宝宝会翻身时，可引导宝宝连续翻身再拿到玩具。妈妈应给予积极的语言鼓励。在逗引宝宝翻身时，要特别注意宝宝的手臂安全。

2. 捉迷藏

目的：训练宝宝的反应能力和身体的协调能力。

方法：妈妈在床上盘腿而坐，让宝宝面对面坐在她的腿上，妈妈一手扶着宝宝的髋部，一手扶着他的腋下以保持平衡。爸爸在妈妈的背后，让宝宝一只手抓着爸爸的手指，另一只手抓住妈妈的胳膊。爸爸先拉一下被宝宝抓住的手，当宝宝朝这边看时，爸爸却从妈妈背后的另一边突然伸出头来亲热地叫宝宝的名字，当宝宝转过头找到爸爸时会“咯咯”地笑起来。这个游戏可让宝宝感到快乐，增进与父母之间的感情，并发展其感知能力。

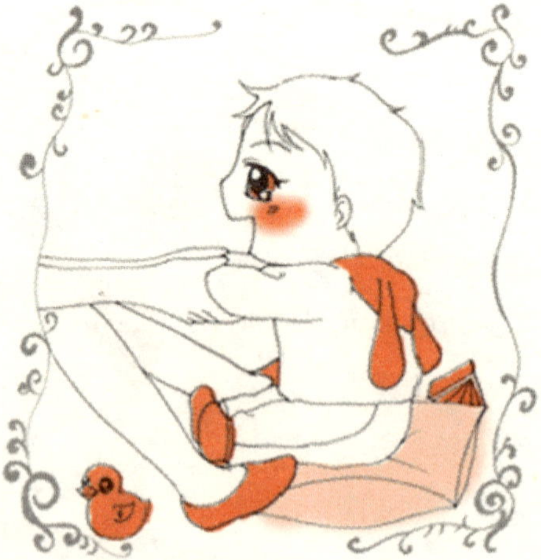

妈妈，我们一起做运动！

3. 小猫钓鱼

目的：锻炼宝宝全身的肌肉，提高他的肌耐力，有助于宝宝日后学习爬行和走路。

方法：6个月以上的宝宝也可以玩这个游戏。这时，你可将宝宝整个人吊挂起来，轻轻地前后摇晃。当宝宝躺在自己的婴儿床里时，妈妈用双手紧紧握住宝宝的双手，感受宝宝的力气，然后慢慢地将他拎起，使他从“躺”的姿势变成“坐”的姿势。建议此游戏每天做3~5次。为了保证宝宝的安全，建议使用以下的抓握方式：妈妈的大拇指让宝宝的五个手指握住，妈妈剩余的四个手指抓住宝宝的手腕，以保证宝宝的手腕不受到损伤。游戏时，不要前后左右地胡乱摇晃，否则很容易让宝宝的关节受伤。

4. 这是什么

目的：培养宝宝的辨别能力。

方法：当宝宝具备能够注意家长口型变化的能力时，就可以进行此项游戏了。把宝宝抱在怀中，拿着图片或玩具与他互动，问“这是什么?”当宝宝有所反应后，再对所使用的物品作出描述，注意宝宝是否会出现尝试模仿的声音。如果宝宝能顺利达到此项能力的要求，不妨扩大游戏的范围，生活中的每一样东西都可指给他看，比如各种动物，模仿动物的叫声给宝宝听，让他意识到动物名称与叫声之间的关系。

妈妈日记册

不得了了，看着这个小人好像平静得很，其实是在孕育着一次新的爆发！他很快就要以令所有人惊奇的速度生长啦！现在只不过是“潜伏”期，蓄积力量，准备来个“不鸣则已，一鸣惊人”！男宝宝正在变得勇敢，而女宝宝也学会害羞了。别紧张，这可是好现象，说明宝宝的心理年龄也在随着身体的发育而成长。没看见他都敢和陌生人说话了吗？说的什么你当然听不懂，“火星文”呗！你也想知道？那就要和这小家伙处好关系喽，等他会说“地球话”了，他会把这些悄悄话偷偷告诉你。前提是，你可不能泄密！

身体指标

指标＼月龄	7月	8月	9月
体重（kg）	男 8.91 ±0.96	男 9.33 ±1.01	男 9.69 ±1.02
	女 8.39 ±0.81	女 8.83 ±0.85	女 9.13 ±0.82
身长（cm）	男 70.0 ±3.8	男 72.3 ±4.0	男 72.8 ±2.3
	女 68.6 ±1.8	女 69.8 ±1.8	女 71.0 ±2.2
头围（cm）	男 44.4 ±1.2	男 45.0 ±1.2	男 45.4 ±1.2
	女 43.2 ±1.4	女 43.8 ±1.3	女 44.4 ±1.2

表4

饮食营养

1. 我要“嚼”着吃美食

由于半岁以前的宝宝还没有长牙齿，所以无法吃固体的食物，只能吃流食，泥状的糊糊是宝宝的主要辅食。当宝宝长到第六个月时，口腔内分泌唾液淀粉酶的功能日益完善，并且已经开始长牙齿，所以有些食物宝宝能够“嚼”着吃了，这时，可以给宝宝添加固体食物了。

宝宝吃惯了流质的食物，添加固体辅食也需要有一个过渡的阶段。突然改变宝宝的饮食习惯，可能会引起宝宝腹泻以及消化系统方面的疾病。因此，给宝宝吃固体的食物要选择最佳的时机，最好挑选宝宝比较饿的时候。如果宝宝是人工喂养，添加固体辅食的最佳时间是在早上，而母乳喂养的宝宝则是在傍晚时分。最好在两顿母乳之间增加一顿固体辅食，这样宝宝既不会抗拒乳汁，也不会抗拒辅食。在喂宝宝吃固体食物的时候，可以边聊天，边让宝宝吃下去。吃的时候告诉宝宝，他吃的这个东西叫什么，哪个部分能吃，哪个部分不能吃。比如香蕉，瓤可以吃，但是皮就要扔掉等等。让宝宝在接受新食物的同时，也认识了这种食物。

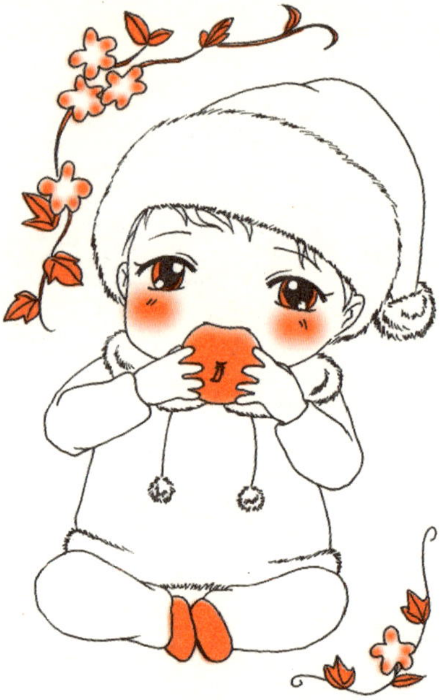

我要“嚼”着吃美食！

喂宝宝吃的固体食物，可以从谷类开始，因为谷类是过敏反应最小的食物。每次喂的量不必过多，一两勺就可以。每吃一种新食物之后，要观察2~3天再添加另一种新食物。固体的辅食每次只能添加一种，不可以两种或几种同时添加。很多妈妈喜欢在粥里给宝宝加些肉末、蔬菜等食物，这样既可以增加粥的营养，又不会使粥太过无味，这是一个不错的方法。不过，妈妈也可以在粥里不添加任何辅料，将主食和副食分开，给宝宝吃一口粥，再吃一口菜，让宝宝嘴里的味道不断变化，也为宝宝以后以饭菜为主的饮食习惯打下基础。固体食物不仅能够给宝宝提供更多的营养，让宝宝反复练习咀嚼，对促进宝宝肠胃的发育也有一定的好处，还能刺激宝宝乳牙的生长。虽然此时的宝宝可以吃固体食物了，且固体食物对宝宝有很多益处，但是宝宝吃“硬”东西可是有讲究的，妈妈要注意以下事项：

★要尽量避免给宝宝吃粗纤维的东西，比如芹菜，宝宝不能完全嚼烂，也不容易咽下。

★在喂宝宝吃鱼的时候，一定要将鱼刺全部剔除。

★给宝宝吃的食物不能太大块儿，特别是面包、馒头之类的面食，否则容易使宝宝噎住。

★一定要让宝宝坐好之后再开始进食，不能躺着吃东西。宝宝吃东西的时候，妈妈一定要在旁边看护他进食。

★不要把酱油直接倒在宝宝的饭或菜里，这时的宝宝消化系统和免疫能力发育得都不完善，生吃酱油很可能让宝宝受到细菌感染。

★不要在宝宝的食物中加入盐、糖。

★宝宝的辅食要尽量清淡些，不宜太油腻。

★虽然说给宝宝添加辅食有一定的原则，但任何原则都不是清规戒律，要根据宝宝的自身情况，合理地给宝宝添加辅食。

★应有意识地、逐渐地为宝宝提供颗粒较大、质地较硬的食物。

2. 我不要吃大人嚼过的东西

很多妈妈由于工作原因没有时间带孩子，就把宝宝交给婆婆照顾。于是这样的一幕时有发生：婆婆想让宝宝吃到更多的好东西，可是很多固体食物宝宝无法嚼烂，于是好心的婆婆开始“代劳”，将食物先放在自己的口中嚼烂后再口对口地喂给宝宝。妈妈看到后马上阻止，劝婆婆说这样做不卫生，会使宝宝生病，可婆婆却生气了：“我儿子小时候都是这么喂的，也没见哪个生病，现在不都活得好好的！”一瞬间，气氛开始变得有些紧张，一场家庭战争即将爆发……

用嘴咀嚼食物喂给宝宝，这样做确实省去了切、剁的过程，可也着实不卫生。父母应坚决反对这种喂养方法，因为这种做法对宝宝的危害非常大。有的老年人自身患有各类呼吸道、肠胃等方面的疾病，会直接通过口腔传染给宝宝。即使是健康的成年人，口腔中也存在很多病毒和细菌，这些细菌在大人的口腔中不会产生什么影响，但是宝宝的抵抗力要比成年人差得多，这些细菌通过咀嚼过的食物传给宝宝，会使宝宝患上肝炎、痢疾、肠炎等疾病。食物经过老人的咀嚼后，已经失去了原来的营养和味道，相当于大人把食物的精华吃掉后，把“残渣”喂给了宝宝。虽然宝宝的牙齿还没有完全长出，但对于煮得很烂的食物，宝宝还是能够独立完成咀嚼“工作”的，不需要老人“代劳”。

3. DHA 含量少，妈妈乳汁的美中不足

妈妈应该至少将宝宝用母乳喂养到6个月大时才添加辅食，世界卫生组织也提倡在宝宝6个月大的时候再添加辅食。可是由于中国人的饮食结构和生活习惯等原因，妈妈乳汁中的营养不能够完全满足5个月左右的宝宝对营养成分的需求，所以我们建议在宝宝4个月大的时候就添加辅食。中国妈妈的乳汁有几点不足，例如钙含量低、脂肪含量偏少等，而其中最缺乏的，就是DHA。

人类大脑的内部组织，就像一个相当复杂的立交桥，“桥”上的每一条“道路”都设有一个“关卡”，这就阻止了很多“信息”运输“车辆”的通过，而DHA却是极少能够通过的物质之一，它就像一个“机关”一样能打开每一道“关卡”，而一旦到达“立交桥”的核心组织，就能够“激活”所有的“道路”，使这架“桥”立刻畅通起来。也就是说，DHA能够促进宝宝大脑发育，使大脑变得活跃。DHA在促进脑细胞发育、激发脑神经纤维延伸、增加脑容量、提升大脑敏锐度等方面功效卓著。有研究资料显示，补充了丰富DHA的宝宝，其智力发育方面的优势可一直保持到4岁。DHA通过血液循环深入视网膜，使视网膜细胞保持柔软，并刺激感光细胞，使眼睛接收到的外界信息快速传递到大脑，从而提升视敏度，使孩子看得更多、更清楚。7~9个月大的宝宝通过不断地增加辅食，身体

在逐渐生长，肠胃消化功能也在不断加强，这时可以给宝宝补充含有 DHA 的营养物质。

4. 我的营养食谱

这个时候的宝宝，除了要继续增加辅食的种类外，还要改变食物的质感和状态，要从泥糊状食物过渡到带有颗粒状或柔软固体的食物。这样可提高宝宝进食的技巧，也能够促进胃肠功能的发育，对宝宝牙齿的生长也有好处。7~9 个月大的宝宝可吃全蛋以及各种肉末、肝末、碎菜等，可将其作为辅食混在宝宝的粥中。

§蛋花鸡汤烂面

准备好鸡蛋 1 个，细面条 5 根，鸡汤 1/2 杯，盐少许，豌豆尖少许。将鸡汤煮开后下面条并将其煮软；鸡蛋搅成糊；将鸡蛋糊慢慢倒入煮沸的面条汤；放入切碎的豌豆尖煮烂。

§双花稀粥

鸡蛋 1 个，菜花 1 小朵，西兰花 1 小朵，米饭 1/4 碗，水 1/2 杯，盐 200 毫克。将菜花、西兰花、木耳切成碎块；鸡蛋搅成糊；将米饭和水放入锅中，煮沸后调至小火煮稠；缓慢加入蛋糊，边加边搅拌。再加入菜花、西兰花、木耳继续煮烂。

§猪肝泥

鲜猪肝 30 克，姜末少许，葱末少许，盐少许。将猪肝洗净去筋切碎后用纱网过滤；加姜末、葱末、盐后拌匀；上屉蒸熟。鸡、鸭、牛、羊的肝也可以。一定要选新鲜的肝，也可将肝切碎加香油、盐蒸熟。

§ 肝泥烂面

准备肝泥 1 勺，面条 6 根，水 1/2 杯，盐少许。将水煮沸，下面条煮沸；加肝泥、盐继续煮至面条变软。

§ 海鲜粥

鲜虾仁 1 只，蟹钳 1 只，米饭 1/6 碗，水 1 杯，盐 200 毫克，姜、葱各一小段，香菜少许。将鲜虾仁去皮去沙线切碎；蟹钳蒸熟后去壳，挑出蟹肉切碎；将米饭、鲜虾仁、蟹肉、水、姜、葱入锅煮黏稠；最后加少许盐，撒上香菜末煮 1 分钟即可。

生活起居

1. 裤带太紧，勒得我喘不过气

9 个月大的宝宝已经能够扶站了，而身体一旦“竖直”起来，麻烦也就随之出现了，如果裤子的裤带太松，很容易使宝宝的裤子脱落。为了解决这个尴尬的难题，妈妈想出了一个办法：在给宝宝穿衣服的时候，把宝宝的裤子提到很高的位置，然后将裤带勒得很紧，在宝宝胸部的位置扎得牢牢的。这样虽然避免了掉裤子的现象发生，可也带来了另一个麻烦：裤带长期在宝宝的身上勒着，很容易使宝宝的骨骼变形。而在胸部的位置勒得过紧，也会影响肺部的呼吸。裤带紧紧地在宝宝的皮肤上勒出一道勒痕，宝宝会很不舒服。

妈妈在给宝宝选裤子的时候，一定要测量好宝宝的腰围，然后根据腰围挑选适当松紧的裤子。有的裤子松紧带部分的弹性很不好，建议妈妈不要选这样的裤子给宝宝穿。最好给宝宝穿背带裤或者连体裤，可以避免扎裤带的缺点，通过背带裤上的扣子调节裤子的长短，妈妈们不妨试一试。但是要注意，背带裤上的扣子要牢牢钉紧，以免宝宝好奇之下用手抓下来放入嘴里。扣子要圆润，不能粗糙，不要选择不规则形状的扣子，以免划伤宝宝。

2. 我的睡眠习惯很好，晚安

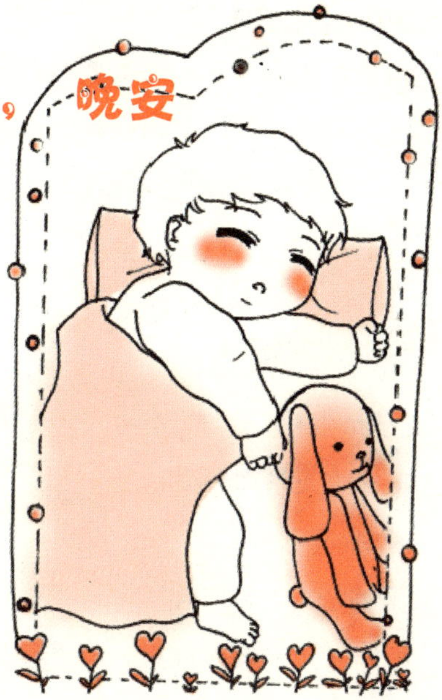
妈妈我要睡觉了，晚安！

宝宝的睡眠情况直接影响到宝宝的健康状况和智力的发育。所以，妈妈要有培养宝宝养成良好的睡眠习惯的意识。妈妈可以采取以下措施：

§ 为宝宝创造良好的睡眠环境

宝宝的睡眠环境要安静，光线柔和，室内要保持空气流通，温度不要过高也不要过低。宝宝睡觉的小床不要过软也不要过硬，让宝宝单独睡在自己的小床上，和大人分开睡。要将宝宝的小床整理得干净、舒适，让宝宝躺到床上后就一觉睡到天亮。

§做好睡前准备工作

在睡觉前，不要让宝宝吃得过饱，但是也不可以让宝宝空腹睡觉。每天晚餐的时间最好固定，形成一定的规律。睡前也不要让宝宝喝太多水，以免夜间尿床。避免让宝宝过于兴奋，不要让宝宝在睡觉之前做过于刺激的游戏，也不要做剧烈运动。可以为宝宝营造一种睡眠的气氛，如在宝宝的房间里将灯光调暗，放轻柔舒缓的音乐，或者给宝宝讲故事。

§妈妈在旁边陪伴，宝宝更有安全感

在入睡20分钟的时候，宝宝处于浅睡眠状态，因此很容易醒来。妈妈哄宝宝睡着以后，不要马上离开，要在宝宝身边多坐一会儿。一旦宝宝醒了，一眼就能看到妈妈，这样宝宝会很有安全感，再次睡着以后就会睡得很香甜。

§有规律的睡眠习惯没有假期

爸爸妈妈要帮助宝宝养成有规律的睡眠习惯，保持每天如一，不要因为休息日的关系而改变了宝宝睡觉的时间。对于宝宝来说，每天都是休息日。很多爸爸妈妈在周末的时候会带着宝宝回到爷爷奶奶或外公外婆家里，玩到很晚会导致宝宝和平时的睡觉时间不一样。建议爸爸妈妈在周末的时候也要让宝宝像往常一样按时睡觉。

§不要在宝宝睡熟之后吵醒他

有的妈妈为了让宝宝睡觉，在睡着之前，自己的动作和说话声音都会很轻，但是当宝宝熟睡之后，就开始放松了警惕，说话声音也大了起来。妈妈最好不要吵醒宝宝，这样会影响他的睡眠质量。宝宝睡觉的时候可能会忽然动一动或者哭两声，妈妈不要马上去抱起宝宝将他弄醒，这些都属于正常现象，宝宝可能根本没有醒来。所以，妈妈应该观察一会儿之后再作行动。

3. 妈妈我冷，给我添衣服

宝宝对气温的敏感度比大人要高得多，而入秋后的温度总是很难预料的。热的时候比夏天还热，冷的时候又非常冷，就连大人也常常感到不适应，更何况是稚嫩的宝宝。聪明的妈妈基本上遵守“天热时，宝宝比妈妈少穿一件；天冷时，宝宝比妈妈多穿一件”这样一个原则就可以了。

在寒冷的冬天，宝宝的内衣一定要选择纯棉质的。因为纯棉的内衣既柔软，又吸汗，紧贴着宝宝的皮肤，不会让宝宝的体表散热太快，这样能起到更好的保暖效果。这种内衣在宝宝睡觉的时候也一定要穿着，防止宝宝因踹被子而着凉。无论是内衣还是外衣，都不要给宝宝穿化学纤维的衣服，摩擦产生的静电会让宝宝因此受到惊吓，那种带毛的衣服，无论质地多么柔软，都不要给宝宝贴身穿。宝宝的皮肤很娇嫩，这样可能会使皮肤受刺激。此外，由于宝宝还不会用语言表达他们对冷热的感觉，因此妈妈不妨经常触摸宝宝的手脚，如果是温温的，就表示宝宝现在对温度的感觉很舒服；如果摸起来凉凉的，或者是手脚皮肤呈现细细的、犹如蕾丝般的“花纹”，那就是宝宝在说：“我冷了，妈妈该给我添衣服了！”

4. 四脚“走路”，感觉还不错

俗话说，“三起六坐七爬爬”，大多数宝宝在 8 个月左右就已经学会了爬行，但也不排除学习爬行比较慢的宝宝。有的宝宝在1岁左右才开始爬，这也属正常。宝宝刚开始学习爬行的时候，基本上是采取“匍匐前进”的姿势，在9个月大时候，才能够慢慢将身体“爬”起来。

虽然爬行中的宝宝速度会很慢，但是妈妈也不可以掉以轻心，永远要把宝宝的安全放在第一位。不能让宝宝单独在床上爬行，如果他爬到床的边缘还要继续前进，那么接下来的一幕就是“咣当”声加宝宝的哭声，再配合着你手忙脚乱的身影。不可以放任宝宝在地板上随意爬行，地板较硬而且光滑度不够，如果有尖锐的杂物就更加危险，会伤到宝宝的小手和膝盖。如果宝宝喜欢经常在屋里爬来爬去，不要去阻止他。科学研究表明，爬行有利于宝宝智力的开发。妈妈要认真清理好宝宝周围的物品，不能存在安全隐患。空间也不要太狭窄，要给宝宝足够的爬行空间，地点最好选择在客厅柔软的地毯上，但也不可让宝宝爬出自己的视线范围。好奇心会驱使宝宝开始探索这个让他感到陌生的世界。在宝宝爬行的时候，你可以在他眼前不远的地方放上一些彩色的图画、卡片等，吸引宝宝爬过去。宝宝在爬行的时候可能会将屋子弄乱，这时你不要训斥宝宝，这是宝宝正常发育的表现，你应该感到高兴。宝宝的顺利爬行，能为他的直立行走打下良好的基础。

5. 嫌我头发少？ 那也得勤洗头

1周岁以内的宝宝，头发都不会太长，有的男宝宝还会被剃成“光头”。所以，不必单独给宝宝洗头发，宝宝洗澡的次数一般都比较频繁，特别是在夏季，所以在洗澡的同时洗头发就可以。但是如果你的宝宝非常排斥洗头发，就不能把“洗头”这个环节安排在洗澡过程中，宝宝会因反感而连洗澡都拒绝了，这时就要单独进行洗头发。

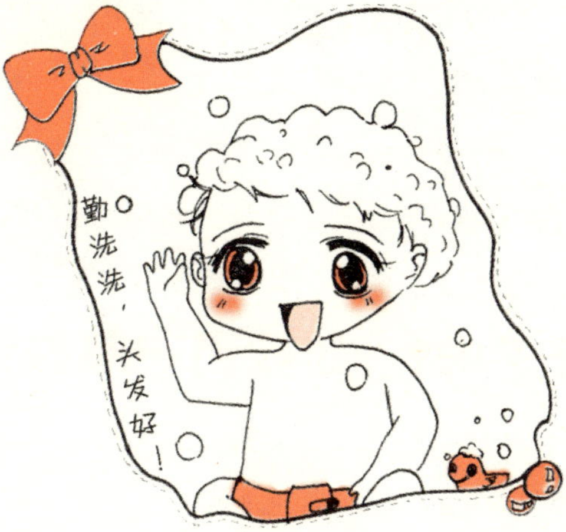

给宝宝洗头似乎比洗澡还要麻烦。因为洗澡只要让宝宝顺利下水就好了，而洗头发是要局部沾水，会比较困难。你可以一点一点地让宝宝的头发沾到水，让他慢慢适应。有的宝宝因为不喜欢水在脸上流淌的感觉，所以才拒绝洗头。这时你要注意尽量不要将水弄到宝宝的脸上，更不要弄到眼睛和耳朵里。妈妈在给宝宝洗头时，先将少量洗发水挤到手上，揉搓起泡后再轻轻地在宝宝头上揉搓。洗发水的量一定要少，而且不能弄得太稀。此时宝宝的头发可以是干的，用洗发水揉搓得差不多了的时候，再用清水洗掉。清洗的时候可以将宝宝横着抱起来，让宝宝躺在你的腿上，此时你的姿势是蹲着或者坐着的，然后用手将宝宝的头托住，用水将洗发水冲干净。如果用淋浴喷头会更方便一些，也不易弄到宝宝的脸上。但是喷头的水压不能过大，否则宝宝会感到不舒服。

如果宝宝十分抗拒洗头发，你不可以强求，要给宝宝适应的时间。可以在每次洗澡时试着让他的头上沾些水，让他知道这种感觉并不可怕，他就会慢慢地"爱"上洗头发。你还可以让宝宝自己挑选一种他比较喜欢的味道的洗发水，每次洗头发时，他闻到了那个味道，就不会再拒绝洗头了。

宝宝汗腺分泌旺盛，经常给宝宝洗头对宝宝很有益处。如果是夏天比较热的时候，可以每天给宝宝洗一次头发，建议不要每次都用洗发水，洗发水使用次数过于频繁会使宝宝的头发变黄，平均一周用1~2次就可以，平时用清水洗就好。给宝宝洗完头发之后要马上擦干，用小梳子将头发梳好，并让他在温暖的室内待着，以免着凉。

6. 准备好了吗？ 让我们一起向快乐出发

还未满一周岁的宝宝，尽量不要带他走太远的路。因为在旅途中，你和宝宝都会感到疲劳。但是如果你必须要带宝宝一起出远门，那么，你要作好万全的准备，在路上不比在家里方便，照顾宝宝要倍加小心。

在外出之前，你要检查所带的物品是否齐全，要尽可能想得周到全面。带宝宝出门跟自己出门完全不同，大人路上用的东西可随时随地购买，而发现宝宝的用品缺少时，再买就来不及了。如果你实在没有办法在出门前把所有的东西准备齐全，建议你延长准备时间，想起一件东西，就放在包里，免得临出门的时候才想起缺东少西。带上宝宝的“百宝箱”，你们就可以向快乐出发，即使遇到突发情况，也不会手忙脚乱。

背袋更适合带宝宝到外地去旅游。市场上的婴儿背袋有许多种，但是用法大同小异，妈妈要选择质量好的背袋，保证宝宝的安全性最重要。特别是背袋的扣子部分和各部分的连接处，一定要亲自检查。最好选择带子比较宽的背袋，这样可以减轻妈妈肩上的重量。

3个月以前的宝宝，颈部的力量还不足以支撑住他的“大脑袋”，所以选择横抱式比较适合，可以让宝宝斜躺在妈妈的胸前，有点像喂奶的姿势。3个月以后的宝宝就可以选择前抱式，就是将宝宝竖直地抱在妈妈胸前。有一种“六合一”的背袋，可以让妈妈选择不同的姿势抱起宝宝。但是建议妈妈不要选择背着宝宝的姿势，因为宝宝在自己的身后，你不易觉察到宝宝发生的状况。俗话说“背着抱着一样沉”，所以妈妈还是不要偷懒，让宝宝依偎在自己的胸前，这样可以随时观察到宝宝的各种表情，宝宝也会比较有安全感。宝宝的好奇心在不断地增加，可以让他的脸朝向外边，这样会有更多的机会观察这个陌生的世界，感受外面的世界给他带来的惊喜。

给宝宝多带两件衣服是必不可少的。天气变化无常，“老天爷”的脸比宝宝的脸变得还快呢。如果宝宝出门时穿的是长袖衣服，你可以带一件短袖的，再带一件厚一点的外套，这样无论天气变冷还是变热，你都能给宝宝增减衣物。小宝宝发生突发状况是常有的事，如果他将衣服弄脏了，你需要给宝宝及时换下来。

出门在外，宝宝的“尿不湿”也是必备品。一些常用的药物也需要备足，比如小儿止泻、止痒的药。随身为宝宝背上一个小水壶，不要怕麻烦。虽然外面的超市很多，随便在哪里都能买到矿泉水或者饮料，但饮料对宝宝的身体健康没有益处，也不解渴，至于矿泉水，也没有自己家烧的白开水来得放心。宝宝渴了的时候，适时给他一杯白开水，可以培养宝宝喝白开水的习惯。

妈妈还要带几块干净的手帕，对于经常流口水的宝宝，一块手帕显然是不够的，妈妈不可以一块手帕“翻来覆去”地用。最好再带上一个小塑料袋，将宝宝换下来的脏衣服暂时放到小塑料袋里。几个月大的宝宝喂奶后可能会吐奶，塑料袋可以备不时之需。

出远门之前，妈妈最好事先规划好行程。有一个情况不能忽略，就是要考虑到是否有一个相对安静、隐蔽的场所给宝宝喂奶和换尿布、换衣服，这一点对于妈妈和宝宝来说都十分重要。如果条件允许，最好乘坐私家车，尽量不要带宝宝乘坐公共交通工具。公共交通工具上人多混杂，空气不流通，容易引起交叉感染。如果你在出门前将宝宝所用的一切都准备好了，那就可以和宝宝一起向快乐出发了！

带宝宝出行的过程中，无论是走亲访友还是纯粹旅游，宝宝只要感到困了马上就会睡觉，他可不管在什么时间什么地点。这样问题就出现了：如果在出远门的路上，宝宝忽然困意袭来可如何是好？别急，聪明的妈妈有办法。如果天气很暖和，你们可以就地而席，找一个朝南、无风、空气干净的地方，让宝宝躺在婴儿车或者妈妈的怀里，舒舒服服地睡上一觉，等宝宝睡醒后再继续赶路。

在美丽的大自然的怀抱中，在阳光温暖的照射下，宝宝很容易进入深度睡眠。宝宝在睡眠中可以尽情地呼吸室外新鲜的空气，还能够摄取身体所必需的维生素 D，是个一举两得的好办法。但是一定要把宝宝的眼睛遮挡好，否则强光会直接照射到宝宝的眼睛。

如果宝宝睡了很久还没有醒来，妈妈可以轻声呼唤宝宝的名字，让宝宝慢慢地醒来，以免太过突然而吓到宝宝。

安全急救

1. 妈妈，那个毛茸茸的东西在看我

现代家庭中，许多年轻人都喜欢饲养宠物，比如小猫、小狗等，还有更另类的，如老鼠、蛇、蝎子、蚂蚁等。虽然这些宠物看上去很可爱，还可以帮助主人排遣寂寞，但是如果你有了宝宝，就要在宠物和宝宝之间作个选择。最好把宠物送走，等宝宝长到足够大的时候，再把宠物接回来。在怀孕期间，妈妈也最好暂时和宠物说“拜拜”。很多准妈妈就是因为感染了动物体内的弓形虫病毒，或被宠物突然的跳跃行为、叫声吓到，而造成流产或早产。

如果你舍不得把宠物送人，决意要让宠物和宝宝生活在“同一屋檐”下，那可要看好你的宠物，不要让它威胁到宝宝的安全。

首先，要给宠物作一个全面的体检，检查其身上是否有病菌，确定宠物要健康，特别不能有传染类疾病。另外，你留下的宠物最好是性情温顺、喜欢保持“沉默”的，这一点猫咪做得比较好，懒猫轻易不会叫出声来，即使叫起来，声音的分贝也有限，相对比较“温柔”，不会突然吓到宝宝。如果你养的是小狗，要让它离你的宝宝远一些，否则它“汪汪汪”地叫个不停，会让宝宝烦躁不安。建议你最好不要养藏獒之类的烈性犬，先不说它的秉性，只说长相，就“违章”了。你总不希望你的宝宝回家第一眼见到的，是这个凶猛的“大家伙”吧。

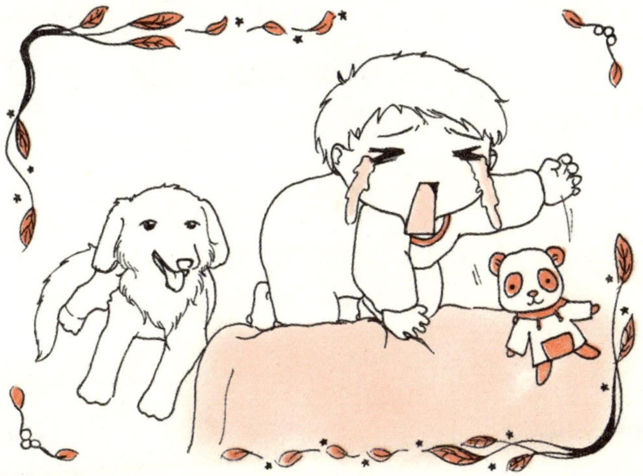

那个毛茸茸的东西我害怕！

宝宝的房间一定是宠物永远的“禁区”，千万不可让它踏入“雷池”半步。大多数宠物都掉毛，宝宝接触到宠物的毛，很可能会造成皮肤过敏，还可能患上各种皮肤疾病。

宠物都有“人来疯”的毛病，特别是小狗，家里来了客人，它比谁都高兴，跟在客人身边，不停地摇尾巴，甚至还会狂吠不止。而客人的注意力可能会集中在你的宝宝身上。这时，它就“趁机”跟随客人来到了宝宝身边。所以，当家里来了客人，一定要看好宠物，让它和宝宝保持一定距离。

在报纸上曾看到过这样一则新闻，有一户人家家里失火了，主人没在家，只有一个不到一岁的婴儿和一只养了很久的宠物狗。情急之中，宠物狗不仅通过叫声引来邻居救助，还把婴儿叼出了房间，救了婴儿一命。看过这则报道的爸爸妈妈，不要认为家里没人时狗狗或许也是一个不错的保姆。这种情况只可能出现在童话世界里，上述报道毕竟只是特例。如果家里没人，千万不要让宝宝和宠物共处一室，它除了会给宝宝带来安全隐患，起不到什么好的作用。即使家里有人，也不要把宝宝放到宠物能“够”到的地方。虽然在你眼里，宠物长得非常可爱，可是如果它忽然蹿上宝宝的婴儿车，宝宝可是从来没见过这“毛茸茸”的东西，他会大哭不止。

宠物外出的次数最好减少，因为健康的宠物也可能会从外面把病菌带回来。宠物在屋里时，你要把它用项圈和绳索拴在固定的位置上，为了宝宝的健康和安全，它必须要受委屈了。

2. 洗澡盆里有怪兽咬我吗

9 个月的宝宝已经能够站立，发育快的宝宝还能够行动自如。宝宝渐渐长大了，妈妈需要担心的问题也就更多了，比如洗澡的时候，9 个月左右的宝宝，已经能在澡盆里动来动去，高兴时他还会在澡盆里走上几步，妈妈要看好宝宝，防止发生溺水事件。

著名的篮球明星迈克尔·乔丹就是因为小时候在浴缸里洗澡被水“淹”过，所以他格外怕水，至今洗澡都不敢将全身浸泡在水中。妈妈给宝宝洗澡时要格外小心谨慎，注意不要让水流入耳朵、鼻子和眼睛里，因为任何一点小事故都会让宝宝对水产生恐惧感，从此会拒绝洗澡。

★不要因为宝宝大一点儿了，就放心地把他“交给”澡盆。5 岁以内的宝宝因洗澡而溺水的现象时有发生。最好不要给宝宝使用过大的澡盆洗澡，洗澡盆中的注水量也不宜过多。

★如果家中使用的是浴缸，那就更要注意宝宝在浴缸中的一举一动。浴缸中的水往往要比澡盆中的水深得多。

★最好在澡盆底部放上防滑垫，做好防滑措施，以防宝宝站在澡盆中滑倒。如果宝宝发生溺水现象，要立即采取急救措施。

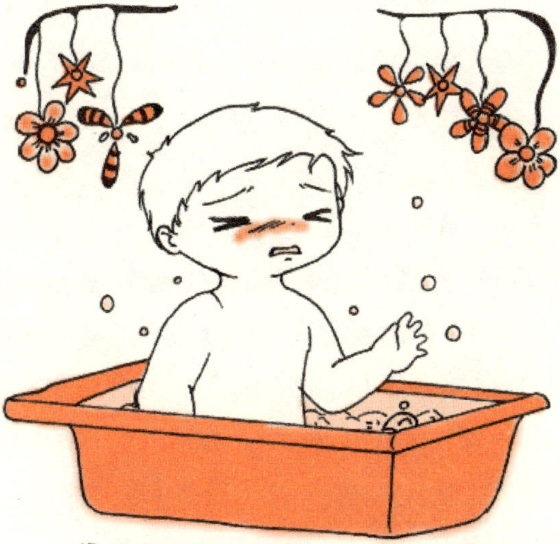

澡盆里会有怪兽咬我吗？

★不要把宝宝单独放在水里，哪怕一秒钟都不要离开你的宝宝。如果在给宝宝洗澡的时候忽然来电话或有诸如拔下电源等必须去做的事情，要用一条柔软的大毛巾把宝宝包裹好，抱着宝宝去做，片刻也不能让宝宝离开你的身边。

★不要把宝宝放在有流水的澡盆中，即使流出的是恒温的水也不可以。流水会增加盆中水的深度，容易使宝宝溺水。

★将浴室里的牙膏、化妆品、剃须刀、卫生纸、肥皂、洗衣粉等东西放在宝宝够不到的地方。

★让宝宝的澡盆远离马桶，并且马桶盖一定要盖好。宝宝掉到马桶里可不是一件好玩的事。清洗马桶的工具也要通通放到宝宝接触不到的地方。

3. 在爬行中，前方会有危险吗

8 个月左右的宝宝，他的本领与日俱增。随着宝宝的活动能力越来越强，他所面临的安全问题也就越来越多。宝宝已经能够很熟练地爬行了，有的宝宝还能够扶着东西走上一段。所以，在宝宝的活动范围之内，妈妈要为宝宝扫清一切障碍。

★不要把宝宝单独放到大床上，宝宝的婴儿床要有坚固的栏杆，防止宝宝爬到床的边缘掉到地上；栏杆的高度要超过 70 厘米，否则宝宝很可能会翻过栏杆而直接“来”到地上，千万不要小看了宝宝的攀爬能力。

★在宝宝的床上不要放大型毛绒玩具，那种玩具过于柔软，宝宝很可能在爬行时撞到它们的“怀里”出不来，从而出现窒息的现象。

★保持宝宝爬行环境的干净、整洁，以免宝宝受到细菌的侵害。

★宝宝的床上最好不要使用电热毯，宝宝爬行时可能会不小心弄断电线，发生触电的危险。

★悬挂的玩具一定要固定好，不要让宝宝伸手抓到后一用力就能拽下来。

★最好能在家里给宝宝“搭建”一个“娱乐场地”，专供宝宝玩耍、爬行时使用，四周用高大的家具围起来，形成相对安全的空间。

★将宝宝爬行四周的花盆、水壶等宝宝可能碰到的“危险物品”拿走，不要让宝宝有任何接触到它们的机会。

★将电源插座放到宝宝够不到的地方，或者用布包裹起来。家里的电源最好在装修时就安装在较高的地方，以防宝宝发生触电危险。

★将小物件保管好，如纽扣、别针、硬币等，宝宝看到什么都喜欢放在嘴里尝一尝，给宝宝买的玩具“个头儿”也不要太小。

4. 电流通过了我的身体

对于宝宝来说，家也不是一个绝对安全的场所，因为他还太小，任何事物都可能让他受到伤害。有一种危险来自家里的电源插座。如果电源设置在很低的位置，被宝宝发现后，他会因为对插座上的几个小孔感到好奇而将手指伸进去探个究竟，这“一探”就可能被电流无情地击中。

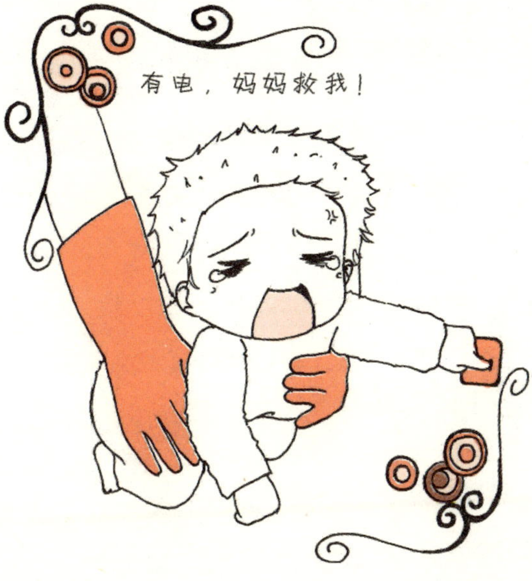

一旦宝宝发生触电事故，妈妈的第一反应是迅速切断电源，如果一时找不到电源，或者离电源的位置较远，要用绝缘体使宝宝脱离电源，不要一着急就直接用手去拉宝宝，人体本身也是导体，你可能会和宝宝一起触电；

宝宝脱离电源后，立即检查他的意志是否清醒，是否还有呼吸和心跳。如果已经感觉不到呼吸，要马上给宝宝做人工呼吸；

如果宝宝的触电程度很轻，电流通过身体较少，宝宝只是感到触电部位发麻，或者头晕、心慌，要赶快让宝宝静养几个小时，旁边必须要有人守护并时刻观察宝宝的呼吸状况；

宝宝安全后要尽量安抚宝宝，不要给宝宝留下心理阴影；

触电比较严重的宝宝，在脱离电源后不要轻易移动他，要就地抢救，以免在移动宝宝的过程中加重宝宝的心脏负担。同时，要马上拨打“120”急救，如果距离医院很近，经过紧急抢救后应立即送宝宝去医院，不得有片刻耽误；

触电后，如果宝宝有烧伤现象，应及时依烧伤的程度进行处理，还要检查宝宝接触地面的部位是否有破损；

抢救宝宝的时候一定要充满信心，坚持到底，一边抢救一边和宝宝说话，让他尽量保持清醒的意识，在送往医院的路上也要不停地对宝宝说话。

5. 远走、高飞，更要安全

带宝宝出远门，就免不了要乘坐各种交通工具。如果是妈妈一个人出行，当然会方便许多。但是，这次旅行因为有了小宝宝的参与而变得有些与众不同。

§汽车

带宝宝乘坐汽车的过程中，一定要小心看好他，要时刻把宝宝的安全放在第一位。不要让宝宝单独坐在一个座位上，车上的座位对于宝宝来说过于宽敞，并且没有任何支撑，如果出现急刹车等状况，很可能使宝宝发生危险。你要抱着宝宝一起坐在座位上，如果是私家车或出租车，记得要给宝宝系好安全带。

宝宝的好奇心很强，并且天性好动，所以一定不要让他的头或者手伸到车窗外面去。如果你们途中需要乘坐公交车，最好不要赶在人流高峰期，公交车上拥挤的程度相信你一定感受过，宝宝可经不起那样的挤压。你可以多带几件宝宝喜欢的玩具，以安抚宝宝的情绪，也可以吸引他的注意力。

乘坐私家车时不可以将宝宝单独放在副驾驶的位置上，即使已经将安全带系牢也不可以。一方面宝宝可能会妨碍司机的驾驶，另一方面，宝宝坐在司机的旁边，他总想照看宝宝，这样会分散司机的注意力。而且一旦出现紧急情况，宝宝一个人在副驾驶的位置上，没有人可以照顾他。

§火车

在火车站的时候，要给宝宝戴上口罩。火车站是人员流动量最大的场所，空气不够新鲜。要把宝宝抱在胸前，如果使用背袋，不可以采用“背”的方式，火车站上的人很多很杂，你看不到宝宝，就无法保证他的安全。带着宝宝乘坐火车最好选择卧铺，你和宝宝都能舒服些，宝宝也有足够的活动空间。去洗手间的时候也要带着宝宝一同前往，不要将宝宝单独放在卧铺上，也不要让在火车上刚认识的新朋友帮你照看宝宝。还要提醒妈妈，带着这么小的宝宝乘坐火车，是不需要买火车票的。

§飞机

1岁以下的宝宝心肺功能发育还不完全，所以不建议乘坐飞机。如果必须带宝宝乘飞机，在预订机票的时候，最好先告知航空公司你要带着不到1岁的小宝宝一起出行，让乘务人员给你安排一个合适的位置。随身不要带太多的行李，一边照顾宝宝，一边照顾行李会很麻烦。飞行中尽量安抚宝宝睡觉，但是飞机起飞和降落的时候，要给宝宝喝奶或水，以减少气压的变化给宝宝耳朵带来的不适。航空公司的规定是，未满两周岁的婴儿票价要按照成人票的10%购买，但是不提供座位。

疾病防治

1. 我怎么又腹泻了

10月份的一天，韩妈妈的宝宝发生腹泻，妈妈带着他去医院治疗。到儿科门诊区挂号时，韩妈妈惊呆了，挂号处竟排起了长长的队伍，一眼望去，都找不着队尾。韩妈妈上前一打听，有一多半是因为宝宝腹泻而来就医的。为什么秋、冬季节会有这么多的宝宝发生腹泻呢？

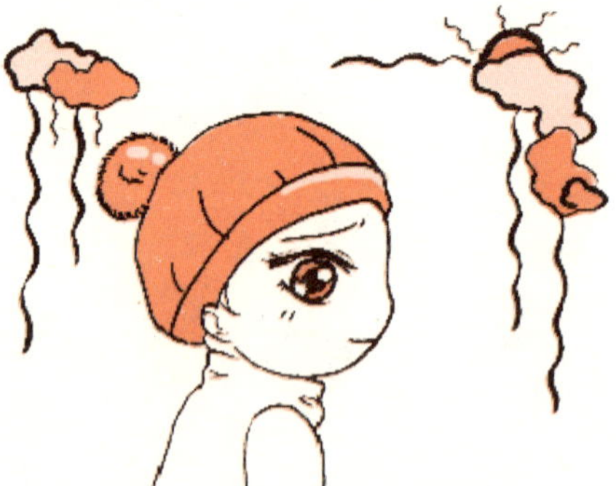

宝宝腹泻多发生在6个月到2周岁，由于消化系统发育不完善，各种消化酶分泌较少，活力较低，因此宝宝对食物的耐受能力较差。特别是给宝宝添加辅食以后，每添加一种辅食对宝宝的肠胃都是一种新的考验，稍有不适应就可能引起腹泻。宝宝正在成长发育期间，所需的营养物质较多，这也加重了肠胃功能的负担，极易使消化功能紊乱，发生腹泻。

§引起宝宝腹泻的原因

引起宝宝腹泻的原因有很多，其中一个很常见的原因就是由于喂养不当。妈妈在喂养宝宝的时候，一定要形成规律，每天定时定量让宝宝进食。特别是在添加辅食之后，即使遇到宝宝喜欢吃的食物，也不要让宝宝多食，要以营养均衡为主。

如果过早添加辅食，没有遵守循序渐进的原则，给宝宝食用脂肪、蛋白质含量较高的食物，也可能会引起腹泻。食物过敏也会导致腹泻。夏天天气过热，消化液的分泌减少，消化功能负担加重，这些都是引起腹泻的因素。这些原因引起的腹泻，我们称为生理性腹泻，通过妈妈对宝宝的饮食规律进行调整，同时合理搭配营养，腹泻症状就会消失。

病理性腹泻则是因为宝宝感染了病毒而引起的。此外，长期服用广谱抗生素，除了可直接刺激肠道引起肠蠕动加快、葡萄糖吸收减少而发生腹泻外，更严重的能够引起肠道菌群紊乱，这种情况需要请医生进行治疗。

§秋冬季腹泻

多数秋、冬季节发生的腹泻是由于轮状病毒所致，在秋、冬交替的时候，宝宝开始频发腹泻。妈妈们一定要提高警惕，不要认为腹泻不过是拉肚子的小问题，即使不吃药“挺一挺”也就过去了。腹泻严重时可导致脱水和电解质平衡紊乱，如果治疗不及时，可能会有生命危险。

宝宝刚开始发病的时候，会出现轻度低烧，有的宝宝还会咳嗽、流鼻涕，使妈妈误认为是感冒。但是一两天之后，宝宝开始出现腹泻，每天5~10次不等，大便为黄稀水样，或鸡蛋花汤样。此时宝宝的病情较轻，如果宝宝能够把药吃进去，并且能够进食，一般来说不会有危险，调理好饮食结构，几天之后就可以痊愈。但是如果宝宝腹泻和呕吐的次数明显增多，拒绝吃东西、脸色发灰、尿量明显减少，这种情况说明宝宝的病情已经相当严重，很可能发生严重脱水，应该及时带宝宝去看医生，以免延误了治疗，使病情加重。

治疗秋季腹泻最主要在于预防。妈妈应减少带宝宝到公共场所的机会，避免让宝宝接触到病人，发生交叉感染。并且注意宝宝的饮食结构，护理宝宝的人员也要注意个人卫生。宝宝吃的食物一定要新鲜，不能吃变质的食物，吃水果时一定要洗干净。

秋、冬季是宝宝容易发生腹泻的季节，腹泻时很可能伴有高烧、呕吐等症状，此时宝宝体内的大量水分流失，很容易引起脱水，从而使病情更加严重，如果不及时补充水分，会有生命危险。因此，即使宝宝的腹泻导致宝宝食欲减退、不想吃东西，也要鼓励宝宝进食、喝水，以温开水为最佳。

§夏季腹泻

夏季天气炎热，细菌滋生，宝宝患病的概率又高了几成。宝宝轻度腹泻时，大便每天4~6次，稀薄，有少许黏液及不消化奶块或呈蛋花汤样，有时伴有呕吐现象。如果是重度腹泻，大便每天10次以上，稀水样，伴有呕吐、口干舌燥、哭时无泪、尿少等症状，精神状况不佳。

可以通过观察宝宝的便便推测病因，如大便呈糊状，有腐食味，可能为消化不良所致；大便稀水样，次数多，可能为急性胃肠炎；大便带脓血，黏液多，可能感染了菌痢；大便蛋花汤样，可能为病毒性腹泻。

夏季正是细菌的高繁殖期，在肉类、米饭、水果中的细菌数量会急剧增加，所以夏季更应该注意宝宝的饮食卫生。夏季炎热易出汗，宝宝发生腹泻时应及时给宝宝补充水分，以免发生脱水。

§日常护理

不要因为宝宝腹泻就减少宝宝的进食，在治疗腹泻的过程中也要正常进食。提倡母乳喂养，母乳是完全按照宝宝身体的成长发育“设计”的，不会对宝宝造成伤害。如果是人工喂养的宝宝，此时应该喝不含糖的配方奶，或者将牛奶稀释 50%。已经添加辅食的宝宝，可吃一些稀粥或者面片。不要担心宝宝腹泻的量会变大，宝宝腹泻时仍可吸收 80% 的糖和 60% 的蛋白质及脂肪，所以宝宝拥有足够的食量有利于腹泻的治疗，也可以增强宝宝的体力，以免发生营养不良。

要尽量给宝宝吃应季的新鲜水果。家里的饮水机也要经常清理，它的内部长期被水浸泡，是最容易滋生细菌的地方，如果饮水机不干净，宝宝饮用后也会发生腹泻。提醒妈妈，在宝宝腹泻的时候，妈妈最好不要随意给宝宝服用止泻药。此外，肠胃炎、感冒也会引起腹泻。所以，当宝宝腹泻时一定要及时就医，不要自作主张，把腹泻错当成其他病症去用药，进而使病情加重。为了避免和减少宝宝腹泻，妈妈应多给宝宝补充优质的益生菌和益生元，调节宝宝肠道菌群平衡，提高机体的吸收消化功能，改善食欲，维持肠道健康，从小给宝宝养出好肠胃。

2. 我的皮肤好好，不长痱子

热痱子是夏季宝宝最常见的皮肤炎症。宝宝的汗腺分泌旺盛，十分容易出汗。当汗液分泌过多时，就会导致毛孔堵塞，而被堵塞的毛孔还在继续分泌汗液，这样更加阻碍汗液的排泄和蒸发，导致皮肤表面出现密集的小红疙瘩，这就是热痱子。热痱子一般出现在颈部、额头、胸部、背部。虽然热痱子不算严重的疾病，但却让宝宝感到奇痒难忍。要控制宝宝不用手去抓，如果抓破受到感染，会变成痱毒。

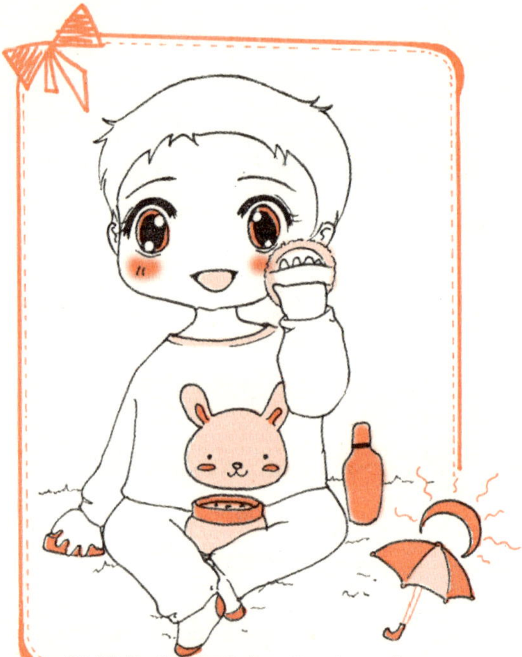

妈妈教我擦擦粉，预防小痱子！

热痱子的预防是关键。妈妈要注意以下事项：

★最重要的是保证皮肤的清洁，夏季要经常给宝宝洗澡，最好每天洗2~3次。

★洗完澡之后，将宝宝的身体完全擦干，再给宝宝擦上痱子粉，注意痱子粉一定要适量，过多会堵塞毛孔。

★要掌握好宝宝的运动量和运动时间，选择一天当中比较凉爽的时间段让其运动，以免大量出汗。

★让室内空气保持流通。

★宝宝睡觉的时候容易出汗，可用温毛巾帮助宝宝擦拭。

★宝宝的衣服要尽量轻便、舒适，不宜过硬，衣服的面料要具有很好的吸水性，衣服要保持干净。

★妈妈不要整天抱着宝宝，可以让宝宝在床上、地上自由地玩耍。

★宝宝的头发不宜过长。

★避免让宝宝赤裸着身体在烈日下玩耍。

3. 我的视野已经“一清二楚”

宝宝在8个月大的时候就可以和成年人一样看复杂的物体了。此时宝宝的眼睛已经能够完全聚焦，当他看到自己感兴趣的东西时，他会调整自己的姿势，让自己能够看得更加清楚。在宝宝爬行的时候，如果在他的前方不远处放一个他喜欢的玩具，他会自己爬到“目的地”，并伸手将玩具抓住。这说明此时宝宝的眼睛、手、脚的协调能力已经发育得很好。如果出现在宝宝眼前的东西突然消失，他的眼睛会四处寻找。

此时宝宝的视力在0.1～0.2之间，他已经能够很好地辨别亲人了，如果你不断地告诉宝宝谁是爸爸、妈妈、爷爷、奶奶，他能认得很清楚。在宝宝学习走路的过程中，如果地上出现障碍物，宝宝能够看到并自行绕开。这个世界的一切对于宝宝来说都是新鲜的，他对所有事物都会感到好奇，他已经能够动用自己的所有感官去积极地探索和认识这个世界。你可以给宝宝看一些彩色的图画或是几何图形，宝宝会被上面的色彩吸引，但是不要让宝宝盯着一幅图看较长时间，时常变换图画，也会极大地提高宝宝的兴趣。

4. 妈妈，我不要做“加菲猫”

还记得那只胖胖的加菲猫吗？客人第一次见到加菲，误认为那是主人家的沙发。虽然胖胖的加菲猫很惹人“喜爱”，可体重也的确是它的“心腹大患”，身材走了样不说，重要的是影响健康。一般形容宝宝可爱，都喜欢用“胖嘟嘟”这个词。没错，看着自己的宝宝像个洋娃娃一样，每个人都会油然而生一种怜爱。可是，妈妈们想过没有，你“胖嘟嘟”、可爱的宝宝体重可能已经超标了。宝宝过于肥胖可能会引发很多种疾病，妈妈给宝宝适当地减减肥，宝宝会更健康。

妈妈要将不同时期宝宝的身体状况同身体指标进行对比，如果你的宝宝体重严重超标，说明宝宝有肥胖症的倾向，建议你赶快开始宝宝的“减肥计划”。宝宝饮食的安排一定要合理，很多“小胖墩儿”都是妈妈一手喂出来的。宝宝每天吃饭要定时定量，并且要培养宝宝细嚼慢咽的好习惯。虽然吃相“狼吞虎咽”的宝宝看上去吃饭很香，但却容易造成消化不良。给宝宝减肥，首先要从宝宝的饭量上下手。

吃得少了，宝宝自然会感到饥饿，怎么办呢？妈妈可以选择含热量少的食物，如蔬菜、水果。这样既可以保证宝宝营养的摄取，又不会使宝宝继续“增肥”。记得不要给宝宝吃甜食，那是最容易使宝宝发胖的食物。甜食到嘴里之后，容易给人以饱腹感，但过不了一会儿就又饿了，这样会使饮食没有规律。经常吃甜食还会导致蛀牙的出现。

妈妈可以延长宝宝每顿饭的时间间隔，循序渐进地减少宝宝每天吃饭的次数。如果宝宝饿了，会用哭声来表达他的需求，妈妈要提前作好准备工作，快到宝宝饿了的时候，和宝宝做做游戏来分散宝宝的注意力，避免宝宝啼哭。宝宝应在每顿饭前吃些水果和蔬菜，这样他会有饱腹的感觉，吃饭时就会减少摄入量。

添加辅食以后，有的宝宝吃饭总是会拖延很长时间，每次喂宝宝吃饭是妈妈最伤脑筋的一件事。要培养宝宝良好的进餐习惯，为以后的健康打好基础。在吃饭以外的时间，除了蔬菜和水果，不要给宝宝吃任何零食，不要养成宝宝爱吃零食的习惯。在宝宝生气、情绪不良时，或者大哭之后，不要马上给宝宝进食。宝宝吃完饭后由于食物的消化会造成脑供血不足，很容易犯困，所以妈妈要陪宝宝玩一会儿，不要让他马上睡觉，这样也可以避免宝宝增加体重。另外，游泳是一项全身配合的运动，对于宝宝的减肥计划大有帮助。

5. 需要给我接种的疫苗

8个月大的宝宝需要接种的国家免疫规划内的疫苗有麻风疫苗。8个月大时，母亲传给宝宝的麻疹抗体逐渐消失，所以必须采取人工接种的方法。麻风疫苗的免疫效果一般可以达到3～4年，疫苗接种后很少有不良反应。少数宝宝在注射6～10天后会出现发烧现象，但是温度不会超过38.5℃，2～3天即可退烧，宝宝的精神状态和食欲都不会受到影响。9个月大时，接种流脑疫苗第二针。

除此以外，还有一些免疫规划外的疫苗，如狂犬疫苗、轮状病毒疫苗等，都是自费的。长久以来，自费的疫苗困扰了很多爸爸妈妈，接种太多怕对宝宝身体不好，费用也不低，不接种又不放心。爸爸妈妈可根据宝宝的实际情况进行接种，没有必要全部接种。

无论接种哪类疫苗，妈妈都要注意以下事项：

★患有各类疾病的宝宝不宜接种疫苗，比如感冒、腹泻、疟疾等，对疫苗的接种是有选择性的。

★正在患病的宝宝不宜接种疫苗，至少要在痊愈两周之后再进行注射。因为患病期间宝宝的抵抗力较弱，接种疫苗之后，可能会使病情加重。

★患有皮肤病的宝宝最好不要注射疫苗，易造成皮肤感染。

★如果宝宝有过敏史，一定要提前告诉医生，经医生判断之后再进行接种。

★患有肝病、肾病、心脏病以及消化系统疾病的宝宝不宜接种疫苗，因为疫苗接种之后，都会通过肝、肾进行代谢，会加重生病器官的负担，使病情不易好转。

★早产儿、严重营养不良的宝宝不宜接种疫苗，因为这类宝宝体质较弱，身体的免疫能力较差，接种之后不易产生抗体，还可能诱发其他疾病。

★全身淋巴结肿大的宝宝，在未查明原因之前不宜接种疫苗。

★如果宝宝接种疫苗之后，不良反应非常强烈，要立即停止接种，并请医生检查原因。

★接触过流行性传染病的宝宝不宜马上接种疫苗，因为有些传染病是有一定潜伏期的，应观察一段时间之后，确定宝宝没有被传染后再进行接种。

★宝宝接种疫苗之后，应在接种地点观察半个小时左右，如果发现宝宝出现异常状况，可直接请医生诊治，这样减少了来回折腾的麻烦，也避免耽误治疗的最佳时机。

★有些宝宝只是不适合接种某种疫苗，对其他疫苗并没有不良反应，应视宝宝的具体情况而定。

情商培养

1. 看见陌生人我不怕不怕啦

"不要和陌生人说话"，这是在宝宝长大以后，妈妈为了培养宝宝的自我保护意识而教给宝宝的，对于这一阶段的宝宝，大可不必这样做。很多宝宝都有认生的现象，总是离不开妈妈的怀抱，只要陌生人一抱，他就会哭个不停。这种现象并不利于宝宝的成长，会养成宝宝胆小、不能独立自主、不合群的性格。陌生人一抱就大哭大闹，也会使很多大人反感，这样一来，你家本来可爱的小宝宝，人缘可就不怎么好了。

“认生”是随着宝宝的成长自然产生的，一般会在宝宝7个月左右的时候出现，就是宝宝忽然见到陌生人会感到害怕，只要是不熟悉的人抱一下，他就会大哭起来。如果你的宝宝开始认生，别担心，说明他的辨别能力开始增强。让宝宝敢于和陌生人“说话”并不是一件难事，只要妈妈采取适当的措施，几个月之后认生现象就会改善。

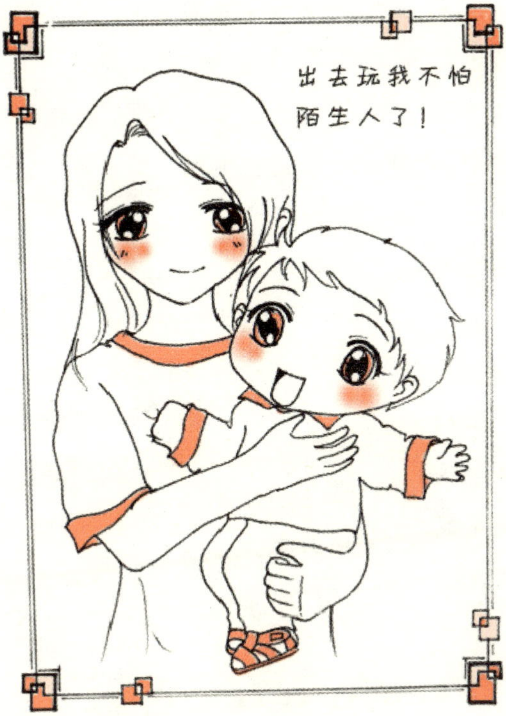

如果宝宝一直由同一个人照顾，很少见到陌生人，长时间在同一个环境中，宝宝的认生现象就会很严重。比如，爸爸妈妈工作繁忙，宝宝长时间由保姆照顾，保姆出于对宝宝安全的考虑，很少让宝宝接触到爸爸妈妈

以外的人。这样一来，宝宝的世界里只有爸爸、妈妈和保姆三个人，长期见不到陌生的面孔，偶尔有客人来访，宝宝自然会认生。解决认生的办法就是让宝宝经常有机会接触陌生的环境和陌生的人。爸爸妈妈要在宝宝健康、安全的前提下，尽可能带宝宝走亲访友，或带宝宝一起去散散步。宝宝的视野开阔了，胆子就会慢慢大起来。

还有一种情况会让宝宝认生，就是一个人的某个特征会让宝宝感到莫名地害怕。比如，宝宝生病时被医生打了一针，打针时的痛苦经历会让他对穿“白大褂”的人保持一定距离，这是由宝宝不愉快的记忆引起的；如果妈妈有一天给宝宝喂奶时忽然戴上了口罩，宝宝见不到妈妈熟悉的脸，会拒绝吃奶，大哭起来，这也是一种认生的表现。从此以后，宝宝可能会对所有戴口罩的人产生恐惧感。针对这种情况，要尽量让宝宝认识不同的人，如果太小的宝宝没有机会去见那么多人，可以让他看图片，比如戴眼镜的、戴口罩的、穿制服的人，告诉宝宝他们都是做什么的，消除宝宝的恐惧心理。

妈妈可以经常带宝宝到新环境中去，尽可能见更多的人，但是不要让他同时“接见”一群人。太多的人同时围在宝宝的身边，轮流抱他，亲吻他，不仅不利于宝宝的健康，还会在他的心里留下阴影，导致宝宝长大后在人多的环境里就会感到焦虑。让宝宝经常和他的同龄人在一起，虽然他们都不会说话，但是两个“小人儿”之间自有他们的交流方式，当你的宝宝能和每一个陌生宝宝“打成一片”的时候，说明你的宝宝魅力指数在不断上升哦。

2. 妈妈，我是男孩还是女孩

男孩更易受到家长和老人的喜爱，这是中国的一个古老的传统，虽然现在“时代不同了，男女都一样”，但是在中国父母的潜意识里还是更偏爱于男孩。有的妈妈没能达成所愿，生了个女孩，虽然爸爸妈妈还是一样疼爱自己的小宝宝，却把自己的女儿当成儿子养：给女儿取一个男孩的名字；平时召唤女儿的时候喊“儿子”；给女儿剪很短的头发，像“假小子”一样；让女儿穿上男孩的衣服……无论爸爸妈妈这样做是出于什么心理，都对孩子的成长没有好处。有的妈妈可能仅仅是想让女儿像男孩一样坚强，但男孩身上所具有的优秀品质并不是通过这种方式培养出来的。

在爸爸妈妈“错位”的培养方式下长大的宝宝，会没有明确的性别意识，找不准自己的性别定位，在潜意识当中没有男女之分，严重的还会影响宝宝日后的性取向，很多“同性恋”就是由于家长的这种错位教育造成的。有的女孩在成人以前，不懂得怎样保护自己，虽然经常和男孩子“打成一片”，有很好的人缘，但是当受到侵犯时却不懂得如何进行自我保护，一旦发生危险，对宝宝的心理会造成很大的伤害。

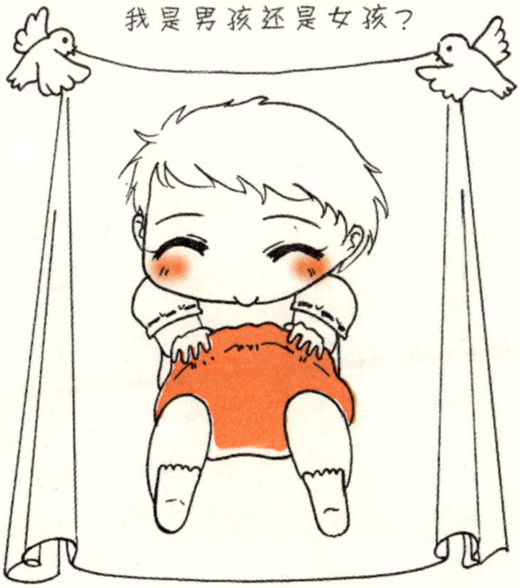

要早早地帮助宝宝建立起性别意识，并让他分清楚男孩和女孩的区别。虽然宝宝刚刚几个月，没有什么男女之分，但是妈妈要在潜移默化中

给宝宝灌输这种意识。

如果是女宝宝，妈妈可以从宝宝生下来的那天起，就给宝宝穿女孩子的衣服；宝宝的头发慢慢长出来了，可以给宝宝梳很好看的辫子；在保证宝宝安全的前提下，还可以戴上美丽的发饰。这样做的意义就是要告诉宝宝：你，是一个美女！这不仅可以培养宝宝的性别意识，还可以增强宝宝的自信心。

如果是男宝宝，你要给宝宝穿男孩子的衣服。有的妈妈喜欢在宝宝很小的时候给他穿裙子，很多人见了都误认为是女孩，知道真相后，还会嘲笑一番，这对宝宝的心理成长存在着诸多的不利因素。

培养宝宝的性别意识，不仅仅是让宝宝能够区分男女，更重要的是让宝宝以后能够明白，由于性别的不同，做人的方式、行为准则也有所不同。特别是女宝宝，当她什么时候学会害羞了，说明你的宝宝又长大了。灌输给宝宝性别意识，只是让他能够明白男孩和女孩的区别，但没有必要吹毛求疵，更不要过于传统和刻板，只是在性格和气质方面让他们符合性别特征就好。

3. 我家的“红脸”和“白脸”

经常看到有的宝宝在犯错误的时候，妈妈大声地训斥他，而宝宝就站在那里大声地啼哭，于是就出现了这样的画面：孩子的哭声伴着大人的训斥声，夹杂着老人的抱怨声，乱成了一团。妈妈们，你们认为这样的训斥真的有效吗？这不但起不到教育宝宝的作用，还会严重地伤害宝宝的心灵，会让他越哭越伤心。当宝宝哭的时候，他的注意力完全集中在自己的感受和妈妈的存在上，而不会在意四周的事物，他听不进去任何劝告，妈妈的教训只会给他带来更大的伤害。

有一个亲戚家的孩子，是一个小男孩，已经上小学三年级了。每次他犯错误的时候，妈妈都会很严厉地训斥他。妈妈一开口教训，他马上张着大嘴哭起来。他一哭，妈妈就舍不得继续训斥他了，反而赶快去哄他，还要用很多美食来安慰他。由此，这孩子有“经验”了，每次妈妈要教训他的时候，他就先哭。细心观察你会发现，他完全是“干打雷不下雨”，声音“悲惨”，可是看不到一滴眼泪。这是很多宝宝逃避惩罚的一种“手段”，妈妈们千万不要在宝宝一哭时就心软。犯错误的时候就是应该教训，否则他下次还犯。只有教导他什么是对，什么是错，才能让他从小就懂得做人的道理。

在宝宝哭的时候，不能他一哭你就去哄他，但是也不能置之不理，任由他哭。如果你不理他，他会越哭越厉害，最后真的哭伤心了就会觉得自尊心受到伤害，认为没有人能给他温暖。这时妈妈可以先让他哭一会儿，然后由另一位长辈出来哄他，边哄他边温柔地教育他，让他认识到自己的错误。在宝宝哭得正伤心的时候，家长不要再继续训斥宝宝，也不要去理他，采取“冷处理”是解决问题的最好办法。等宝宝哭够了，平静了，再由另外一个人来安慰宝宝，给他讲道理，让他明白确实是自己错了，刚才对他的批评是对的。这样既不会让宝宝感到伤心，又能逐步规范宝宝的行为准则。所以，在家庭中，爸爸妈妈要分工明确，一个扮“红脸”，一个扮“白脸”，这种方法是正确的。

4. 爸爸妈妈，你们不要吵架呀

很多宝宝长大后的性格缺陷和一些心理疾病，都来自家庭环境的影响。一个和谐的家庭，不仅可以给宝宝带来快乐，还可以造就宝宝积极健康的心态，让宝宝的性格日臻完善。

★夫妻间吵架是常有的事情，有了宝宝之后，无论你们多么生气，都不要当着宝宝的面吵架。无论宝宝多小，爸爸妈妈都要克制住自己的情绪。爸爸妈妈的每一次吵架都可能在宝宝的心里留下难以磨灭的阴影，久而久之，宝宝的心里就会有一种强烈的孤独感，严重缺乏安全感。所以，在充满争吵的家庭里，即使爸爸妈妈都很爱宝宝，宝宝仍然感受不到家庭的温暖，你们吵架的情景会像放映机一样经常在宝宝的大脑中回放，甚至会影响宝宝的一生。

★爸爸妈妈在宝宝面前吵架，给宝宝树立了一个攻击性行为的坏榜样。宝宝的模仿能力特别强，爸爸妈妈在吵架时的动作、语言、语气、神态，都被宝宝学会了。宝宝长期在这种环境中生活，会生成一种暴力倾向。爸爸妈妈吵架过后会很生气，在盛怒之下难免迁怒于宝宝，可能会对宝宝的态度极其恶劣，这会对宝宝造成严重的伤害。

★爸爸妈妈吵架时，会使宝宝感到恐惧、悲伤、无助。虽然宝宝还不懂事，但是他能觉察到爸爸妈妈脸上表情的变化，他能明白此时正在发生一件不愉快的事。宝宝见到了你们的另一种样子，和平时温柔地跟他说话的你们判若两人，这种反差会让宝宝感到害怕。

★爸爸妈妈的争吵给宝宝传递了一种错误的信息，会导致宝宝在成年后的社交能力中出现偏差，他会误认为吵架是解决问题的一种方法。在以后的幼儿园等集体生活中，如果发生不顺心的事，宝宝就可能会与小伙伴争吵，为了达到目的还可能会进行恶作剧、报复等行为。

★如果爸爸妈妈有过在宝宝面前争吵的经历，最好能当着宝宝的面和好，让宝宝能够明白，爸爸妈妈还是相爱的，并且依然很爱宝宝。总之，父母吵架对宝宝的影响非常大，一个和谐的家庭环境是宝宝健康成长的必要条件。

益智练习

1. 我的记忆力，可是超强的

2010年春晚中有这样一个节目：一个小女孩凭着惊人的记忆力，将《百家姓》倒背如流，无论主持人点到哪里，女孩都能准确无误地说出是哪一个姓氏。倒背《百家姓》充分说明这个宝宝的记忆潜能惊人。每一个妈妈都希望自己的宝宝有一个超强的记忆力，但人的记忆力会随着时间的推移而减退。好的记忆力应该从婴儿时期就开始培养，以便于宝宝上学之后学习起来能够更加轻松。如果你现在让一个30岁的成年人去背《百家姓》，背下来也不成问题，但是“倒背”还得“如流”，可实在有点难为他。

不到1周岁的宝宝，在大人看来，不过是一个“活体”。但是，他却有着成年人所拥有的一切，比如记忆力。著名的思想家伏尔泰曾经说过，自己在婴儿时期就记住了很多东西，并且开始思考问题。

与成年人的记忆有所不同，婴儿的记忆以无意记忆、机械记忆、形象记忆为主，而成年人会对有意义的事物记得更加牢固。宝宝睡前的记忆力特别好，即使在睡眠中也没有停止记忆，大脑会对刚才接收到的信息进行归纳和储存，这符合人的记忆规律。所以，妈妈在宝宝睡前给他讲故事，宝宝醒来之后，他会对睡前的那个故事印象深刻。妈妈可以充分利用宝宝睡前和醒后的这段时间，给宝宝提供更多的信息。很多事情尽量让宝宝自己动手去做，比如吃饭，让宝宝坐在小餐桌上自己吃，妈妈可以在旁边辅助，但不是全权代劳。在亲自参与的过程中，宝宝加深了对“吃饭”这件事的印象，这样既可以培养宝宝的自主能力，又可以锻炼宝宝的记忆力。

需要提醒妈妈的是，千万不要强迫宝宝去记忆，很多妈妈因为想要教给宝宝知识而感到心急。妈妈的强迫记忆，只会招来宝宝的反感。

2. “破坏大王”在探索新发现

随着宝宝活动量的增加，你对他的“管理”也越来越艰难。你会发现，你的宝宝不知道从什么时候开始不听话了。最初他只是玩一些比较文明的游戏，比如看图画、搭积木等等，甚至给宝宝一张纸，他都能坐在那里玩上半天。可是，八九个月大的宝宝“暴露”出了他们不安分的本性，积木被一次一次扔到地上；书被撕得七零八落；毛毛熊已经变得不成熊样……面对这一切，你是否感到很生气，却又无可奈何？妈妈们先别激动，如果你的宝宝正在进行这种破坏性的行动，说明他又有了新的发现。

比如宝宝的撕书行为，妈妈不要认为宝宝是在单纯地搞破坏，他可能是在看书时不小心把书弄破了。听到书被撕破时“嚓”的一声，宝宝就被这奇妙的声音吸引了。这是怎么回事呢？宝宝想再试一次。这一次，他故意将一页书撕破，那“嚓”的声音再次出现了。原来撕书可以发出这样的声音，那么如果一起撕开两张，声音会有什么变化呢？他决定试一试……宝宝完全沉浸在了这种新的发现中，甚至不再去玩其他玩具，开始“专心”地撕起书来。

妈妈们，当你了解了这些，你还会去责备这个小小的“探索专家”吗？宝宝正在不断的探索中认识世界、感受世界！你希望小宝宝面对一切事物都不感到奇怪，甚至习以为常吗？所以，如果你的宝宝是个“破坏大王”，你要在旁边仔细观察他，他可能又有了新发现，从新发现中，宝宝又有了更新奇的想法……“发明家”就这样诞生了！

妈妈面对宝宝的破坏行为要学会有效地引导而不是试图去制止，更不能盲目地责备他，这样不仅让宝宝感到很委屈，还会扼杀宝宝的创造力。你可以在宝宝撕书的时候问宝宝：“书被撕得四分五裂了，它会疼吗？”让宝宝自己去思考，然后你再不失时机地教宝宝修补图书，这样宝宝会更容易接受，他的下一个“破坏行为”可能会演变为“营救行动”。

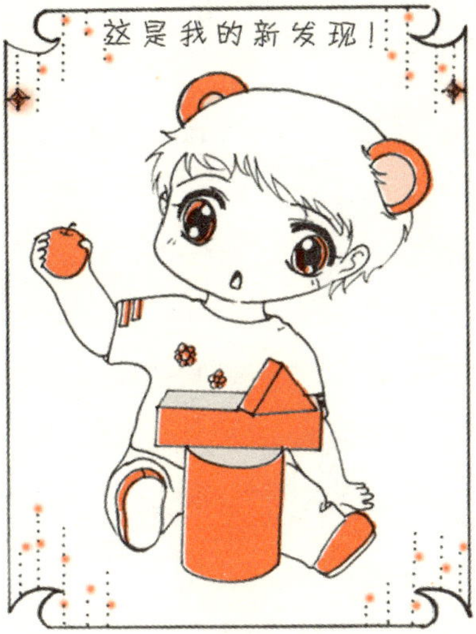

机械对男宝宝有着天然的吸引力，小汽车、手枪都是男宝宝比较喜欢的玩具。但当他玩腻了，就可能开始进行拆卸，此时你不要阻止宝宝，在保证宝宝安全的前提下，你可以让他尽情地拆。家里的闹钟、手电筒，可能都被宝宝“无情”地拆过。没关系，拆就拆吧。如果你能在宝宝拆卸的过程中给宝宝讲出这件东西的工作原理，那这次的拆卸活动就太有意义了。如果你能陪着宝宝一起将拆散的东西重新组装成原样，那你简直就可以被称为伟大的“导师”了！

3．我的心思妈妈你别猜

小宝宝从来不按套路出牌，一不留神，他可能就会来个惊人之举，你完全猜不到宝宝的心里到底在想些什么。那么索性就不要去想，让宝宝随着自己的性子去玩吧，每一个宝宝都有创造奇迹的天赋，他的思维绝对不是大人们所能想到的。

你将精心挑选的玩具拿回来，兴冲冲地想要教会宝宝怎么玩，可当你把玩具交给宝宝的时候，你会发现他根本不用你教，你告诉他的玩法他完全听不进去，他有自己的新玩法。比如积木，你想按照图纸上的讲解，告诉宝宝如何搭成一座桥，如何摆出一头怪兽，可是你却发现宝宝已经自己发明创造出了一座城堡。如果你不去限制他的“发明创造”，用不了多长时间，他随随便便就可以搭出桥梁和怪兽的形状。你的宝宝聪明着呢，完全可以无师自通！虽然玩具中附带了一张图纸，可是宝宝的创造力远远要比那张图纸奇妙得多。何苦让一张小小的图纸束缚了宝宝的大脑，还是给他一个自由的空间，让他尽情地去想象吧！

你每次给宝宝买的新玩具，宝宝可能都会有自己的新玩法，所以你不必费尽心思地去教宝宝怎么玩。你需要做的就是将玩具交给宝宝，然后在旁边静静地当一名观众，欣赏宝宝的表演是一件会让你觉得无比欣慰的事。这里要提醒妈妈，当宝宝发明了一种新玩法，你不要忘了夸奖一句：“宝贝，你真棒！”

4．妈妈要学会寓教于乐

玩是孩子的天性，所以，对宝宝最有效的教育方式，简单地说，不过四个字：寓教于乐。只是很多妈妈不知道怎样在宝宝玩的时候对他进行教育，更不知道怎么把教育融入宝宝的玩耍当中，所以情急之下就采用了最低级也是宝宝最不喜欢的方式：说教。翻来覆去不停地说，把宝宝说烦了，没起到任何作用，宝宝的叛逆心理还可能会让你的苦口婆心适得其反。

首先妈妈要学会和宝宝一起玩，你不用总是端着一副很高的姿态，认为宝宝所做的一切都很幼稚，于是不屑于和宝宝一起玩。那样，你和宝宝在一起时你只是扮演了一个保姆的角色，而永远也不可能成为宝宝的朋友，更不可能成为一位合格的老师。你只有完全融入到宝宝的游戏当中，才能利用你丰富的人生阅历对宝宝进行教育。有位名人曾经说过："要蹲下来看孩子，而不是弯腰。"只有当你和宝宝完全平等的时候，你才能以宝宝的视角看问题，你才能对宝宝表现出足够的尊重。你只有对宝宝的游戏真正感到有兴趣，才能理解宝宝的一举一动。

有的妈妈可能会想，宝宝还小，没必要过多地去管他，以后上学了，自有老师进行教导。可是，中国的现代教育并不完善，它只会把孩子培养成学习成绩优异的"好学生"。没错，学习成绩确实在某方面能够说明孩子的能力，有很多事业有成、在工作当中表现得很出色的人也确实是小时候"学习很好"的好学生。学校教育可以教给人很多知识，知识能够改变命运，却改变不了人的品质。也就是说，学校教育并不完整。所以，妈妈不能寄希望于宝宝上学以后去受教育，不能把宝宝完全交给学校。

宝宝的天性就是喜欢玩耍，但"玩"不意味着完全"放养"、任由宝宝肆无忌惮地玩。要让宝宝"玩"有意义的东西，让他在游戏中学到知识，这里学到的"知识"并不一定是以后能够让宝宝取得好成绩的"知识"，也不一定是能够让宝宝高人一等的"知识"，如果你带着这个目的让宝宝去玩，那功利性就太强了。哪怕宝宝只是在游戏中养成了按时吃饭的好习惯，这也不失为一种有意义的玩耍。

5. 我说的“火星语”，你听懂了吗

在宝宝被激怒了或者神经处于极度亢奋状态的时候，你会听见宝宝大喊大叫，可是又不知道他在说些什么。其实此时宝宝也很着急，因为他的语言大家听不懂，而他又无法说出大家都能听得懂的语言，只能在嘴里嘟囔着自己的“火星语”。

发育正常的宝宝在这一阶段已经能够发出一些单音。当妈妈在宝宝面前喊他的名字时，他会冲着妈妈微笑。宝宝在感兴趣的玩具面前会边玩边对玩具说话，虽然我们听不懂，但是他的确在表达自己的想法。这一阶段，宝宝躺在床上时，你逗宝宝玩，边玩边让他学说“爸爸”、“妈妈”，宝宝也会跟着你发出“bà、mā”等模糊的音节。在宝宝9个月大的时候，这种“咿呀学语”会达到高峰期，爸爸妈妈要尽量去开发宝宝的语言能力。通过对语言的学习，宝宝会调节和控制发音器官的活动，为以后说“地球语”奠定良好的基础。

语言是人类一种很神奇的天赋，爸爸妈妈有意识的引导能够更早地开发宝宝的语言能力。有研究表明，语言能力的开发直接关系到大脑的开发。家长的参与在宝宝语言能力发育的过程中起到很重要的作用。你可以发出一种声音让宝宝来模仿，这个阶段的宝宝已经具备了很强的模仿能力，要借助一切日常生活中的东西教宝宝学习语言，看到什么就对宝宝说什么。特别是在户外运动的时候，看到“树”、“草”、“花”都要告诉宝宝，他通过亲自去感知而学来的东西更容易记牢。

这一时期宝宝对语言的理解能力也有了进一步的发展。他能够听懂一些短句子。对于一些专有名词，如“耳朵”、“眼睛”等，当你说出来，他能够准确地指出它们所在的位置。爸爸妈妈和宝宝说话时，句子不要过长，简单一点儿宝宝才能听得懂。妈妈平时可以多念故事给宝宝听，让宝宝看着书上的图画，能够更容易理解故事的内容。

亲子游戏

1. 爬行游戏

目的：锻炼宝宝的爬行能力。

方法：9个月大的宝宝特别喜欢爬来爬去，多爬能够促进大脑的发育。你可以为宝宝设置各种有趣的爬行游戏，如钻“山洞”——让他从你的肚皮底下爬过去；越“盆地”——让他爬进大澡盆，再爬出去；“突破封锁线”——把你的身体作为障碍物，让他从你的身上爬过去；你还可以给他一个滚动的小球，让他“跟踪追击”。

2. 捡东西

目的：主要是练习婴儿弯曲及直立身体，还可促进宝宝的手、眼协调能力。

方法：当宝宝可扶着站后，可在他的小床边，让他一只手扶着栏杆，在宝宝脚边放一个玩具，引导他弯下腰用另一只手捡身边的玩具。拾到玩具后，大人应加以称赞，如说：“宝宝真棒！”或亲吻一下宝宝，宝宝就会很高兴地再次去拾玩具。

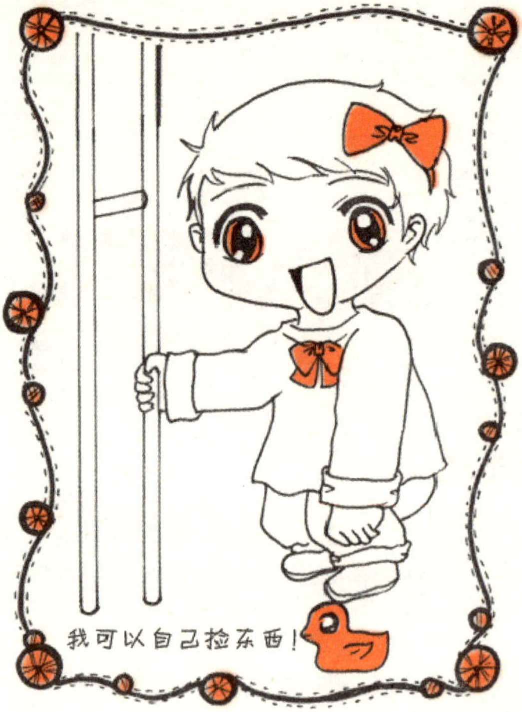

千万记住，在游戏当中，做家长的可不要吝啬你的赞扬话，同时要用丰富的表情、由衷的喝彩、兴奋的拍手、竖起大拇指的动作营造一个“强大”的亲子氛围，让宝宝充分体验到成功的欢乐。而成功的欢乐也是一种巨大的动力，它将不断地激发宝宝对周围世界进行探索的兴趣，能极大地促进他形成自信的个性心理特征，更加健康茁壮地成长。

3. 交朋友

目的：培养宝宝初步的交往能力，学会用点头和挥手与人打招呼。

方法：妈妈拿出娃娃以吸引宝宝的注意，然后假扮娃娃说：“小朋友好！我叫丁丁，以后我和大家一起做游戏，让我们做好朋友吧！”说完，妈妈抱着布娃娃来到宝宝面前，与宝宝招招手：“你好！我叫丁丁，请问你叫什么名字?”这时，妈妈扶着宝宝的手招一招或头点一点。然后替宝宝回答说：“丁丁你好！我叫×××。”对于语言能力发展尚不成熟的宝宝来说，动作成为宝宝表达自己思想的重要方式，表达方式越丰富，将来宝宝的表达能力就越强。

4. 交响乐

目的：培养宝宝对声音高低的区分和对音乐的兴趣。

方法：找出家里不同的水杯、水碗，在里面注入不同高度的水。给宝宝一根筷子，让他自己随意地敲击这些杯和碗，妈妈可以和宝宝一起敲，敲的速度可快可慢，并观察宝宝的反应。妈妈还可以敲击出简单的旋律，让宝宝跟着妈妈学。

妈妈日记册

小家伙现在不扶着东西已经能站住了，再过段时间就能自己走路了，那时就可以带他去公园，带他去大自然中玩耍，可以不用“黏”在身上啦！不过，还是不期望宝宝长得太快，如果他长大了，我也就变老喽！小家伙健康就好，当然，我还是期待你能够早日独立走路，加油！

身体指标

指标＼月龄	10月	11月	12月
体重（kg）	男 10.09 ±1.03	男 10.35 ±1.06	男 10.69 ±1.11
	女 9.48 ±0.86	女 9.82 ±0.90	女 10.29 ±0.99
身长（cm）	男 74.3 ±2.2	男 75.2 ±2.5	男 76.2 ±2.5
	女 72.0 ±2.0	女 73.3 ±2.2	女 74.6 ±2.4
头围（cm）	男 45.9 ±1.2	男 46.2 ±1.2	男 46.7 ±1.2
	女 44.9 ±1.4	女 45.2 ±1.4	女 45.6 ±1.4

表 5

饮食营养

1. 吃饭超级香，身体超级棒

对于这个阶段的宝宝，母乳及其他乳制品可以“退居二线”了，宝宝的辅食应逐渐过渡成为正餐，为断奶作好准备。此时可以给宝宝吃些饼干、面包等硬一点的食物，因为宝宝已经长了不少牙齿了，“啃食”这些东西可以锻炼牙龈及牙齿的坚固性。宝宝已经非常活泼，他可能很难安静地坐在那里乖乖地将一顿饭吃完，可能会边吃边手舞足蹈，可能还会不时地用小勺敲一下碗的边缘。不要训斥宝宝，更不要不耐烦，要耐心地告诉宝宝吃饭时不能乱动，并尽量将一顿饭的时间控制在半个小时内，以养成宝宝良好的吃饭习惯。

10～12个月大的宝宝，母乳喂养的量可以逐渐减少，但不是完全没有，宝宝的最佳断奶年龄应该在1周岁左右。由于宝宝的饮食种类开始增多，如果辅食处理得不好，可能会导致宝宝消化不良。作为爸爸妈妈，谁不希望自己的宝宝吃饭香香，身体棒棒？当宝宝消化不良的时候，爸爸妈妈既心疼又头疼。爷爷奶奶每天“连哄带骗”地喂饭，折腾得筋疲力尽。爸爸妈妈也没闲着，买了很多健胃消食的药，各种方法都用尽了，还是拿宝宝没办法。爸爸妈妈们有没有想过，你们采取的这些助消化的方法科学吗？知名儿童专家陈卫东博士曾指出，宝宝消化不良一般是由三大问题综合造成的：

一是宝宝没有食欲，不想吃；二是宝宝脾胃虚弱，不消化；三是肠道菌群失调，吸收差。单一地促进食欲或是健脾养胃都不能真正解决宝宝的消化问题。科学的方法是针对这三大问题，三管齐下、全面调理，才能彻底解决消化不良的问题。

帮助宝宝消化，安全最重要。宝宝正处于生长发育期，脾胃功能本来就虚弱，如果助消化的药物选择不当，不仅不能解决消化不良的问题，反而更容易加重脾胃的负担，甚至损伤宝宝娇嫩的胃肠黏膜，为各种胃肠疾病提供了可乘之机。现在儿童的胃病越来越多，几乎都和滥用助消化药物有关。医学专家指出，给宝宝助消化，一定要选择经过国家食品药品监督管理局批准，专业、正规的知名制药企业生产的安全性高、副作用小的保健品，这样的食品真正具有“促食欲、健脾胃、养肠道”三位一体的功效，能够全面改善宝宝的肠胃问题，解决宝宝的消化不良问题。

2. 开饭啦！ 每次我都吃光光

很多妈妈抱怨喂宝宝吃饭实在是一件令人头疼的事儿，每顿饭都像打仗一样，连哄带骗才能让宝宝把饭吃下去。有的宝宝干脆拒绝吃饭，无论你说什么都不吃；有的宝宝则喜欢不断转移吃饭地点，宝宝吃完一顿饭，妈妈要陪着他把屋子的每个角落都转个遍，饭粒撒得到处都是……这样的吃饭方式，不但不利于宝宝肠胃的发育，还会影响宝宝的健康。所以，要培养宝宝养成一个良好的吃饭习惯。

★一定要合理搭配宝宝的饮食，一日三餐有荤有素，特别是让宝宝爱上蔬菜的味道，不能让宝宝长大以后，变成一个“肉食动物”。不要让宝宝养成挑食、偏食的坏习惯，无论是蔬菜、肉类还是海鲜，宝宝都能大快朵颐。

★宝宝的一日三餐要合理．进食，时间也要固定。每次到了吃饭的时间，妈妈都要提醒宝宝吃饭，如果宝宝不想吃，也不要强迫，和宝宝商量少吃一点也行，但是最好能等到下一顿饭的时间再进食。

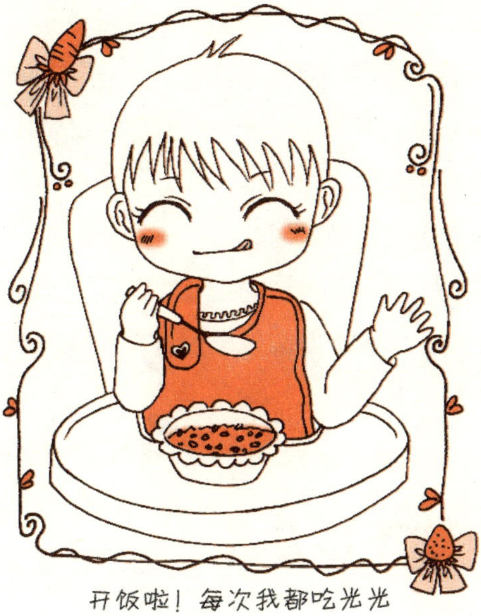

开饭啦！每次我都吃光光

★不要总是由妈妈喂着吃，让宝宝学着自己吃饭，这样可以培养宝宝自己动手的能力。每次吃饭的时候，都要让宝宝乖乖地坐在饭桌前等候，妈妈只需要把饭端给宝宝，其他的事情就让宝宝自己动手。

★注意从宝宝能够自己吃饭的第一天开始，就控制宝宝吃饭的节奏，培养宝宝细嚼慢咽的习惯。特别是男宝宝，吃起饭来总是狼吞虎咽，虽然这样看起来吃饭特别香，但食物没有经过充分咀嚼就进入到胃里，会影响宝宝对食物中营养成分的摄取，也会增加肠胃系统的负担，容易引发肠胃疾病。

★妈妈给宝宝烹调的食物最好能够做到色、香、味俱全，充分刺激宝宝的食欲，让宝宝对食物产生兴趣，每次吃饭时宝宝都能主动找吃的。妈妈尽量把饭要做得软、烂，让宝宝容易咀嚼和消化。

★要培养宝宝吃饭的卫生习惯。每次吃饭之前，将宝宝的小手洗干净，并告诉他，每次吃饭前都要洗手，吃饭时尽量不要让饭粒掉在桌子上。告诉宝宝农民伯伯种地的辛苦，教会宝宝爱惜粮食。

★给宝宝创造一个良好的用餐环境。在宝宝吃饭时，不要逗宝宝笑或者训斥他，不要开着电视机分散他的注意力，也不要让宝宝边吃边玩。用餐时爸爸妈妈也要减少交谈，给宝宝一个安静的用餐环境。

★吃饭前后的半个小时之内不要再给宝宝吃任何食物，否则会影响宝宝的进食，也会对肠胃起到副作用。

★除了一日三餐，不要让宝宝吃零食，尤其要杜绝宝宝吃那些毫无营养的小食品，这些食品不仅会影响宝宝的食欲，还会使宝宝发胖。要让宝宝从小就远离零食的“诱惑”。

3. 有些食物不适合我

虽然宝宝的辅食已经逐渐转为主食，并且已经尝试过五谷杂粮，但宝宝的肠胃娇嫩，与成人相比，抵抗力仍然弱得多。所以，并不是什么食物都可以给宝宝吃，有些食物还是不适合宝宝的。

★不宜给宝宝喝茶，茶水会影响肠胃对食物中铁的摄取，经常饮茶会造成宝宝缺铁性贫血。如果宝宝已经患有缺铁性贫血，饮茶也会影响治疗。

★宝宝不宜多吃动物脂肪。动物脂肪中含有大量的饱和脂肪酸，如果摄入过多，这种脂肪酸会沉积在宝宝的血液中，造成动脉硬化，宝宝的血脂和胆固醇都会增高。有动脉硬化家族病史的宝宝更要少食用动物脂肪。

★刺激性太强的食物不适合宝宝，比如酒、碳酸饮料等，这些饮品会影响宝宝神经系统的正常发育。宝宝喝过碳酸饮料会上瘾，所以要从一开始就杜绝宝宝喝饮料的习惯，口渴的时候只给他喝白开水。

★路边摊的小吃、未经过有关部门检测的食物不要给宝宝食用，宝宝的抵抗力差，这些食品会使宝宝的健康受到侵害。

★螃蟹、虾、生蚝等海鲜类食物不宜让宝宝食用，海鲜很容易引起食物过敏。

★豆类食物应适量。

★热量较高的食物不要给宝宝吃，这些食物可能会让宝宝患上肥胖症，比如巧克力。巧克力是一种高热量食品，蛋白质含量低而脂肪含量却较高，宝宝食用巧克力之后会影响食欲。

★果冻是一种有一定危险性的食物，它呈梯形状，被饱满地塞在软塑料容器内，口感柔软细滑却不易消化，宝宝要想将果冻吃到嘴里，只能用力吸。这样问题就出现了，果冻很可能卡在宝宝的喉咙处，如果长时间弄不出来，可能会造成窒息，因此尽量不要给宝宝吃果冻。

★年糕、打糕之类的食物也不要给宝宝吃，不仅不易消化，还可能不慎把宝宝的嗓子卡住。

★成人的饭菜不适合宝宝吃，成人吃的饭菜大多口味重、油性大，还有的会多荤少素。宝宝毕竟还不到 1 周岁，肠胃和大人的怎么可能一样？大人吃过饭后可以完全吸收，可是宝宝吃了却未必能够消化，营养根本无法被宝宝吸收。成人的饭菜在烹调的过程中，卫生程度或许也不达标，这些对成人来讲都是没有问题的，但是对于还不到 1 岁的宝宝来说，可是难以“对付”。所以，不要怕麻烦，每一餐都要根据宝宝的口味单独做出来才行。至少要等宝宝三岁以后才可与大人同食。

4. 我和妈妈一起断奶

宝宝的最佳断奶年龄应该在 1 周岁。宝宝在 6 个月大之前应该完全是母乳喂养，但是随着宝宝身体的不断成长和发育，母乳已经不能完全满足宝宝成长的需要。因此，到宝宝 6 个月左右的时候（有的宝宝在 4 个月以

后），就应该开始逐渐增加一些辅食，以保证宝宝身体所需的热量以及营

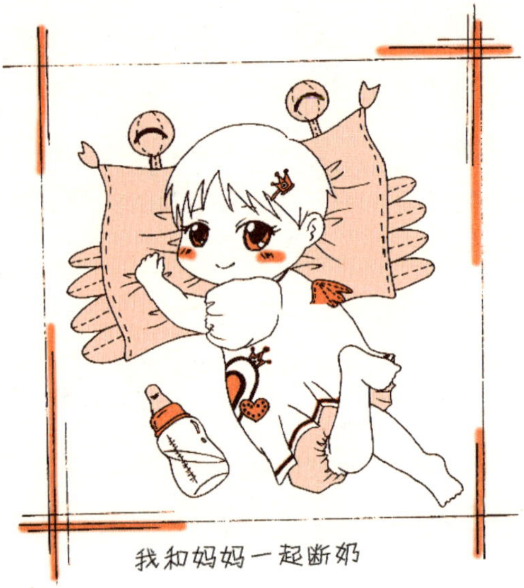

我和妈妈一起断奶

养成分。到了宝宝8个月左右的时候，辅食所提供给宝宝身体的热量能够占到宝宝全部食物的一半。宝宝1周岁的时候，辅食所提供的热量已经能够占到60%～70%，这时是给宝宝断母乳的最佳时期。

断母乳对于妈妈和宝宝来说都是一种割舍，有的妈妈会舍不得给宝宝断奶而想要一直母乳喂养下去，而宝宝习惯了母乳，在他饿了的时候，就会本能地寻找妈妈的乳房。如果宝宝的断奶处理得不好，可能会让宝宝患上厌食症，使宝宝不能健康成长。

孙女士的母亲教给了她一个断奶“偏方”，就是在她的乳头涂抹辣椒水、黄连素等有刺激性味道的东西，让宝宝在接触到妈妈的乳头时感到不舒服，从而渐渐不再“惦记”母乳，自然过渡到其他食物上。可是她的宝宝不但没有成功断奶，反而连其他的食物都拒绝食用，以“绝食”的方式抵抗妈妈乳头的变化。妈妈看着心疼，没办法，只好又重新母乳喂养。

这种断奶方法对于宝宝和妈妈来说，都无异于是一种“酷刑”。妈妈的乳头忽然有刺激性的味道，对宝宝是一个不小的打击，会使宝宝的心理

健康受到影响。而强迫宝宝断奶，对于妈妈也是一种“残忍”的行为。所以，断奶要充分作好准备，要让宝宝的饮食很自然地过渡到其他食物上，这才是对宝宝健康最有益的断奶方法。

还有的妈妈在宝宝没有完全准备好的时候，就采取“母子隔离法”，把宝宝送到亲戚家“寄存”一段时间，宝宝看不到妈妈自然就不会再有母乳喝，时间长了宝宝就“忘记”了妈妈的乳房。这种方法也不科学。还不到1岁的宝宝离开妈妈，他会不停地哭闹着寻找妈妈。在宝宝最需要妈妈的时候，妈妈不在身边，会让宝宝失去对妈妈的信任感和安全感。严重的还会使宝宝情绪低落，郁郁寡欢，给宝宝的心理健康留下隐患。

妈妈要明白，断奶不是宝宝一个人的事，你要和宝宝一起经历断奶的过程。除了宝宝外，妈妈也要作好充分的思想准备，不要因为心疼宝宝而始终舍不得给宝宝断奶。为了宝宝的健康，你要做一回“狠心”的妈妈，但是要温柔，不可“强行施压”。要让全家人一起帮你断奶，不要当宝宝一哭时你就想妥协。宝宝想要吃奶时，可用玩具或者让爸爸陪宝宝玩耍以转移他的注意力。

要选择最佳季节给宝宝断奶，冬、夏季节都不适合，在严寒和酷暑下宝宝的抵抗力较弱。最好选在春、秋季节，天气温度适中，宝宝身体各方面机能都处在最佳状态。另外，宝宝生病的时候身心都很脆弱，不宜断奶。

宝宝断奶后，要注意宝宝的营养调理，牛奶仍然是必不可少的食物。此外，要注意饮食的合理搭配，尽量给宝宝吃容易吸收且营养丰富的食物，切忌辛辣食品，让宝宝顺利度过这个“断奶期”。

不仅宝宝要顺利度过“断奶期”，妈妈也有一个“断奶”的过程，也就是“回奶”。回奶可分为人工回奶和自然回奶两种。一般哺乳宝宝10个月到一年的妈妈可以采取自然回奶的方法。可以逐渐减少给宝宝喂奶的次数，慢慢过渡到乳汁完全消失。如果因疾病或者其他原因不能母乳喂养宝宝，可采取人工回奶的方法。在医生的指导下，吃一些可以回奶的食物或中药。可用生麦芽煮水喝，以起到回奶的作用，经常喝麦乳精对回奶也可起到一定的辅助作用。切忌用东西勒住乳房，或将乳头堵住，这样会使乳房出现肿块甚至发展为乳腺炎。

由于断奶之后宝宝不再吮吸乳房，所以乳房饱满，有时会有胀痛的感觉。此时要忍耐，不可让宝宝再吸自己的乳头，也不可因为胀痛而将乳汁挤出，这样会延长回奶的时间。尽量减少饮用汤水的次数，避免吃炖鸡等滋补类的食品。

5. 千万不要让我营养不良

营养不良是一种慢性营养缺乏症，多数是由于宝宝的饮食搭配不合理、身体从饮食中摄取的营养不足或者比例不均衡造成的，以致身体不能维持正常的代谢，使宝宝出现体重增长缓慢、不增或下降，发育不良，免疫力低下的现象。一般营养不良的宝宝会很消瘦，面色不好，皮肤松弛，失去弹性，头发枯黄、稀少、没有光泽。营养不良会导致宝宝容易得病，而经常生病会使宝宝更加营养不良，由此形成了一种恶性循环，最终致使宝宝体弱多病、发育迟缓，甚至影响智力的发育。

预防营养不良最重要的一点就是妈妈的喂养方式要科学，提倡并鼓励母乳喂养。一旦发现宝宝已经有营养不良的倾向，不要急着改变饮食习惯，突然改变会引起消化不良，导致腹泻等其他方面的疾病，要循序渐进地进行调整。

根据宝宝的身体需求，要适当增加一些有机米粉，如 DHA 米粉、胡萝卜核桃米粉、南瓜蔬菜米粉等，直到能够达到营养均衡搭配的饮食标准。

另外，为了避免宝宝出现营养不良现象，妈妈还要注意以下事项：

★妈妈烹饪的手艺要不断提高，给宝宝做出的饭菜尽量色、香、味、形俱全，以增加宝宝的食欲，让宝宝把每一顿饭都吃得干干净净，不挑食、不偏食、不厌食。

★定期给宝宝作健康体检，检查宝宝的各项身体指标是否正常，有助于发现早期营养不良的问题。

★宝宝患病的时候要积极治疗，并且能够保证宝宝的进食情况，多少也要让宝宝吃一点，胃里有食物才能有力气对抗病魔，即使是腹泻也不要停止进食。

★培养宝宝科学、合理的生活习惯，如早睡早起、按时吃饭、保持卫生、少吃零食等等。

★过度肥胖有时也是营养不良的一种表现，并不一定只有瘦弱的宝宝才营养不良。

6. 我的营养食谱

§鲜虾肉泥

河虾含磷、钙、铁及维生素A、维生素B_1、尼克酸、优质蛋白质、脂肪等营养成分，有补肾益气等作用，有利于宝宝的健康成长。取鲜虾肉（河虾、海虾均可）50克，米粉25克，香油1克，精盐微量。将鲜虾去皮抽筋（虾的背部有一条黑线，是它的分泌物，用牙签轻轻挑开背部就可以除去），洗净切碎，放入碗内，加适量的水和米粉，上笼蒸熟。注意虾皮一定要剥净，虾肉一定要蒸熟、蒸烂。加入适量精盐、香油，搅匀即成。

§红小豆泥

红小豆含有丰富的维生素B族和铁质，还含有蛋白质、脂肪、糖类、钙、磷、尼克酸等成分，具有清热利尿、祛湿排毒的作用。选用红小豆50克，红糖、清水适量，植物油少许。将红小豆剔除杂质、洗净，放入烧开的锅内。加热一段时间后，加盖改小火焖煮至烂成豆沙状。关火后，让豆沙沉淀，除去浮在水面上的豆皮，轻轻倒去多余的水。将煮烂的红豆与少量红糖、植物油倒入粉碎机中粉碎即成。注意在煮红小豆时，最好用开水煮。如果用凉水煮，不容易将红小豆煮成豆沙。

§ 肉末饼

肉末1勺，面粉2勺，盐200毫克，葱末1/2勺，油适量。可准备胡萝卜花1个，香菜1根作为点缀。将肉末、面粉、水、盐、葱末搅拌均匀成糊状；锅内放入油烧热后，将一大勺肉糊倒入小煎锅内；慢慢转动，制成小饼煎熟；最后用胡萝卜花、香菜摆盘。

§ 白玉土豆凉糕

小土豆1个、蛋清1个、面粉1勺、发酵粉少许，白糖1/2勺，蜡纸1张。将土豆削皮切成薄片，用清水浸泡几分钟；将洗净的土豆片放入蒸笼，蒸半小时后制成土豆泥；将面粉装盘上屉蒸30分钟，凉后擀成细粉；取蛋清加糖、熟面粉、发酵粉、土豆泥搅拌均匀；在小笼屉内铺一张蜡纸；将原料倒入笼屉，蒸15分钟即可。

§ 鲜肉馄饨

鲜肉末1勺，盐少许，葱末少许，馄饨皮3片，肉汤1/2杯，紫菜少许。将肉末、盐、葱末拌成肉馅；把肉馅包成馄饨；用肉汤煮馄饨；最后撒上紫菜即可。

§红烧碎肉

猪肉25克，姜1片，酱油适量，红糖少许，水1/3杯，油适量。将猪肉切成碎块；将油加热放红糖炒；炒至糖变色加碎肉，快炒；加水、姜片、酱油，文火煮至肉烂。

§海带细丝小肉圆

海带1小块，盐少许，肉末1勺，葱末、姜末少许，水1/2杯。将海带洗净后切成细丝；将肉末、葱末、姜末、盐搅拌成肉馅，制成小肉圆；将水煮沸下肉圆、海带丝；煮沸后再煮5分钟，关火加盐。

生活起居

1. 我要学走路，穿什么鞋子好

这个阶段的宝宝，早已不肯再安静地躺在你的怀里。以前宝宝穿的鞋子只是为了保护他的小脚，只要柔软就好。可是现在的宝宝，已经开始要学习走路了，不用妈妈每天在怀里抱着了。那么给宝宝选鞋就是头等大事。市场上有那么多种鞋，选择什么样的好呢？

首先我们来观察一下宝宝走路的姿势。刚刚开始学习走路的宝宝，当然不能像大人一样“昂首阔步”。宝宝最主要的任务就是要极力保持自己的平衡，所以他会使劲儿用脚趾去“抓”地。那么鞋底和鞋面都不易太硬，太硬宝宝容易摔倒，这时候宝宝穿的鞋的鞋底一定要柔软，因为宝宝已经习惯了在床上玩耍，而地面要比床硬得多。宝宝站起来之后，全身所有的重量都集中在脚上，如果穿一双硬底的鞋很容易使脚变形。

鞋的大小也必须适合宝宝的脚。“鞋子合不合适只有脚知道。”这道理没错，可是宝宝还太小，没有办法自己选择鞋的尺码，需要细心的妈妈仔细观察宝宝穿上鞋子之后的表现。如果宝宝穿上鞋后，走路像没有穿鞋一样轻快，说明鞋子很合适；如果宝宝走路时能看到脚后跟经常露出来，说明鞋子过大了；如果宝宝穿上鞋后走路时总有要摔倒的趋势，说明鞋子过小了，宝宝感到不舒服。

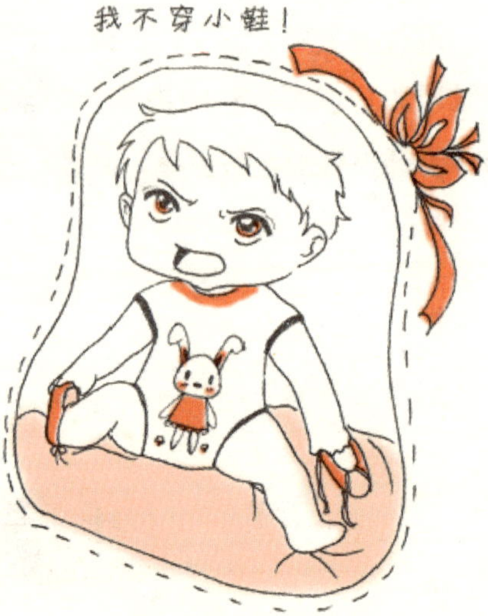

一些追求时尚的妈妈喜欢给宝宝买皮鞋或者皮靴，虽然美观，却不适合宝宝穿。一定要慎重给宝宝选鞋，鞋选得不好容易影响到宝宝走路的姿势。总之，要选择质地柔软、轻便、大小合适的鞋。还有，要选择透气性好的鞋，宝宝汗腺分泌旺盛，运动量大的时候脚上会出汗，透气性不好可能会使宝宝捂出脚气。

2. 我可不要“美丽冻人”

“80后”的妈妈各个都是擅长时尚装扮的美女，但这种时尚美丽的打扮可不必“照搬照用”到宝宝的身上，因为健康的宝宝才最漂亮。在给宝宝选择衣服时，可要把宝宝的健康放在第一位呀！

曾经在街上看到一个1岁左右的女宝宝，穿着漂亮的蕾丝面料衣服，胸前戴着闪亮的胸针，还露着可爱的小肚脐，脚上穿着红红的小皮鞋。这小美女真靓！路过的大人都会忍不住多看这个小娃娃一眼，作为妈妈也觉得脸上有光！

这个阶段的宝宝正是可爱的时候，特别是女宝宝，妈妈十分喜欢把宝宝打扮得靓丽时尚。所以，一些大人的“行头”也用在了宝宝身上。比如紧身衣、露脐装、蕾丝花边裙等等。诚然，宝宝这样一身打扮很光彩照人，可是却忽视了宝宝的健康问题。

蕾丝花边的衣服对宝宝来说是非常危险的。这个时期的宝宝本身就好动，蕾丝的衣服又很容易“抽丝”，抽出来的丝可能会缠绕在宝宝的手指或脚趾上。如果打成死结，宝宝挣脱不开就会用力拉扯，越用力勒得越紧，时间久了会造成肌肉组织坏死，后果不堪设想。

露脐装虽然时尚，但是却让宝宝的腹部裸露在了外边，这对宝宝的健康是十分不利的，即使在炎热的夏天也不可以。宝宝的消化系统本就脆弱，露脐装不能给宝宝的腹部保暖，宝宝很容易因为受凉而导致消化功能紊乱。宝宝一旦出现肠胃问题，家长通常会在宝宝的饮食方面找原因，却不知道，这很有可能是“美丽冻人”惹的祸。

衣服过紧会阻碍宝宝的血液循环，影响宝宝的发育，特别是紧身牛仔裤、皮裤等，严重的还会影响男宝宝的生殖系统。所以，爱美的妈妈们，可千万不要为了美丽，而让宝宝的健康“打折”哦！

3．穿衣服时，我听话

这个时候的宝宝虽然身体已经硬朗起来，但是当你给他穿衣服时，他还是会乱动，你很难把衣物穿在宝宝身上。正确的方法是：给宝宝穿开襟上衣的时候，可先在床上把衣服展开，让宝宝的脖子对准衣领躺下，然后按从下向上的方向捋起袖子，将宝宝的胳膊伸入到里面，再把衣袖放下来。妈妈也可把手从袖管伸进去，抓住宝宝的手，轻轻拉出袖外。只要两只袖子穿上了，给宝宝穿上衣的工作就基本完成了。只是在给宝宝系扣子时，妈妈最好把一只手垫在扣子下面，以防挤住宝宝的皮肉。

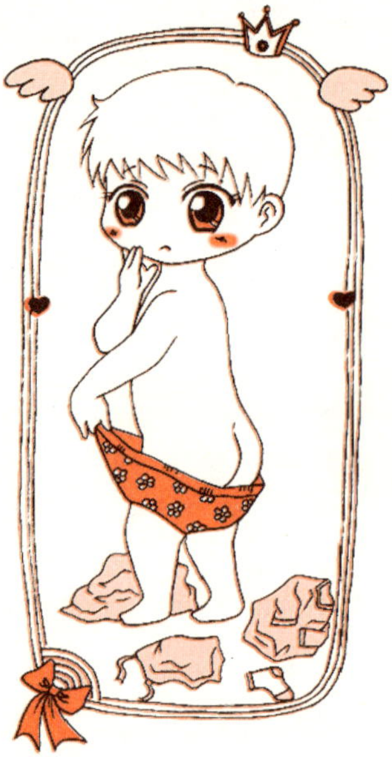

给宝宝穿裤子时，妈妈可用一只手抓住宝宝的膝盖，另一只手放在裤腿处轻轻抽出宝宝的脚。当宝宝的两腿伸出裤腿之后，妈妈再支撑住宝宝的腰部和臀部，把裤子提上来。宝宝的成长速度非常快，衣服的尺码也会随着宝宝的成长而变得不合适。少数宝宝可能会因为衣服太紧，长时间存在束胸、束腹现象而使胸廓变形。所以，妈妈在为宝宝穿、脱衣服时，要经常认真进行检查，仔细观察衣服穿好后宝宝是否感到不舒服。

4. 我在便盆上便便

帮助宝宝大小便是一件比较麻烦的事情，对突发状况的清理也会让妈妈更郁闷。特别是宝宝小的时候，大小便比较频繁，并且完全不能自理，妈妈也会比较受累。但是宝宝的大小便问题也不能总是求助于你，总要让宝宝学会自己上厕所，那就从训练宝宝坐便盆开始吧！宝宝早一天学会坐便盆，妈妈就早一天从宝宝的大小便中“解放”出来。当你彻底解放了的时候，你的宝宝也就长大成人了。

首先妈妈在便盆的选择上要细心，结实、平稳、高矮适度的便盆才适合宝宝，表面要很光滑，宝宝坐上去才不会划伤屁股。妈妈还要根据宝宝的身材选择便盆，如果盆口过大而你的宝宝又比较瘦弱，便盆很可能会卡在宝宝的臀部。买到了合适的便盆后，第二步就是开始宝宝的“便盆计划”。

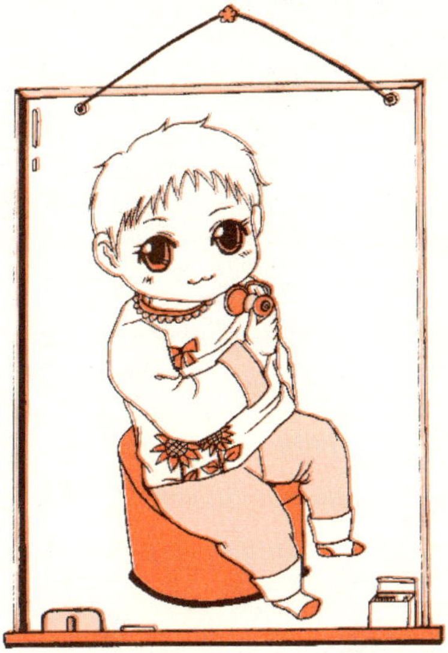

在我的小便盆上自己便便

很多成人对大小便的环境非常敏感，适应了一个环境之后忽然换了新环境，他会本能地紧张而无法排泄。宝宝也是这样，以前习惯了妈妈的帮助，现在开始自己坐便盆，他会一坐到便盆上就找不到“感觉”。这时妈妈要在旁边陪着宝宝，并和他说说话鼓励他。如果平时妈妈嘴里会发出一些如“嘘嘘”的声音促使宝宝排便，宝宝坐便盆的时候也可发出这样的声音，等宝宝逐渐习惯了没有妈妈的陪伴，就可“独立自主”了。

如果宝宝实在不喜欢坐便盆，也不可以勉强。人的一些能力本来就是按部就班地形成的，宝宝发育到一定程度，即使没有人教，有些能力自然而然也就会了。你见过有人长大了还不会上厕所的吗？如果你因为宝宝坐便盆的事儿而过分心急，会让宝宝感到烦躁，并对便盆产生反感，每到想要大小便的时候就会条件反射地紧张，时间久了，会造成宝宝排泄功能方面出现问题。训练宝宝坐便盆是为了让妈妈和宝宝能够同时受益，这种事情急不得。

培养宝宝良好的生活习惯要从一点一滴做起。比如在宝宝排便的时候，也要保证卫生，不要让宝宝做个“邋遢大王”。

★宝宝排便之后一定要将手洗干净，从小养成“饭前便后要洗手”的好习惯。

★宝宝的便盆要保持清洁，特别是便盆边缘接触宝宝皮肤的部分，更应经常清洗。

★不要让宝宝一边排便一边吃东西、看书、说话、玩耍，要养成宝宝良好的排便习惯。

★给宝宝擦屁股的时候，特别是女宝宝，一定要坚持从前向后擦的原则，以免宝宝的生殖器受到污染。

★宝宝每次排便后，都要用温水清洗宝宝的小屁股，特别是褶皱部分的皮肤更要仔细清理。

★给宝宝擦屁股、倒便盆之后，妈妈一定要记得洗手。

5．妈妈，我爱大自然

经常带 1 岁左右的宝宝出去踏青会让他非常兴奋。在春暖花开的季节里，自然风光无限美好，带着宝宝一起回归大自然，在自然的怀抱中，宝宝会更加快乐、健康。还等什么呢？赶快整理好行囊，带着宝宝一起去探索大自然吧。

选择好出游的时机很关键，宝宝感到很疲劳、兴致不高或是生病的时候不要带他出去。宝宝出游时的衣服不宜穿得过多。既然是去玩，运动量就一定会很大，所以不必担心宝宝会冷。给宝宝穿上舒适、宽松的衣服即可，不要束缚住宝宝的手脚，要让宝宝在大自然中尽情地玩耍。建议不要让宝宝到花坛或者草丛中单独玩耍，里面没准会出现什么“不明生物”，不仅会吓到宝宝，万一咬伤宝宝，也会使他的皮肤受到感染。建议带上宝宝的折叠式手推车，如果宝宝累了可以随时在小车上休息，还能躺下睡上一觉。如果遇到宝宝突然情绪低落、哭闹不止的情况，最明智的选择就是赶快回家。

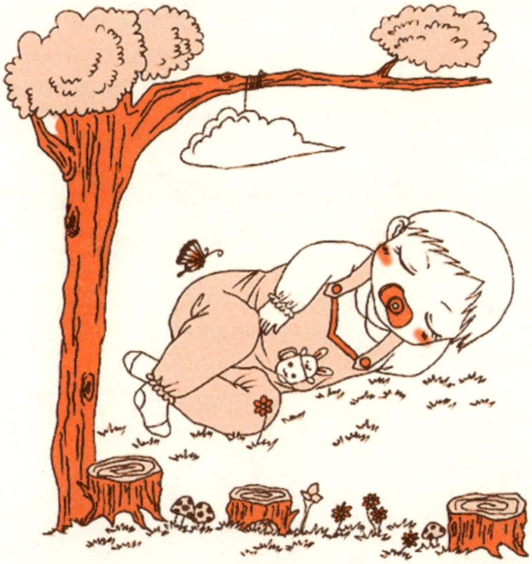

妈妈，我爱大自然

即使在绿油油的草地上，爸爸妈妈也不可以任由宝宝自行玩耍。你们要保证宝宝一刻也不能离开自己的视线范围。特别是在小河边上，一定要看好宝宝，不要让他落入水中。宝宝比较容易饿，因此宝宝的食物一定要准备齐全。1 岁左右的宝宝已经不再以液体为主食，所以餐具也要准备齐全。注意不要让宝宝穿着开裆裤出门。会走路的宝宝十分好动，一不留神摔倒了，首先就会是他的小屁股直接和地面“亲密接触”。如果地上有什么尖锐物体，就会直接伤到宝宝。

6. 学步还用“车”？ 我才不要

学习走路是宝宝成长中的一件大事，它给妈妈带来的喜忧各半。妈妈们都喜欢给自己的宝宝打个“提前量”，如果自己的宝宝能比人家的宝宝超前一步，妈妈会感到无比自豪，即使在走路这一方面，也绝对不能落后。为了让宝宝能更快地学会走路，妈妈买来了学步车，甚至希望宝宝能省去“爬”这个环节，如果宝宝迈开步子就能“撒丫子”跑起来，那妈妈就要幸福得晕过去了。

宝宝学会走路对妈妈来说意义重大，但对于宝宝来说还不如饱餐一顿更能让他兴奋。只要是正常的宝宝都能学会走路的，不过是早一天晚一天的差别。有的宝宝身体发育较快，在10个月的时候，就已经能够走得“四平八稳”了，而有的宝宝到了15个月才开始“蹒跚学步”，这都是正常的。但是如果你的宝宝已经16个月大了还不会走路，就要请医生帮忙检查了。正在学习走路的宝宝不要长期使用学步车，学步车的作用不大，还有可能对宝宝造成负面影响。

宝宝几乎没有自我保护意识，如果在学步车里走起来，加速的时候会发生碰撞，因为学步车还不够“智能”，遇到障碍物不会自行绕开，那么受到伤害的自然是宝宝。如果发生撞车、翻车时，而宝宝又无法控制这个笨重的“大家伙”，宝宝就会发生意外。

在宝宝还不会爬的时候就学习走路，会影响骨骼的发育，也不利于下肢肌肉的发育。因为走路是一种负重运动，宝宝能坐稳以后，慢慢也能够站稳，从而使下肢得到锻炼。当下肢的肌肉和骨骼有了足够力量的时候，宝宝就会本能地开始挪动双腿。宝宝学习走路实际上是一种平衡感的练习，只有让宝宝自己歪歪斜斜地走起来，他才能找好身体的重心，逐渐走得有模有样。而长期使用学步车则不利于身体平衡能力的发展，脱离学步车后难以掌控步行的速度，在心理方面也会产生依赖，会导致宝宝离开了学步车就寸步难行，这反而延长了宝宝学习走路的时间，与妈妈的愿望背道而驰了。有专家研究的结果表明，使用学步车反而会让具有运动特长的宝宝失去这方面的先天优势。

先会爬，再会走，然后才能跑。这是一个运动能力发育的规律，需要经历一个过程，爱宝宝的妈妈即使再心急也不能揠苗助长。说起来，学步车不过是爸爸妈妈“偷懒”的工具，认为有了学步车，大人既可以逸待劳，又可以宝宝提早走路，是一举两得的事情。但学步车毕竟不是“活物”，虽然它相对比较安全，但当宝宝发生意外的时候，它却不可以“救助”宝宝，只有妈妈对宝宝的关怀才是最贴心的。如果妈妈真的急着让宝宝早点学会走路，那就亲自上阵教导宝宝吧。

安全急救

1. 危险都离我远远的

经常看到报纸上有一些报道，因为家长们的粗心大意而使宝宝发生烫伤、摔伤等致命的危险。对待宝宝千万大意不得，不能用你的思维去推断宝宝的状况。刚出生的宝宝身体各部分机能都处于未知状态，你无法准确断定宝宝会发生何种状况。唯一的做法就是用心呵护宝宝，给宝宝全面、细致、周到的照顾。

★不要把宝宝单独放在床上。无论多小的宝宝，即使刚刚生下来没几天，你都不可以让他独自待在你的大床上，你的床四周都是没有遮拦的，不要认为宝宝还太小，不会翻身，放在毫无遮拦的床上也无所谓。在离开的片刻，任何事情都有可能发生。同理，你也不可以把宝宝放在任何有安全隐患如开水壶、电熨斗等危险品的地方独自离开。不要认为你离开的时间短就不会出问题，一旦真有事发生了，你一定买不到后悔药。

★冬天给宝宝取暖用的暖水袋，水温不可过高，也不能让水袋离宝宝太近，前文中也有提到。热水袋会增加宝宝被烫伤的概率。同理，暖气包、电暖炉、电热器都不可以离宝宝过近。也不可以让宝宝接近没有栏杆的窗户，不能低估了宝宝的攀爬能力，不用太高，即使你家住在二楼，宝宝顺着窗户爬出去，都有可能再也“上”不来。妈妈们尤其容易在接电话时暂时忘记了宝宝，要记住时时刻刻都不能让宝宝离开你的身边。

★可以拿一些玩具和宝宝一起玩耍，但注意这些玩具不能是金属材质的，不能太重、太尖锐。比如螺丝刀、菜刀、铁丝、玻璃器皿等。你和宝宝之间的游戏不可以这些东西为道具。万一不慎失手，砸到宝宝身上，很可能使宝宝“一命呜呼”。

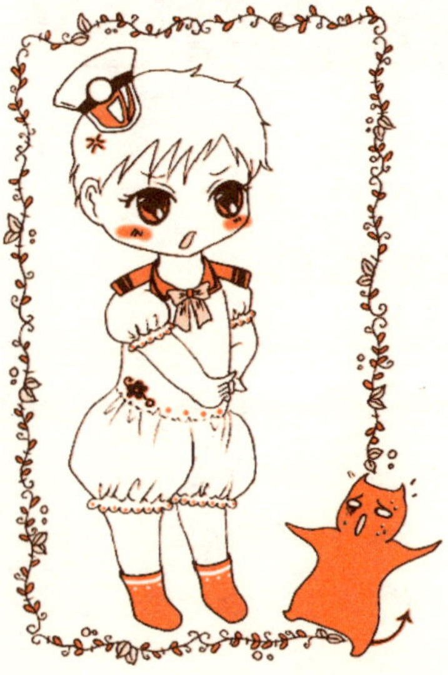

★警惕宝宝莫名其妙的安静。即使宝宝在睡觉的时候，也要经常去观察一下宝宝的脸色和呼吸。很多窒息的宝宝都是因为宝宝非常安静，家长以为宝宝在熟睡而没有理会所致。电视中经常出现这样的片段：进来一个人，问宝宝在干吗，回答说，在睡觉。那个人进屋一看，发现情况不对，把手放在宝宝的鼻子下面，神情突变……接下来自然是救护车的鸣笛声和呼天抢地的喊声相混合。电影中的情节不要在现实中重现。

★不要过分相信“安全用品”，比如“婴儿安全洗澡椅”。每年都有太多宝宝的生命就“交待”在这些“安全用品”上了。很多爸爸妈妈就是因为过分相信“安全”二字，才放心地将宝宝交给了“用品”。结果“安全用品”出现了意外。你要记得，人都有失手的时候，更何况这没有生命、没有感情的物品。

★无论宝宝是爬还是走，你都要给他一个足够宽敞的空间，否则他会四处“碰壁”。如果你家的客厅里铺的是地毯，而宝宝又喜欢经常在地上活动，这时妈妈就要注意清理你家的客厅了。要让能够引起危险的物品远离宝宝。地毯一定要干净，不能有污染物留在地毯上，特别是穿着开裆裤的宝宝，地毯很脏会污染宝宝的小屁股。细菌也有可能会顺着肛门进入宝宝的体内，使宝宝生病。要搬走所有的小凳子、椅子等可移动的物品。

★要让宝宝远离插座等危险物品。家里的药物一定要放在宝宝接触不到的地方，宝宝喜欢把所有东西都放在嘴里尝一尝。每年都会发生许多宝宝误服某种药物而发生危险的案例。

★客厅的茶几上最好不要铺桌布，如果宝宝将桌布扯下，茶几上的杯具可能会砸到宝宝身上直接造成悲剧。尖锐的桌角、柜角也要用较软的东西包起来，以免碰伤宝宝。

2. 为什么受伤的总是我

正所谓“初生牛犊不怕虎”。在宝宝的字典里，根本就没有“危险”这两个字，小刀、火、电，什么他都想要亲自去尝试一下，因此也就会经常受伤。妈妈就是救援队的大队长，每当宝宝受伤时，应在第一时间采取急救措施。

§脚踝关节扭伤

宝宝正在蹒跚学步，他迈出的每一步看上去都是那么艰难，如果宝宝不小心扭伤了脚，妈妈应该这样做：

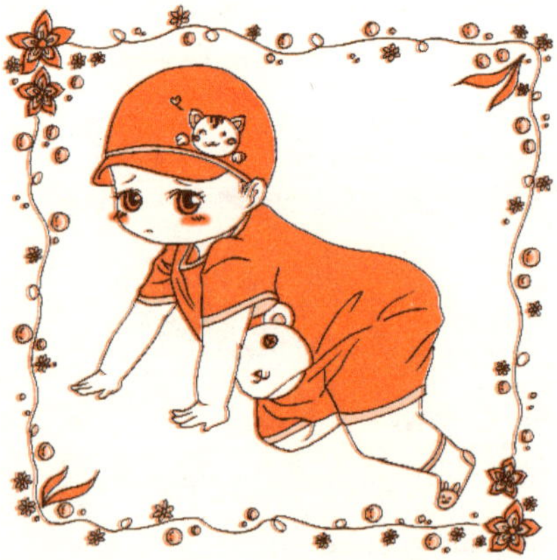

为什么受伤的总是我啊

首先将宝宝的鞋脱下，检查扭伤的程度，如果已经肿得无法脱鞋，要用剪刀将鞋剪破；

用冷敷的办法消肿，用毛巾蘸上凉水，拧干后敷在脚的扭伤处，或者用冰袋冷敷，不仅可以消肿，还可以减轻宝宝的疼痛感。最好不要将宝宝的脚浸泡在冷水里，虽然达到了冷敷的效果，却容易使宝宝足底受凉；

不要发现宝宝的脚肿了就立刻按摩或揉搓，这样可能使宝宝的脚肿得更厉害。也不要让宝宝休息之后马上练习走路，如果扭伤造成宝宝踝骨骨折，继续走路会使骨折加重而难以复位；

发现宝宝扭伤了脚，要赶快将脚固定住，用绷带缠好，不要让宝宝乱动，以免伤处更加严重；

如果宝宝疼得厉害，大哭不止，很可能是骨折了，要立刻带宝宝到医院去检查。

§轻微擦伤或割伤

宝宝刚刚学会走路，平衡能力较差，走路也十分不稳。如果不小心摔倒了，就可能会使膝盖受伤；家里的水果刀、剪刀之类的“利器”，如果被宝宝摸到，他可能会“勇敢”地用手去试它们的锋利程度，或将它们当成玩具……当宝宝受到这类轻微的外伤时，妈妈应该这样做：

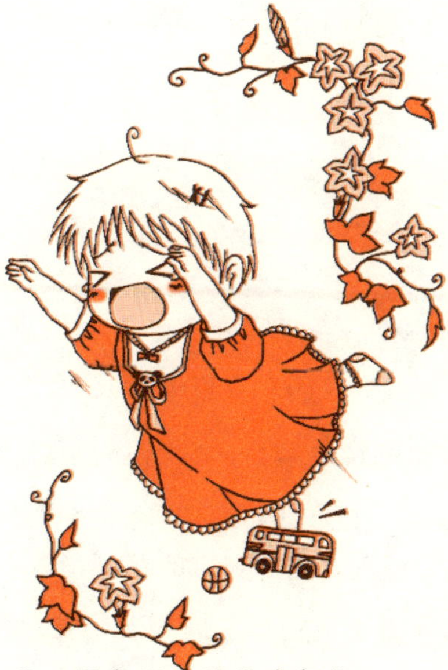

我不要轻微的擦伤或割伤

首先要将伤口清理干净并消毒，特别是在外面走路摔倒时，如果膝盖上的伤口清理不干净，一旦受到细菌感染，宝宝可能会患上破伤风，后果就严重了；

如果伤口较深，要赶快止血。如果无论怎样都无法让血止住，则很可能伤到了动脉，这时不要随意挪动宝宝，挪动会使血流得更多。应赶快用毛巾将伤口附近勒住，然后拨打120急救电话。如果有所耽误，宝宝可能会因失血过多而出现生命危险；

小伤口止血后不必包扎，以免伤口处不透气而滋生细菌。如果伤口较深则需要包扎，先在伤口处用蘸有生理盐水或药水的医用纱布覆盖，然后再用大纱布包扎，妈妈要勤检查伤口，勤换药；

伤口愈合的时候可能会很痒，不要让宝宝用手去抓以防伤口再次裂开。愈合之后伤口会结痂，妈妈不要人为地去撕扯，要等痂自然脱落；

伤口不要碰水，否则容易引发感染；

不要直接用嘴去给宝宝止血，这样很容易造成细菌感染；

如果伤口较小，清洗消毒后可使用创可贴，但要注意创可贴的使用时间不要过长。

§ 刺伤

如果家里养植带刺的花，当宝宝在花盆下玩耍或者欣赏美丽的花朵时，很可能被花茎上的刺扎到。还有家里的缝衣针，如果被宝宝找到，他可能会被它们刺伤。虽然刺伤只是一个小小的针眼，但也不可以置之不理。妈妈应该这样做：

首先要给宝宝的伤口消毒，刺伤宝宝的花刺、木刺的上面很可能带有细菌或病毒。细小的伤口更不易清理，因为药物达到伤口处的概率很小，即便这样也要为宝宝进行消毒；

检查伤口的深浅程度。如果只是轻轻地刺破皮肤则不需要包扎，如果伤口很深，要先止血，然后用创可贴等进行包扎；

伤口要保持清洁，不要浸水，以防感染；

如果恰巧宝宝被刺到的是动脉或能够判断刺上有毒，要赶快将宝宝送往医院治疗。

3. 在户外活动要注意我的安全

宝宝从小就有一颗探索世界、探索奥秘的心，外面的世界如此精彩，把宝宝整天闷在屋子里并不是一个明智的选择。爸爸妈妈经常一起带着宝宝出去玩，对宝宝的身心发展都有好处。不要因为工作繁忙，就不带宝宝去公园或者游乐场。不要让宝宝长大以后酸溜溜地说："我的爸爸妈妈从来没有一起带我出去玩过。"出去玩，安全问题当然不能忽视：

★带宝宝外出游玩，不要给宝宝穿开裆裤，要保护好他的小屁股。一些常用的药物要随身携带，如创可贴、外用药水等。

★在过马路的时候，妈妈绝对不可以让宝宝在地上走，想要锻炼宝宝的独立能力，也不能拿安全做赌注，即使你的宝宝已经走得很稳。抱着宝宝过马路是最安全的选择。这里提醒妈妈，"红灯停，绿灯行"的交通规则一定要遵守，给宝宝做一个好榜样。

★秋千是每个公园里都有的游乐设施，建议不要让你的小宝宝去尝试这个项目，因为他还太小，没有办法自己扶住秋千两边的绳索，妈妈尢法保证宝宝的绝对安全，在半空中的时候谁都无法控制秋千。秋千的锁链还可能缠住宝宝，使宝宝深陷危险之中。

★滑梯也是很多小朋友极其钟爱的，看着很多小宝宝从最高处滑下来都是一副很过瘾的样子。但是宝宝的屁股或者是前胸会直接接触到滑梯的表面，卫生方面存在很大问题。同时滑梯的表面难免会出现棱角，妈妈无法觉察，而等觉察到的时候 ，已经是宝宝受伤的时候了。幼儿园里的滑梯都是经过特殊设计的，并且大多采用塑料材质，高度适中，一般可以保证宝宝的安全。

★公园里的很多娱乐器械都不适合小宝宝，妈妈还是带着宝宝欣赏一些公园里的美景比较安全。

★不要让宝宝在水池、喷泉附近玩耍，以防宝宝溺水。

★妈妈和宝宝一起玩的时候，不要用力拉宝宝的胳膊。宝宝身体的平衡感较差，你的忽然用力很可能使宝宝摔倒，还可能造成宝宝韧带拉伤或关节脱臼。

4. 妈妈，我被异物卡住了

宝宝的好奇心很重，他对很多东西的玩法也很好奇。如果有一颗花生豆，宝宝可能用它给你变个魔术，他将花生豆变没的方法就是将其塞进自己的鼻子里。小宝宝似乎很热衷于这种危险的玩法，因此，小儿因异物受伤的事故也经常发生。最好不要给宝宝体积太小的玩具，家里的纽扣、别针、小装饰及各种豆类等都不要出现在宝宝的视野中。

§鼻腔异物

如果有东西进入宝宝的鼻子，就会造成宝宝的一侧鼻腔堵塞、呼吸不畅，严重时还会造成鼻腔充血肿胀、鼻涕增多。经过异物长时间的刺激可能会导致鼻黏膜溃烂、长出肉芽，有的宝宝还会出现头疼的症状。如果鼻子里进入了东西，妈妈应该这样处理：

首先不要惊慌失措，更不要训斥宝宝，要安抚宝宝，尽量不要让他哭。宝宝的哭闹会使呼吸变得更加急促，如果将异物吸入呼吸道，情况就危险了；

如果异物刚刚进入鼻子，可帮助宝宝将异物擤出来。但是不要用力过猛，以免震伤耳膜。擤出之后宝宝如果没有明显的不适感，就没有必要送宝宝去医院；

不要让宝宝用手去抠，如果进入鼻子的是圆形物体，宝宝用手不仅无法将其抠出，还会使异物下滑，进入鼻腔甚至呼吸道。如果是不规则形状的物体，宝宝用手触碰可能会划破鼻腔内壁；

如果是豆类进入鼻子，要赶快将其取出，否则豆类会在宝宝的鼻腔中膨胀；

如果异物无法自行取出，一定要赶快带宝宝去医院，不可让异物在鼻腔中停留太久，以免引发更严重的后果。

§ 咽喉异物

宝宝在吃饭时，可能会不小心被鱼刺、骨头卡住嗓子。在玩耍的时候也可能会将玩具放进嘴里，不小心卡在咽喉处。当出现这些状况时，妈妈应该这样做：

如果是被鱼刺等尖锐物体卡住，不要盲目地让宝宝吞咽饭团、馒头等食物，尖锐物体下滑可能会损伤食道等部位，而应迅速将宝宝送至医院由专业的医生来处理。曾经有一名男子，在吃鱼时被鱼刺卡住，当他打算用食物将其咽下时，鱼刺扎到了男子的动脉，最后因失血过多而失去生命；

如果是一些表面光滑的物体被宝宝吞入嘴里卡在咽部，妈妈可以轻拍宝宝的后背，让宝宝弯腰咳嗽、呕吐，将异物咳出。如果异物很难取出，要马上送宝宝去医院；

如果异物已经造成宝宝窒息休克，妈妈要赶快送宝宝去医院，不可耽搁。

§ 外耳道异物

外耳道不仅是宝宝藏匿东西的“场所”，而且也是容易发生一些意外的地方。发生意外时，妈妈应该这样做：

如果是小虫子飞进了宝宝的耳朵，可用手电筒向耳道内照射，虫子见到光亮会自己飞出来；

如果掉进耳朵内的异物能够看到，妈妈可用镊子等工具自行取出。但如果是圆而光滑的物体，就不要用镊子，那样可能会使物体滑向更深处；

如果是豆类进入了耳朵，可在耳道内滴入95%的酒精，待豆子脱水变小之后，再将其取出；

如果妈妈没办法将异物取出来，当然还要请医生帮忙；

如果洗澡时宝宝的耳朵不慎进水，可让宝宝单腿跳跃，进水的一侧耳朵向下，直到水自动流出。或用干净的消毒棉签伸进外耳道内将水吸出。

§眼睛异物

正所谓“眼睛里容不得一粒沙”，如果眼睛里进异物，将会非常危险。当这种状况发生时，妈妈应该这样做：

如果宝宝的眼睛里进入了异物，首先不能让宝宝用手去揉，因为这样不仅取不出异物，还会擦伤眼角膜；

如果是生石灰进入眼睛，千万不要用水冲洗，生石灰遇水变成熟石灰会灼伤眼睛，也尽量不要让宝宝哭。妈妈可以用手指将宝宝的眼睑捏起，向内吹气，刺激宝宝流泪，从而将异物冲出；

让宝宝的眼球四处转动，以便妈妈能够看到异物的准确位置。

疾病防治

1. 我的肠子怎么那么纠结呢

大肠和小肠原本是各自为家、互不干涉的“两兄弟”，但是由于肠蠕动异常，大肠和小肠却套在一起了，这就是肠套叠。肠套叠是婴儿腹部的急症，一经发现，要马上送进医院，严重的还可能会动手术。

§肠套叠的症状

肠套叠多见于1岁以内的宝宝，新生宝宝少见，4～18个月是“高危”年龄，通常男宝宝的发病率多于女宝宝。

肠套叠病发时，会有间歇性的剧痛。随着病情的加重，剧痛的间隔时间也会逐渐缩短。但是前期并不明显，有的一天只痛两次。所以，当宝宝忽然无缘无故地、间断性地大哭时，爸爸妈妈应提高警惕。发病时宝宝会面色苍白、烦躁不安，阵痛时表情十分痛苦。开始间歇性疼痛不久之后，宝宝开始呕吐，最初的呕吐物中有奶块，此后还会有绿色的胆汁及其他带有臭味的东西，宝宝的大便为红色似草莓酱状。

如果宝宝发生以上异常情况，你可以用手摸摸宝宝的腹部。如果在腹部摸到有像香肠状的硬块，就很有可能是肠套叠，要马上去就医。由于发生肠套叠的前期，阵痛间隔时间短，而不疼的时候，宝宝会表现得异常安静，所以不易被发现。由于症状与肠胃炎、感冒等极为相似，很有可能被误诊。所以，爸爸妈妈不但要仔细观察宝宝的症状，还应带宝宝到医院请有经验的医生进行正确诊断。

当爸爸妈妈高度怀疑宝宝患上肠套叠的时候，可进行腹部X光及B超的检查，这样既不会对宝宝造成伤害，又可以进行准确的诊断。肠套叠严重时会引发腹膜炎、败血症甚至丧失生命，如果治疗不及时，后果十分严重。

§肠套叠的预防

经常进食冷饮会导致肠道的平滑肌持续痉挛和肠蠕动增强，从而将小肠推入大肠，形成肠套叠。此外，宝宝刚刚吃饱后就逗他发笑，或忽然改变宝宝的食物种类以及环境与气候突变等等都是肠套叠的诱发因素，爸爸妈妈要高度重视起来。有的爸爸喜欢将宝宝凌空抛起再接住，这种玩耍的方式也可能会改变肠子的蠕动，让大肠和小肠套在一起。爸爸妈妈们在这些方面都应该注意预防。

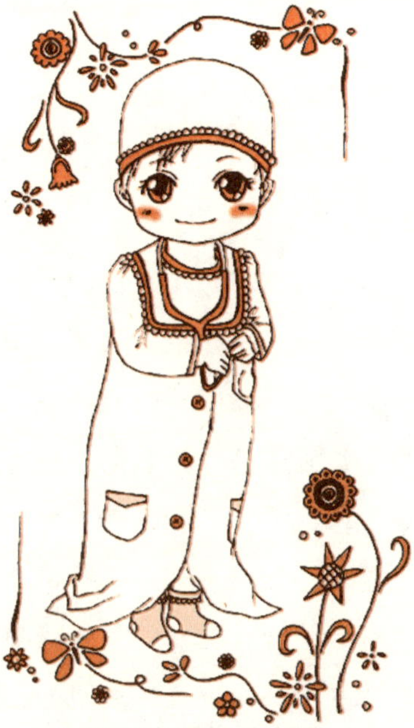
作好宝宝的日常护理

§肠套叠的日常护理

要注意宝宝大便的习惯，并观察大便的性状。如果发生便秘、呕吐等症状，应再次到医院去治疗。小宝宝患上肠套叠，即使到医院灌开后，可能还会复发。要让宝宝少食多餐，吃易消化的食物。让宝宝注意休息，吃清淡点的东西，不能喝凉水，要喝温水，更不能吃凉的东西。要根据天气的变化及时给宝宝增减衣物，特别是睡觉的时候，别让宝宝的肚子着凉。即使是夏天，妈妈也不要因为爱漂亮，而给宝宝穿露脐装。

不要突然改变宝宝的饮食结构。所以，在给宝宝添加辅食的时候不可心急，要循序渐进。肠炎可能会诱发肠套叠，如果宝宝患有肠炎，并伴有以上症状，应到医院检查是否发生肠套叠。如果宝宝的情况严重需要动手术，术后宝宝的身体会很虚弱，妈妈不可以因为心疼宝宝而进行“食补”，这时应该让宝宝的肠胃充分休息，以减少肠道的负担，让肠道慢慢复原。喂宝宝喝奶的量不可过多，此时肠功能没有完全恢复，食量过多不易消化。如果宝宝在患病之前是母乳喂养，在患病后也不可改用配方奶，要等宝宝的肠道完全恢复之后再慢慢地改变。

2. 上呼吸道感染很严重

宝宝的防御机制发育不完善，容易患上呼吸道感染，虽然轻重程度有所差异，但是在婴儿时期患重症的情况比较多，妈妈要格外小心护理。

§上呼吸道感染的症状

患有上呼吸道感染一般会有2～3天的潜伏期，最初的时候宝宝可能出现鼻塞、流鼻涕、打喷嚏、轻度咳嗽等症状，有时候还会伴有眼睛的红肿痛、全身发热、呕吐、腹泻等。如果是中度上呼吸道感染，宝宝的体温可达到39℃～40℃，伴有头疼、全身无力、食欲不振、睡眠不安等症状。还可能出现扁桃体炎、疱疹性咽炎、鼻窦炎、中耳炎、额下淋巴结肿大等症状。

§上呼吸道感染的预防

宝宝的饮食要营养均衡，防止营养不良；

增加宝宝户外活动的时间及运动量，增强宝宝体质，提高肌体的抵抗能力；

保持宝宝的个人卫生清洁，勤洗手，勤洗澡，穿干净衣服，保证饮食卫生；

尽量不要带宝宝到人多的公共场所去，特别是在冬季，以防交叉感染；

室内要经常通风，保持空气新鲜、流畅，温度要适中，不能过冷也不能过热；

天气变化时谨慎增减衣物，特别是季节交替之时，不可以天气一发生变化就马上给宝宝增减衣物；

如果家中有患有上呼吸道感染的患者，要与宝宝隔离。如果无法隔离，患者最好戴上口罩。

§上呼吸道感染的家庭护理

如果宝宝患上急性上呼吸道感染，不要马上给宝宝服用抗生素，应以清热解毒、止咳化痰的中药为主，服用抗生素的治疗应在医生的指导下进行；

低烧时不建议服用退烧药，可采用物理降温的方法，高烧不退要赶快带宝宝去看医生；

保证患病期间宝宝能够得到充分的休息，尽管宝宝可能会食欲不振，但仍然要让宝宝进食，以增强身体的抵抗力；

即使宝宝病情不严重，也不要带他去公园、超市、菜市场等公共场所，那样可能会使病情加重；

多喝水，以补充宝宝生病时身体失去的水分；

宝宝的休息环境要尽量保持安静、舒适，室内保持通风，空气要新鲜；

宝宝周围的环境要干净、整洁，呼吸系统的疾病对空气质量的要求比较高。

宝宝痊愈后，可给他补充牛初乳，以增强宝宝的免疫力，提高肌体抗病力。

3．妈妈，想办法让感冒离我远点儿

虽然感冒很常见，但它却是很棘手的疾病。所以，妈妈最好在感冒的预防工作上多下点工夫，让感冒离宝宝远远的，妈妈也就省去了带宝宝去医院的烦恼。提到预防感冒，很多妈妈想到的都是流感疫苗。这是一个有效的途径，但是作用有限，它需要与人工预防相结合才有效果。因为流感病毒多达上百种，极易发生变异，所以疫苗的保护作用是有限的。因此，作好日常的护理对于防止宝宝感冒就显得更加有意义。

★一日之计在于晨。无论宝宝一天吃几顿饭，早餐一定不能省。特别是在冬季，早餐能补充足够的热量，这样才能抵御冬季寒冷的侵袭。

★要给宝宝多补充维生素，多吃胡萝卜、南瓜等新鲜蔬菜及水果，或者以这些原料为主要成分的有机米粉。维生素能够促进体内的新陈代谢，提高免疫力，是宝宝对抗感冒的“良药”。

★在流行性感冒盛行的时候，尽量不要带宝宝外出，家里也要保持通风，时常让新鲜的空气流通进来，这对预防感冒有好处。

★无论是健康的人，还是已经患有感冒的人，都不可以对着宝宝咳嗽、打喷嚏等，以免将病毒传染给宝宝。正在感冒中的人更不能接近宝宝。

★正因为感冒是生活中最常见的一种疾病，所以很多妈妈容易忽视它。提醒妈妈注意，即使是轻度感冒，如果治疗不及时，也可能转化成重感冒，甚至威胁到宝宝的生命。关系到宝宝身体健康的问题，妈妈大意不得。

★给宝宝治疗感冒，不要用抗生素。

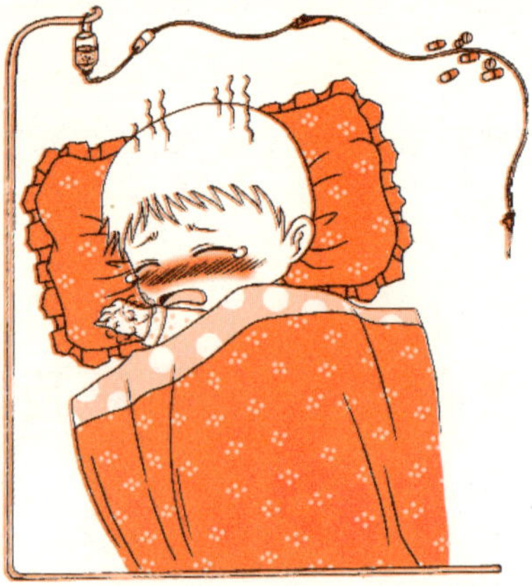

妈妈我生病了，好难过

★给婴儿保暖要适度，不可过于紧张，拼命往宝宝身上加衣服，这样反而会降低宝宝的御寒能力，从而患上感冒。

★春季是呼吸系统疾病最流行的季节，避免带宝宝到人多而且通风不畅的场所。如果外面风很大，尽量不要带宝宝出门。如果一定要带宝宝出门，记得给宝宝戴上口罩。

★注意宝宝的饮食卫生，奶瓶一定要清洗干净并经常消毒，病从口入，这个病菌入侵的途径不得不防。同时也要注意你的个人卫生。

★培养宝宝良好的生活习惯，早睡早起，保持有规律的生活，以免宝宝身体的免疫力被破坏。

疾病高发期来临前应及时给宝宝补充牛初乳冻干粉，提高免疫力、主动防御才是预防宝宝感冒的根本解决之道。

4. 妈妈要知道我生病的信号

有时候宝宝生病时的症状并不明显，当妈妈发现的时候，病情已经加重。很多宝宝就是因为不能及时发现生病的症状延误了最佳的治疗时机而失去了生命。虽然宝宝生病在早期很难发现，但还是会表现出一些异常，妈妈平时要多细心观察宝宝，以下情况很可能就是宝宝已经生病的信号：

★最明显的反应之一就是食欲不振，不喜欢吃东西，喂奶和喂水都比较困难。只要是生了病的人，一般都会出现食欲下降的现象。

★宝宝忽然出现呕吐现象，但是次数不多。此时宝宝很可能是胃肠系统出现了状况。

★排便的次数增加，大便的性状异常，这可能是发生腹泻了。

★发烧是最容易判断宝宝是否生病的症状。一般都是由于身体的某个部位出现炎症或受到病毒的侵害才会发烧。宝宝低烧时可先采用物理退烧的办法，如果高烧不退，说明宝宝已经病得很严重了，要马上带宝宝去看医生。尤其要留意宝宝忽然发高烧的情况。

★睡眠不好，不易入睡，睡着之后表现很烦躁，容易被惊醒，有时会忽然哭着醒来，这时要警惕宝宝是否患了肠套叠。

★全身或者身体的某个部位发生抽搐，颈部僵硬。

★宝宝身体的疼痛部位不喜欢被人触碰。如果你抚摩宝宝的时候，碰到某一个部位宝宝会闪躲，要细心检查那个位置，很可能出现肿块、硬块、脓包等。

★宝宝的病情变化很快，如果发现宝宝的状况异常，而妈妈无法判断病情和病因时，应立刻带宝宝去看医生，不能耽搁。

5. 谁能帮我减轻打针的痛苦

宝宝从出生那天起，就要开始接种多种疫苗，几乎每个月都有。打针对宝宝来说是一次痛苦的经历，妈妈们或许认为一个小小的针眼，疼一会儿也就过去了。但是，有研究表明，打针给宝宝带来的痛感比我们想象的要大得多。如果宝宝对注射疫苗的疼痛记忆犹新，他可能会每次刚进入医院的大门就哭开了，看到穿“白大褂”的人，更加视其为“恐怖分子”。

不要宝宝一生病就带他去打针，这不一定是最好的治疗方式。医学证明，口服给药是最好的给药方式，方便、安全、快捷，肠道吸收后会通过血液循环到达全身，包括生病部位。特别是消化系统的疾病，口服用药治疗效果会更好。但是，在某种情况下，宝宝还是要采取打针的治疗措施。此时，妈妈要想尽方法减轻宝宝的痛苦。

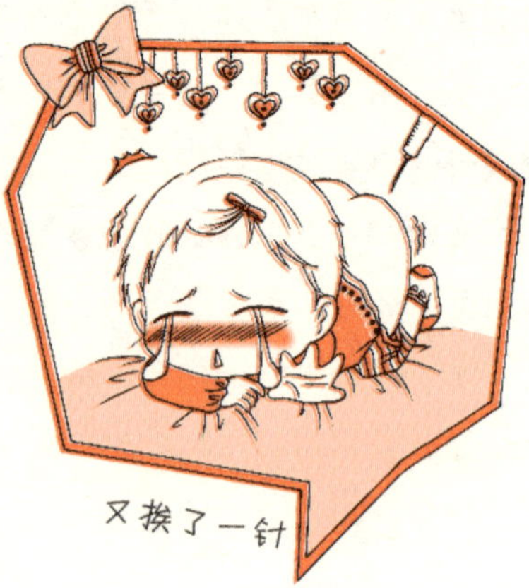

★美国有一项研究，在打针前给宝宝喝少量的糖水，可减轻由于针扎而带来的疼痛感，妈妈可以让宝宝尝试一下。你也可以带上宝宝最喜欢的玩具去打针，在打针时用玩具分散宝宝的注意力，但是要让宝宝知道，医生要开始打针了，不要让宝宝在玩得正高兴的时候，突然挨上一针，这样会吓到宝宝，反而增加了宝宝的疼痛感。

★宝宝要去挨针头，你可能比小宝宝还紧张。有的妈妈会不停地跟宝宝说：“没事，不疼，真不疼……”这样反而制造了紧张的气氛，无形中给了宝宝一种压力，会让他认为打针很疼。你要让宝宝“面对现实”，虽然打针疼，但是要做一个勇敢的小宝宝才可以让自己健康起来。

★如果在你们的旁边同时还有其他的小宝宝在打针，那么可以用对比的方法帮助宝宝勇敢起来。如果旁边的哪个宝宝打针时哭闹不止，他可以变成“反面教材”，而如果哪个宝宝的表现很坚强，他则可以变成“好榜样”。好胜心所起的作用会让宝宝在打针时忍住不哭。

★打完针后，在给宝宝洗澡的时候要注意护理宝宝打针的部位，不要让针眼沾到水，特别是沐浴液之类的洗浴用品。还要小心不要碰到扎针部位，以免弄疼宝宝。

★你可以在宝宝勇敢地挨针但没哭的时候，给宝宝适当的奖励。比如你的一个亲吻、拥抱或抚摩，都会对宝宝起到安慰的作用。如果你的奖励足够诱人，他可能还会“期待”下一次的“挨针”呢！

★当妈妈看到宝宝打针后在皮肤上留下的细小的针眼，会由于心疼宝宝而用手在宝宝打针的地方轻轻地按摩，以为这样可以减轻宝宝的疼痛。其实这样做是不对的。按摩针头注射过的皮肤可能反而会使其红肿，也使宝宝更加疼痛。有研究资料表明，没有洗过的手上，可存在4～40万个细菌。你的按摩很可能会通过针眼将细菌传给宝宝，引起局部组织发炎，严重时会导致败血症。特别是在宝宝进行头部注射的时候，不要随意触碰宝宝注射部位的皮肤。

情商培养

1. 不是只有成绩好才是好宝宝

苏女士逢人就夸她的宝宝如何聪明，如何可爱，最近又学会了什么本领。可是，当我见到她的宝宝时，发现宝宝非但不像苏女士所说的那样惹人喜爱，反而缺少灵气。我上前逗他的时候，他马上会摆出一副“不友好”的表情，傲慢、无礼极了。从苏女士的言谈中我发现，她对宝宝的教育仅仅停留在功利的层面上，即让宝宝长大以后成为一个好学生。

何为“好学生”呢？在很多家长的眼里，“好学生”要具备以下特点：1. 考试分数高；2. 有一项或者几项特长；3. 经常获得各种奖状、证书。正因如此，导致家长对宝宝的教育充满了功利色彩，早早地为宝宝规划好未来的人生，甚至要求宝宝将来一定要成为什么“家”。

教育不仅是对宝宝的智力进行开发，让宝宝变得更聪明，还是对宝宝性格和行为能力的培养。然而很多家长将宝宝的“智力”放在了首位，而忽略了对其他方面的培养，更有的家长教育宝宝的目的只是为了让宝宝将来学习更好，这就有些急功近利了。

很多妈妈只关注那些有益于让宝宝以后成为“好学生”的教育，于是拼命地给宝宝增加技能，看书、绘画、书法……早早地开始培养给宝宝的各种“特长”。结果，不但“特长”没学成，还会使宝宝产生“厌学”的心理。聪明的宝宝甚至还会使用自己的“小九九”来“对付”你，比如假装在学，其实脑袋里不知道在想些什么。这些都是由于家长的教育太过功利造成的。

早教是一项持续的工程，它的作用往往是在宝宝未来的十几年甚至几十年的性格养成中潜移默化地体现出来的。其实说到底，是爸爸妈妈对人生价值观的认识出了问题。如果将教育沦为考试工具，那么就可能将可怜的宝宝沦为考试的“奴隶”。

2. 妈妈，你是我最信任的教练

妈妈们要记住，你的鼓励是对宝宝成长最大的帮助。宝宝做任何事情的时候，你都要给他以力量，让他建立起足够的自信心。即使看上去是一个不可能完成的任务，你也要鼓励宝宝积极去做，人的潜力是无限的。当宝宝爬着去拿一样东西时，你要鼓励他继续向前爬行，他爬累了想要休息或者想要放弃时，你要赞美他、鼓励他，让他最终爬向那个目标。

妈妈在宝宝成长的道路上，需要扮演很多角色。此时，你所扮演的是一名教练，你应该发掘出宝宝所有的潜能。在宝宝为一件事情作出努力的时候，你要告诉宝宝：“宝贝，你行，你能做到！继续，不要放弃！”

电影《永不放弃》中有这样一个片段：橄榄球运动员的训练场上，球队队长背着一个体重 72 千克的人向前行走。他们最开始的目标是 60 米，但是教练蒙住了队长的眼睛，让他心无杂念，只有不断地向前行走。当他中途感到累了想要放弃的时候，教练只是对他说："继续，别放弃！"最后，队长竟然走完了全场的 100 米，这已经远远超过了他体能的极限。看着这个结果，所有的队员都为之震撼了，也为之哽咽了。

有时候，一个人没有成功多半是因为没有自信，没有勇气，没有一个好的教练。在宝宝的成长过程中，你要做一个好教练。

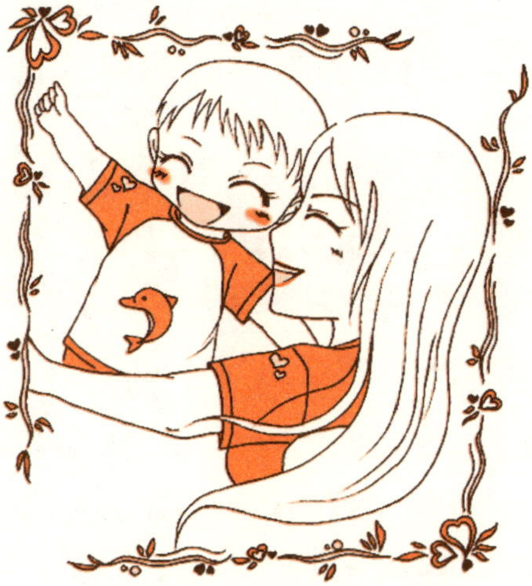

妈妈的信任是我最大的动力

某著名英语培训学校中，有一位名叫庄重的培训师。什么是培训师呢？就是培训英语老师的老师。在这所全国知名的英语培训学校中，英语老师都是全国顶呱呱的人才。能够成为培训老师的老师，足以说明他实力不凡。在他小的时候，曾经在电视上看到一场全国大专英语辩论赛，在比赛结束颁奖的时候，庄重指着电视上拿着冠军奖杯的那个人对妈妈说："妈妈，我也行！"

"全国英语大赛冠军"，这对于小小的庄重来说是一个遥不可及的梦。但是他的妈妈并没有给庄重任何评价和鼓励，只说了五个字："证明给我看！"正是这五个字的力量，让十年后的庄重站在了国际英语大专辩论赛的最高领奖台上。这十年间，他从来没有放弃过自己的目标——向妈妈证明自己能行。

这两个故事只是想告诉所有的妈妈，每一个宝宝都是天才，他们都是最优秀的选手，就看你这位教练能否把他培养成冠军。来自妈妈的信任对宝宝的成长和做事的态度会起到事半功倍的效果，你的鼓励所赐予宝宝的力量要比其他人的大十倍。因为在宝宝幼小的心里，你是他最值得信任的人，你说他“行”，他就会认为自己行。也正因为如此，很多宝宝无论在外面受到多大的挫折，只要听到一声妈妈的鼓励和安慰，就能够重新振作起来，反之就会从此一蹶不振，即使有再多人的鼓励也无济于事。

3. 爸爸妈妈，你们是我的“好哥们儿”

“80 后”的爸爸妈妈不必太拘泥于辈分之间的尊卑观念，可以经常用平辈的语气和宝宝交流，即使和宝宝之间以“兄弟”相称也没什么不可以，只要让宝宝懂得“爸爸”、“妈妈”的真正含意，让他懂得尊敬你、爱你就好。这样“平等”的交流可以更好地拉近父母与宝宝之间的距离，让宝宝不会觉得你们很威严，高高在上。爸爸妈妈和宝宝之间有了这种默契，当宝宝长大以后，就会愿意和爸爸妈妈交流，会把爸爸妈妈当成朋友，把自己的心里话都告诉爸爸妈妈。

学会与宝宝平等，首先爸爸妈妈要抛开“我是家长”这样的观念。一旦“家长”这个概念在你的脑海中呈现，你就很难达到与宝宝真正的平等，那么当你看到宝宝淘气的时候或者宝宝问问题的时候，你又会不自觉地“端起”架子，摆出一副高傲的姿态。宝宝在你的姿态里感受到了“权威”与“震慑力”，自然不会把你当成一个和他平等的人，也就不可能与你成为朋友。

你要学会换位思考，当你想要对宝宝发脾气或者跟宝宝沟通的时候，就想象一下如果你是一个还不到1周岁的宝宝，你会怎么做。这样，你就会理解宝宝的行为和举动。但是你也需要承认，宝宝的某些想法你永远都无法理解，因为他有着天马行空的想象力和创造力。那么这时，你所要做的就是在一旁静静地看着宝宝，尽量不去打扰他。

与宝宝平等并不意味着让宝宝可以和你没大没小、毫无礼貌。你和宝宝成为“哥们儿”的前提是，宝宝必须懂得尊重你、孝敬你、爱你。如果你将宝宝娇宠成一个“小霸王”，将任何人都不放在眼里，那么你的教育未必是成功的。

4. 请用我能接受的方式和我交流

爸爸妈妈应该学会用宝宝能够接受的方式去教育他们，而不是用大人的口吻进行说教或者训斥。妈妈可能会经常遇到这样一种情况：宝宝玩得正专心，到吃饭的时候你很难叫动他，尽管你已经喊了他很多次，但他还是专注于他正在进行着的“事业”中。这时，作为妈妈的你多半已经失去了耐性，便开始“野蛮”起来。其实，并不是宝宝不听你的话，而是你的方法不对。叫宝宝吃饭的时候正是他“钻研”得最认真的时候，相比之下，饭对他并没有什么吸引力。如果你想让他乖乖地去吃饭，不妨把几根蔬菜插到宝宝的食物里，然后对他说：“宝宝，快来看啊！饭里长出蔬菜啦！”宝宝的好奇心会驱使他乖乖地来吃饭。

很多妈妈就是因为不会运用宝宝的“语言”与他交流，所以才认为自己的宝宝变得越来越不听话了。但是妈妈可能并不了解，你说的话，宝宝可能根本就没有听懂。比如，宝宝在屋子里疯跑的时候，你发现他跑得满屋灰尘飞扬，你还担心他摔倒或者不慎撞到家具造成“流血事件”，于是你对宝宝说：“别跑！”可你发现，宝宝非但没有听你指挥，反而跑得更凶了。这并不是宝宝不听话，而是他错误地理解了你的意思。因为你对他说

“别跑”，他完全听不懂那个限定性的词语“别”是什么意思，他只听见了“跑”，以为你在鼓励他，所以跑得更欢了。如果你说“停”，或许他就乖乖地停止了“跑步运动”。

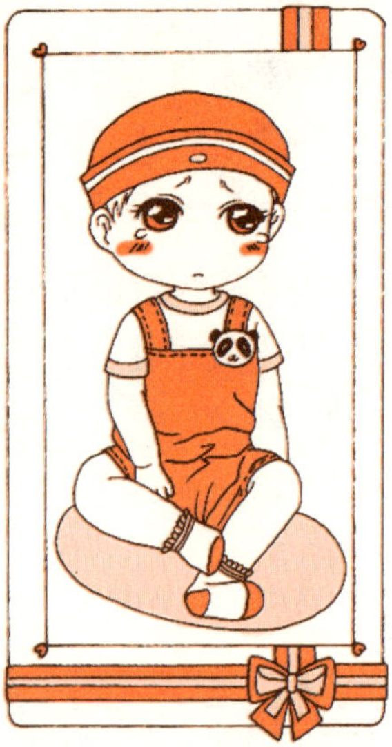

请用我能接受的方式和我交流

想要和宝宝交流，首先要学会使用宝宝的语言。这里“宝宝的语言”并不意味着妈妈说话时需要“嗲嗲”的，只是你在表达自己的想法时不要过多地使用修饰和限制性词语，直截了当就可以了。对于目前这一阶段的宝宝，他的语言中枢没有发育完全，所接触的词汇量也非常少，因此无法完全理解很复杂的句子。如果宝宝因为没有理解你的语言而遭到一顿训斥，那他岂不是很冤枉？

5. 妈妈，请给我留点面子

家里来客人的时候，宝宝的一些行为总是让妈妈感到很头疼：他一次又一次地把客人的衣服全部扔到地上；让他和客人的小宝宝一起玩，他却“欺负”小宝宝；客人出于对他的喜爱想要逗逗他，他却将手里的东西一把扔到人家的脸上……为了不使客人感到难堪，也为了能教训一下宝宝，有的妈妈会当着客人的面批评他。但是，宝宝不但没有收敛他的行为，反而闹得更加严重了。

其实宝宝的这些行为都是他的天性使然，他在客人面前的这些举动，可能只是为了吸引大家的注意力，并没有什么恶意。即使宝宝真的表现得不好，也不要当着客人的面去训斥或者羞辱他，要逐步规范宝宝的行为，训斥解决不了任何问题，宝宝的逆反心理反而会让他闹得更凶。

宝宝虽小可也有着强烈的自尊心，你当着那么多人的面训斥他，会让他觉得自己很“没面子”，认为大家都觉得自己是个坏宝宝，这足以对宝宝的心理构成伤害。你之所以会训斥宝宝，无非是觉得宝宝在众人面前的表现让你“没面子”。如果你也会有这样的感受，那么就请给宝宝也留点“面子”吧。

益智练习

1. “破坏”无罪，“淘气”有理

如果你家有个“淘气包”，那么恭喜你，你拥有一个聪明健康的小宝宝。活泼好动是小孩子的天性，在宝宝小的时候，你一定要给他更多自由的空间，不要束缚他的成长。很多妈妈经常说的一句话就是：“都是为了你好，所以我才会……”如果你真爱你的宝宝，就要用他需要的方式去爱他。你要明白，你要给予的对象是宝宝，不是你自己，你不能够把你的想法强加给宝宝，这样不利于宝宝的成长。

宝宝可以随意玩耍，他可以淘气，可以闯祸，但不可以接近危险。妈妈在能够保证宝宝安全的前提下，不要给宝宝太多的约束。

如果宝宝在玩耍的时候不慎打破一个杯子或者一个花瓶，不要责怪宝宝，只要告诉他以后小心，并且不要让玻璃碎片割伤他的手就好；如果宝

宝为挑战新的高度，总想将积木竖直摞起，倒塌的“工程”把家里昂贵的地板砸出许多小坑，你要做的不是训斥宝宝，而是在宝宝“施工”的地方铺上一层地毯；如果宝宝将房间里新刷的墙面变成了他的“涂鸦板”，你

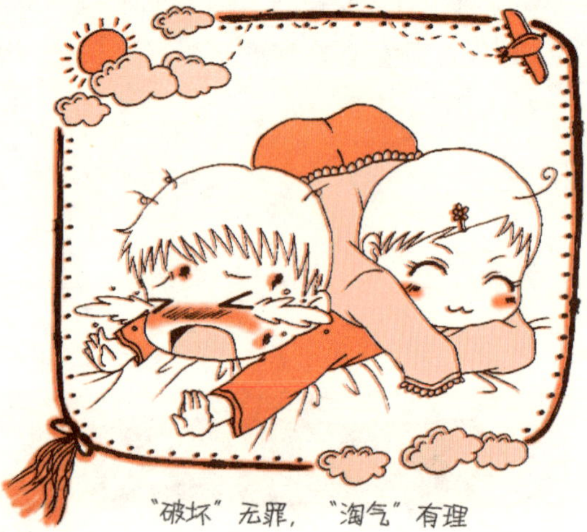

“破坏”无罪，“淘气”有理

不可以从此以后就没收宝宝的画笔，而是将家里的墙面漆换成可擦的。宝宝在进行“发明创造”时无意造成“破坏”，妈妈的反应千万不要过激，因为你的反应很可能降低宝宝的“创作”热情。毕竟宝宝并没有犯原则性的错误，他的“破坏”并没有任何恶意。

你应该有过这样的经验：淘气的宝宝并不会让人生厌，相反还会招来许多“好人缘”和一片赞美声，宝宝的淘气只会让大人们感到他的可爱。无论淘气也好，破坏也好，这都是宝宝率真本性的表现。宝宝本就天真，好奇心强，并且创造力惊人。如果你不想过早地让宝宝的思维僵化掉，让宝宝变成一个没有任何性格和脾气的“乖娃娃”，那你就不必阻止宝宝的破坏和淘气的行为。

提醒妈妈，不限制宝宝的玩耍不代表他可以为所欲为，一定要禁止宝宝玩那些会威胁到宝宝生命或者会造成无法挽回的损失的游戏。比如宝宝去玩火、电、煤气等，你一定要严厉地批评他。如果第二次他还是去触碰，那么你要毫不留情地打他，因为对一个不到 1 岁的宝宝只能用“疼”

的方式告诉他，那些东西是危险的，不能碰。如果你没能制止住宝宝的“探险”行为，宝宝的第三次触碰可能就会带来不堪设想的后果。但是打过之后你要及时地抚慰他，不要因此而在宝宝心里留下任何阴影。他只是好奇而已，只要能够让宝宝不再去接近危险品就可以了。

2. “电视大王”是我吗

很多妈妈喜欢抱着宝宝一起看电视，这样做固然方便了许多，既可以照顾到宝宝，妈妈又可以看电视打发时间。但是，如果你经常这样做，那么你的宝宝很可能被你培养成“电视大王”，在宝宝以后的成长过程中，他会很难再离开电视机。

电视机真是“害”了许多宝宝，但这并不是电视机的错，多半是爸爸妈妈的教导出了问题。妈妈们没有从小控制宝宝看电视的时间，等宝宝长大以后，却要使用各种手段强行禁止宝宝看电视，宝宝的逆反心理和对电视节目的依赖性，让他对电视机“难舍难离”，导致学习成绩下降、考试分数不高，等待他的是妈妈的一场“暴风骤雨”。宝宝想，反正学习也学不好，索性看电视算了……长此以往，形成了一种恶性循环。如果不想让你的宝宝变成这样，作为妈妈的你要首先离开电视机。如果你长时间守在电视机旁，却要宝宝远离电视机，那么你的教育便缺乏说服力。

有的妈妈可能因为想让宝宝多学些语言，所以经常让宝宝看电视。其实电视对宝宝语言的发展并没有多大帮助。爸爸妈妈和宝宝说话时，宝宝能够感受到说话人的真实存在，但在电视里说话的人看得见却摸不着，就是一台机器在发声，宝宝没有生动的感知，很难说电视能更好地刺激宝宝的语言中枢系统。

此外，电视机里使用标准普通话的节目已经越来越少，让宝宝跟着电视学，没准你的宝宝刚一开始说话，就是一口“港台腔”。电视的声音及光线的刺激过于强烈，特别是在屋里关灯的环境中看电视，对宝宝视觉及听觉的伤害更加严重。宝宝过于迷恋电视机，会很少和周围人讲话，长大后可能会得自闭症。

还要提醒妈妈，不要在给宝宝喂奶的时候看电视，电视机中的声音和画面容易分散宝宝的注意力，宝宝“身在曹营心在汉”，极容易造成消化不良。

3. 给我一支画笔，我就是毕加索

毕加索是抽象派的艺术大师，但是如果你看过了宝宝的信手涂鸦，你会发现，毕加索和你的宝宝相比，那可差得远了。

宝宝的大脑中有许多奇奇怪怪的想法，有些是不符合规律的，有些则是杂乱无章的。当你给他一支画笔，宝宝就能将他头脑中的画面画出来。这时，无论宝宝画出什么，你都要毫无保留地赞美他。如果你实在看不懂宝宝的“创意”，你可以向宝宝发出提问。宝宝给你的解答会让你更加惊诧于他的想象力！多么新奇的想法，你都不要纠正他。你只要让宝宝拿着画笔，在纸上随意涂抹好了。不要试图去教宝宝从最简单的线条画起，即使你是一位美术老师，也不要束缚宝宝的想象力。让宝宝去画一条直线，一个圆圈，他会觉得这很无聊。所以，还是由着他自己创作吧！

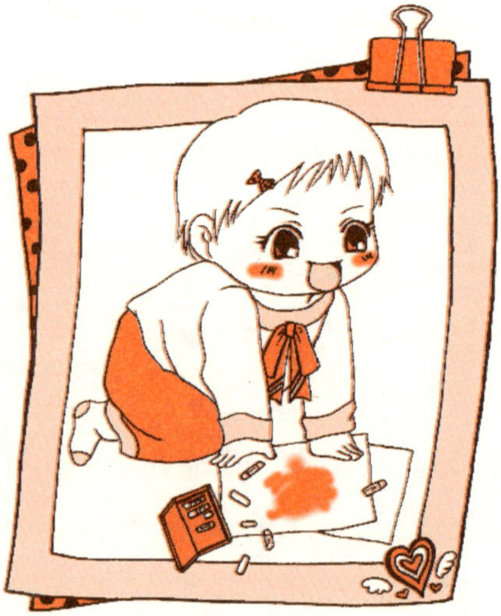
给我一支画笔，我就是毕加索

4. 不给我买东西，我哭给你看

我们在逛商场时，经常会看到这样一幕：在某一个柜台或橱窗前，宝宝吵着要一样东西，妈妈不给买，宝宝就哭个没完没了。这时妈妈会打宝宝的屁股，并在嘴上训斥着："让你乱要东西，见到什么都要，看你还要不要了！"妈妈打得越厉害，宝宝哭得越凶，越不肯走，甚至会在地上打滚。妈妈没办法，只得把宝宝拖走。拖的时候，嘴上还没有停止训斥。妈妈可能觉得宝宝还小，不懂事，打几下也没关系，长大后就不记得了。可是你有没有想过，这种做法已经严重伤害了宝宝的自尊心。

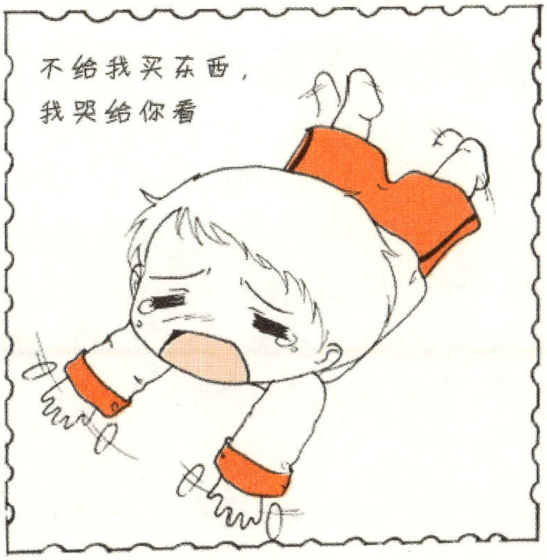

不要认为宝宝年纪太小就没有自尊心。即使是你在大庭广众之下被训斥都会觉得"没面子"，那么想想看，在那么多人面前对宝宝又打又骂，宝宝怎么受得了？爸爸妈妈们切记，千万不要在外面教训孩子。宝宝的心理健康与童年时所经历的事情有着相当密切的关系。不要认为宝宝在 3 岁之前没有记忆而可以对他“为所欲为”。你的行为会在他的潜意识里留下印记。你经常在众人面前打骂他，很可能造成宝宝的自卑心理，甚至性格孤僻、内向，不爱说话。

还有的妈妈在宝宝哭闹着要东西的时候，就采取妥协的办法。只要宝宝一哭，妈妈拗不过就买给他。这样的做法也是不对的。因为你经常这样做，宝宝就会抓住你的心理，认为“哭”是一种不错的“要挟”，只要“哭”就能得到他想要的一切。下次他再想要东西的时候，就会采取“哭”的“策略”。宝宝乱要东西是一种不正确的行为，你要学会使用科学的教育方法。

遇到这种情况时，你可以当场警告宝宝，如果再这样哭闹下去，回家就会受到什么样的惩罚。如果宝宝还是继续哭闹，回家就按照警告的方式去惩罚宝宝，让他明白，自己犯了错误，妈妈的警告是会“兑现”的。无论什么样的惩罚，都要回到家里再进行。如果宝宝不听警告，惩罚一定要“兑现”，否则宝宝会认为你只是吓唬他，即使不听话也不会有什么严重的后果。

当宝宝在街上要东西时，你最好搞清楚宝宝要这样东西的目的是什么。有时候，宝宝可能仅仅是因为好奇，或者有他自己的打算，当妈妈了解之后，觉得理由正当就可以买给宝宝。如果宝宝只是无理取闹，妈妈可以先跟他讲道理，当一切言语都宣告失败的时候，妈妈要微笑着强行将宝宝带走，回到家里再“处理”这个不听话的“小人儿”。

亲子游戏

1. 玩水

目的：培养宝宝的动手能力。

方法：准备一盆温水，把一些塑料小碗、小瓶、大盒盖或一块海绵、鹅卵石、吹塑小动物等放在盆里，教宝宝将水倒来倒去，并将漂在水上的玩具推来推去地玩。春、秋季可在洗澡前卷起宝宝的袖子玩，夏季可在户外阴凉处尽情地让他玩盆中的水。

2. 自己翻书

目的：激发宝宝对书的兴趣，训练宝宝的精细动作能力，使其从无意识地翻书过渡到有意识地翻书。

方法：在桌子上摆放各种样式的图书，引导宝宝去翻书，去看书中他所认识的小动物图画，以引起宝宝的兴趣。

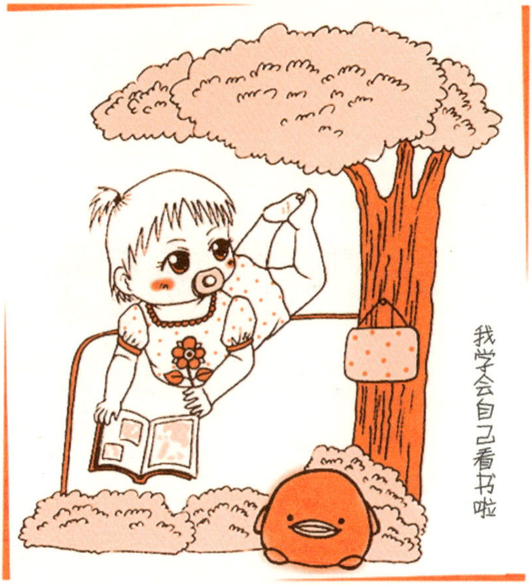

鼓励宝宝自己翻书。当他翻到“猫”这一页时，立刻给予鼓励：“小猫找到了。”并讲述书中的内容。当宝宝对这本书不感兴趣时，可引导他去翻看其他的书。游戏可反复进行。

3. 认图片

目的：训练观察力、记忆力，理解图画代表的实物。

方法：先取出宝宝已认识的实物，如苹果或鸡蛋。再取出画有该物的图片，将实物与图片对比让宝宝学习，宝宝很快就能理解图片所代表的实物。待宝宝认识4~5张图片后，你可将这些图片藏在其他图片中，让他从一大堆图片中找出他熟悉的那几张。宝宝一旦准确地找出来，你就要对他大加赞赏。

4. 插锁眼

目的：训练手眼协调能力，理解事物之间的联系。

方法：每次进门开锁时，都要让宝宝看到以引起他的好奇心。再让他拿着钥匙，手把手地帮他把钥匙插进锁眼里。反复几次后，鼓励他自己做。也可用小一些的容易插钥匙的锁，让宝宝手拿着钥匙，你拿着锁，两人配合插锁眼。一旦钥匙插入，你就把锁打开，在使他高兴的同时也能够理解钥匙与锁之间的关系。

注：本书中表1～表5均摘自丁宗一教授的论文《中国0～72个月儿童生长纵向研究》，载于《中华儿科杂志》34卷第2期第93～96页